现代儿科疾病
预防与诊治

XIANDAI ERKE JIBING YUFANG YU ZHENZHI

主 编 陈 慧 余 勇 刘立铭 安莉莉 乌日娜

科学技术文献出版社
SCIENTIFIC AND TECHNICAL DOCUMENTATION PRESS
·北 京·

图书在版编目（CIP）数据

现代儿科疾病预防与诊治 / 陈慧等主编. — 北京 : 科学技术文献出版社, 2018.5
ISBN 978-7-5189-4444-6

Ⅰ. ①现… Ⅱ. ①陈… Ⅲ. ①小儿疾病—预防(卫生)②小儿疾病—诊疗 Ⅳ. ①R72

中国版本图书馆CIP数据核字(2018)第099413号

现代儿科疾病预防与诊治

策划编辑：曹沧晔　　　责任编辑：曹沧晔　　　责任校对：赵　瑷　　　责任出版：张志平

出 版 者	科学技术文献出版社
地 　　址	北京市复兴路15号　邮编　100038
编 务 部	(010) 58882938，58882087（传真）
发 行 部	(010) 58882868，58882874（传真）
邮 购 部	(010) 58882873
官方网址	www.stdp.com.cn
发 行 者	科学技术文献出版社发行　全国各地新华书店经销
印 刷 者	济南大地图文快印有限公司
版 　　次	2018年5月第1版　2018年5月第1次印刷
开 　　本	880×1230　1/16
字 　　数	337千
印 　　张	11
书 　　号	ISBN 978-7-5189-4444-6
定 　　价	148.00元

前　言

　　儿科学的服务对象是体格和智能处于不断生长发育中的小儿，其生理、病理等方面都与成人有所不同，而且具有动态的特点。近年来，儿科学取得了重大突破，在基础研究与临床应用方面获得了较大发展。新技术、新方法、新药物不断涌现，极大地提高了儿科疾病的诊疗水平。儿科医生要不断学习国内外先进医疗知识，才能拥有先进的诊疗技术，更好地为患者服务。

　　本书详细介绍了儿科基础知识及儿科常见疾病的诊疗，内容上突出实用性，体现科学性，尽量体现现代儿科的发展，内容新颖，覆盖面广，实用性强，为各基层医院的住院医生、主治医生及医学院校本科生、研究生提供参考使用。

　　由于编者时间有限，加上参编人数较多，文笔不尽一致，且现代科技日新月异，书中不足之处在所难免，希望广大同人不吝赐教，使我们得以改进和提高，谢谢。

编　者

2018 年 5 月

目　录

第一章

儿科疾病的诊断步骤与思路

疾病治疗的效果，主要取决于诊断的正确性和及时性。诊断错误或时间上的延误均可导致不可逆的严重后果。虽然有些疾病尚无有效的治疗手段，但正确的诊断仍很重要，因为它是判断预后的根据。与成人相同，儿科疾病的诊断包括收集临床资料；整理分析资料，提出初步诊断；进一步临床观察验证诊断三个步骤。由于儿科学涉及内容多、范围广，儿童在解剖、生理、生化、病理、免疫、营养代谢等方面都与成人有很大的不同，且各不同年龄期的儿童又存在较大的差异，其疾病的种类以及临床表现均有其特殊性，故作为儿科医生应具备较全面系统的医学知识、正确的逻辑思维方法和高度负责的工作态度。

第一节 收集临床资料

临床资料包括病史、体格检查和辅助检查三个方面。在收集临床资料的过程中，必须做到全面、客观、详细和准确。资料片面不完整常导致漏诊，而带有主观性的或错误的临床信息常使临床思维误入歧途，造成误诊。住院患者要求全面的病史和体检资料，而对门诊患者可针对主诉突出重点进行体格检查。

一、采集病史

病史是疾病发生发展过程中一系列主观和客观感觉的表述，是临床资料中最基础、最根本的部分。小儿大多数不能正确叙述病情，多由其监护人代述，这与成人自述的感觉有所不同。由于监护人的身份、文化程度、与患儿之间的关系以及对疾病的关心程度不同，使得病史的客观性与可靠性均与实际情况存在一定的差距，这在诊断过程中必须有所考虑。医生除全面系统地听取供史者的叙述外，还应巧妙地从正面、侧面不同角度提出各种问题，尽可能详细地了解每一临床现象发生的细节，必要时可反复询问，或向不同的接触者多方面询问。其次，询问应讲究方式方法，如对一个小婴儿要了解是否有腹痛，应询问患儿是否有食欲不佳、突然发作性哭闹伴双腿屈向腹部，或家长触其腹部是否有啼哭等情况。又如1~2岁婴儿咽炎时常不会叙述咽痛，但家长可能会观察到患儿有流涎、拒绝进食固体食物并有口腔异味。另外，家长表述的症状或体征并不一定准确，要注意引证核实。如主诉为发热，一定要询问具体温度及测量部位。又如家长表述其1岁的婴儿有气促，要询问每分钟呼吸频率，是否伴有喘鸣声。有时症状的核实有一定的困难，需要医生亲自观察才能确定，如新生儿轻微型惊厥。

二、体格检查

体格检查应全面，不要遗漏体征，但要有重点。可根据病史问诊的线索对涉及的器官系统详细检查，同时还应注意重要的阴性体征。如患儿主诉为咳嗽，则胸部的望、触、叩、听检查应为重点，要注意观察是否有气促、呼吸困难，两肺呼吸音是否对称，是否有啰音或哮鸣音等。体格检查的准确性和完整性与医生的临床经验和负责精神密切相关。小儿在医院与医护人员接触时，多带有恐惧心理，往往不合作，使体格检查不能按正常顺序进行，容易遗忘体检项目。剧烈的哭闹直接妨碍心肺听诊和腹部触诊的进行，这要求儿科医生有一定的耐心，根据患儿的状态必要时应再次重复，如趁患儿睡眠或哺乳时检查。另外，在小儿体检时要考虑年龄及发育因素而采取不同的方法，如新生儿的视敏度低、视力弱、注视距离近，如欲检查光视觉反应，光源刺激的距离就应比幼儿近，这样才可能得出正确的结论。体格检查结果的判断标准也因年龄而异，如觅食反射阳性在 1 个月的婴儿属正常，但出现在 1 岁的婴儿属异常，提示中枢神经系统存在病变。

作为儿科医生还应特别强调望诊。在一见到患者的瞬间还未正式接触交谈时就应注意患儿的总体情况，如精神、面色、眼神等，这对判断病情程度有很大帮助，可对病史起补充作用。

三、辅助检查

辅助检查包括实验室检查和器械检查。现代医学诊断技术的发展已使临床各项辅助检查项目日趋多样和完善，使之成为临床诊断不可或缺的重要手段。但任何病例都应根据病史和体格检查结果进行初步分析，然后有目的、针对性地提出必要的检查项目。辅助检查主要用于支持诊断假设或因鉴别诊断需要而排除某些疾病。应避免盲目筛查式的进行过多的实验室检查，以减轻患儿的痛苦及家庭经济负担。检查项目的选择应遵循从一般到特殊，从简单到复杂，从主要到次要的顺序逐步进行。尤其是一些创伤性或可能给病儿带来痛苦的项目，应采取慎重态度，事先统筹安排。如多次重复抽血会增加患儿痛苦，并易使患儿产生恐惧、抵触性情绪，不利于治疗措施的实施及疾病的康复。对一些创伤较大或可能发生并发症的检查项目在万不得已时才选用，应事先征得家属的同意并书面签字。

（陈　慧）

第二节　临床资料的整理和分析

一、资料归纳

将病史问诊、体格检查和各项辅助检查的结果进行整理，去粗存精，有条理、系统地进行归类并列出条目。要求有高度的概括性，围绕主诉、突出重点，将主要症状的特点、体格检查阳性发现及重要的阴性体征、实验室检查的异常结果列出条目。以下是一病例临床归纳的特点：

（1）男性，1 岁。

（2）持续发热 2 周伴不规则皮疹。

（3）咽充血，双侧扁桃体Ⅱ度肿大。

（4）颈部浅表淋巴结轻度肿大。

（5）肝中度肿大，脾轻度肿大。

（6）外周血常规白细胞总数正常，以淋巴细胞为主，轻度贫血，血小板计数正常，尿常规正常。

（7）一般情况可，无头痛呕吐，无咳嗽气急，无腹痛、腹泻，无尿频、尿急、尿痛。

二、资料分析与提出初步诊断

在对临床资料进行归纳的基础上，结合病例特点进行分析判断，提出能解释临床问题的假设，即初步诊断。临床资料的分析是一个鉴别诊断的过程，属临床逻辑思维的范畴。实际上，临床逻辑思维贯穿于疾病诊断的全过程。一个有经验的儿科医生在听到主诉后，有时甚至刚看见病儿还没开始问诊前，就可能有一个初步的印象，大致是什么方面的问题，这就是临床思维的开始。而这个初步印象会在接下来的问诊、体格检查过程中起一定的导向作用。提出诊断结论所需时间可长可短，有些病例病程短、临床表现典型、资料齐全，很快即可作出诊断；而有些病例病程长、反复多、临床表现不典型、涉及多个系统、病情复杂，短期内不一定能得出诊断结论。

无论是简单还是复杂病例，都必须严格进行鉴别诊断，可以说临床思维的中心问题即为鉴别诊断。对复杂病例常选取一至两条最重要、最客观又最便于进行类比判别的临床表现，逐步对照病因进行分析，列举相似点，不支持或不明确之处，最后提出可能的诊断。以此为基础，进一步收集临床资料如辅助检查，尤其是一些具有特异性诊断价值的项目，以确诊或排除。在儿科疾病诊断的临床思维过程中，具体还应注意下列问题：

1. 首先考虑　常见病儿科疾病谱中，先天性、遗传性和感染性疾病占较大比例，在诊断时应首先考虑。如遇发热待查患儿，病因有很多，如感染、结缔组织病、恶性肿瘤及血液病、变态反应性疾病、体温中枢病变或调节失常、组织破坏与吸收、代谢和内分泌失调等。但婴幼儿由于免疫功能低下，以感染性疾病最为常见，故诊断思路应首先想到感染性疾病。在病原方面，也应多考虑常见的细菌或病毒，其次再考虑支原体、衣原体、真菌、寄生虫。然后通过一系列的实验室检查，如外周血常规、C - 反应蛋白、血培养、血清学检查、分子生物学等方法来证实推断。如有关感染的检查均不支持感染可能，再考虑其他非感染性原因。

2. 考虑年龄特点　不同年龄阶段诊断的侧重面也不同。如惊厥是儿科的常见症状之一，如果发生于新生儿，首先考虑围生期因素或代谢异常，如缺氧缺血性脑病、颅内出血、低血糖、低血钙等。如果发生于小婴儿，首先考虑颅内感染、热性惊厥等。如果是较大儿童，多考虑脑炎、癫痫等。

3. 切忌生搬硬套　有些疾病缺乏特异性的实验室检查，而依靠一些非特异性的临床及辅助检查指标来进行诊断。一定要排除相关的疾病后才能诊断，如仅仅看有几条符合诊断标准很容易造成误诊。

4. 重视典型临床表现的积累　有些疾病凭外观直觉就立即能作出诊断，如21 - 三体综合征有特殊的面容，过敏性紫癜有典型的皮肤表现；另外可以通过关联思维来获得诊断，如新生儿有阴茎短小并伴有低血糖，很容易想到先天性垂体功能低下的诊断。但前提是对这些特征非常熟悉，故在平时的工作中要重视典型临床表现的积累。

5. 运用临床逻辑运算　所谓的临床逻辑运算是一种计算机科学的产物。它将关键的临床表现和辅助检查按顺序及逻辑关系进行排列，形成流程表。对每个步骤进行"是"或"非"判别后再进入下一个步骤，最后得出诊断结论。一些症状或体征已被编制成逻辑运算表，但并非所有的疾病都可采用此方法，因为临床上有时往往不能明确地以"是"或"非"来回答一些问题，所以它不能完全取代临床思维。图1 - 1为发绀的临床逻辑运算表。

6. 注意诊断的全面性及完整性　诊断必须全面完整的，诊断应包括主要诊断：系统器官定位（肺、肝）、性质（炎症、出血）、病程（如急性、慢性）、可能的病原（细菌性、支原体）、病理（如支气管肺炎、大叶性肺炎）、病情程度（轻、重）以及并发症（脓胸、气胸）、功能诊断（如呼吸衰竭）等。有时还有次要诊断如贫血、血小板减少症等，都应完整列出。

7. 重视专业会诊　现代临床医学的发展，使分支专业越来越多，就是儿科学下面也有许多分支专业，各学科专业知识信息量的增加也相当惊人。医生的临床知识往往有不同的侧重面，由于时间限制，也不可能面面俱到。故对一些长时间没能明确诊断的疑难病例，可请其他相关专业的医生会诊，共同讨论，有助于开阔诊断思路、明确诊断。

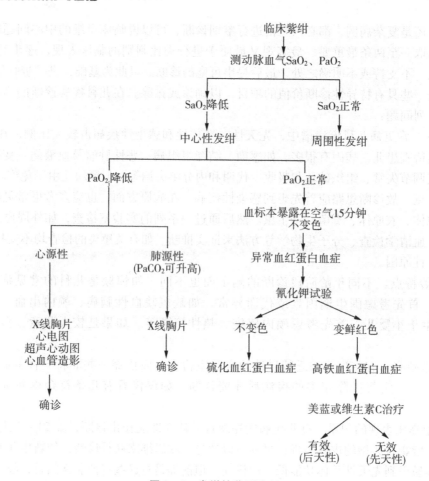

图 1-1 发绀的鉴别诊断

（陈　慧）

第三节　临床观察验证诊断

通过资料收集、归纳、临床思维分析得出诊断结论后，并不一定意味着诊断确立，有时还需经临床观察验证才能最后确认。根据诊断开始治疗后，仍然要考虑有没有其他可能性存在，要根据实际情况随时对诊断进行修正，而不是认定初步诊断不放。因为疾病的发生发展与典型临床表现的出现有一个过程，如一些急性传染病的早期临床表现常与普通上呼吸道感染相似，以后才出现典型表现。有些情况下，虽然做了许多检查，但仍得不出确切诊断，只能根据可能性大小排列出几种可能诊断，这些更应通过临床观察（包括治疗效果）来验证当初诊断的正确性。

总之，临床情况千变万化、错综复杂，儿科作为一个特殊的专业，诊断过程有其特殊性，但关键是要有正确的临床思维能力。作为一个儿科医生，必须具有宽广的基础理论知识、扎实的临床专业技能、良好的临床思维和很强的责任心，才能尽可能地减少临床误诊。

（陈　慧）

第二章

生 长 发 育

人的生长发育是指从受精卵到成人的成熟过程。生长和发育是儿童不同于成人的重要特点。生长是指儿童身体各器官、系统的长大，可有相应的测量值来表示其量的变化；发育是指细胞、组织、器官的分化与功能成熟。生长和发育两者紧密相关，生长是发育的物质基础，生长的量的变化可在一定程度上反映身体器官、系统的成熟状况。

第一节　生长发育规律

生长发育，不论总的速度或各器官、系统的发育顺序，都遵循一定的规律。认识总的规律性有助于儿科医师对儿童生长发育状况进行正确评价与指导。

1. 生长发育是连续的、有阶段性的过程　生长发育在整个儿童时期不断进行，但各年龄阶段生长发育有一定的特点，不同年龄阶段生长速度不同。如，体重和身长在生后第1年，尤其前3个月增加很快，第1年为生后的第一个生长高峰；第2年以后生长速度逐渐减慢，至青春期生长速度又加快，出现第二个生长高峰。

2. 各系统、器官生长发育不平衡　人体各器官、系统的发育顺序遵循一定规律。如神经系统发育较早，脑在生后2年内发育较快；淋巴系统在儿童期迅速生长，于青春期前达高峰，以后逐渐下降；生殖系统发育较晚。其他系统，如心、肝、肾、肌肉的发育基本与体格生长相平行（图2-1）。各系统发育速度的不同与儿童不同年龄阶段的生理功能有关。

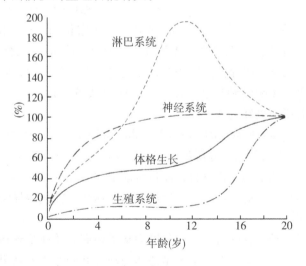

图2-1　各系统器官发育不平衡

3. 生长发育的个体差异　儿童生长发育虽按一定的总规律发展，但因在一定范围内受遗传、环境的影响，存在着相当大的个体差异，每个人生长的"轨道"不会完全相同。因此，儿童的生长发育水

— 5 —

平有一定的正常范围,所谓的"正常值"不是绝对的,评价时必须考虑个体的不同的影响因素,才能做出正确的判断。

4. 生长发育的一般规律 生长发育遵循由上到下、由近到远、由粗到细、由低级到高级、由简单到复杂的规律。如出生后运动发育的规律是:先抬头,后抬胸,再会坐、立、行(从上到下);从臂到手,从腿到脚的活动(由近到远);从全掌抓握到手指拾取(由粗到细);先画直线后画圈、图形(由简单到复杂)。认识事物的过程是:先会看、听、感觉事物,逐渐发展到有记忆、思维、分析、判断(由低级到高级)。

（陈 慧）

第二节 影响生长发育的因素

一、遗传因素

细胞染色体所载基因是决定遗传的物质基础。父母双方的遗传因素决定小儿生长发育的"轨道",或特征、潜力、趋向。种族、家族的遗传信息影响深远,如皮肤和头发的颜色、面型特征、身材高矮、性成熟的迟早、对营养素的需要量、对传染病的易感性等。在异常情况下,严重影响生长的遗传代谢性疾病、内分泌障碍、染色体畸形等,更与遗传直接有关。性染色体遗传性疾病与性别有关。

二、环境因素

1. 营养 儿童的生长发育,包括宫内胎儿生长发育,需充足的营养素供给。营养素供给充足且比例恰当,加上适宜的生活环境,可使生长潜力得到充分的发挥。宫内营养不良不仅使胎儿体格生长落后,严重时还影响脑的发育;生后营养不良,特别是第 1~2 年的严重营养不良,可影响体重、身高及智能的发育。

2. 疾病 疾病对生长发育的阻挠作用十分明显。急性感染常使体重减轻;长期慢性疾病则影响体重和身高的增长;内分泌疾病常引起骨骼生长和神经系统发育迟缓;先天性疾病,如先天性心脏病,可造成生长迟缓。

3. 母亲情况 胎儿在宫内的发育受孕母生活环境、营养、情绪、疾病等各种因素的影响。母亲妊娠早期的病毒性感染可导致胎儿先天性畸形;妊娠期严重营养不良可引起流产、早产和胎儿体格生长以及脑的发育迟缓;妊娠早期某些药物、X线照射、环境中毒物和精神创伤均可影响胎儿的发育。

4. 家庭和社会环境 家庭环境对儿童健康的重要作用易被家长和儿科医师忽视。良好的居住环境,如阳光充足、空气新鲜、水源清洁、无噪声、无噪光、居住条件舒适,配合良好的生活习惯、科学护理、良好教养、体育锻炼、完善的医疗保健服务等,是促进儿童生长发育达到最佳状态的重要因素。近年来,社会环境对儿童健康的影响受到高度关注。自"两伊战争"以来,伊拉克儿童健康状况急剧下降,是社会环境影响儿童健康的最好例证。

成人疾病胎儿起源学说(developmental original health and diseases,DOHaD)意指"健康与疾病的发育起源",是近年提出的关于人类疾病起源的新概念。该学说认为,胎儿在宫内发育中受到遗传、宫内环境的影响,不仅会影响胎儿期的生长发育,而且可能引起持续的结构功能改变,导致将来一系列成年期疾病的发生。孕期营养缺乏将对后代心血管疾病、高血压病、糖代谢异常、肥胖和血脂异常等一系列疾病的发生产生重要影响。

综上所述,遗传决定了生长发育的潜力,这种潜力从受精卵开始就受到环境因素的作用与调节,表现出个人的生长发育模式。因此,生长发育水平是遗传与环境共同作用的结果。

（陈 慧）

第三节 体格生长

一、体格生长常用指标

体格生长应选择易于测量、有较大人群代表性的指标来表示。常用的形态指标有体重、身高（长）、坐高（顶臀长）、头围、胸围、上臂围、皮下脂肪等。

二、出生至青春前期的体格生长规律

（一）体重的增长

体重为各器官、系统、体液的总重量。其中骨骼、肌肉、内脏、体脂、体液为主要成分。因体脂与体液变化较大，体重在体格生长指标中最易波动。体重易于准确测量，是最易获得的反映儿童生长与营养状况的指标。儿科临床中多用体重计算药量和静脉输液量。

新生儿出生体重与胎次、胎龄、性别及宫内营养状况有关。我国 2005 年九市城区调查结果显示，平均男婴出生体重为（3.33±0.39）kg，女婴为（3.24±0.39）kg，与世界卫生组织（WHO）的参考值相近（男 3.3kg，女 3.2kg）。出生后体重增长应为胎儿宫内体重生长曲线的延续。生后 1 周内因奶量摄入不足、水分丢失、胎粪排出，可出现暂时性体重下降，或称生理性体重下降，约在生后第 3~4 日达最低点，下降范围为 3%~9%，以后逐渐回升，至出生后第 7~10 日应恢复到出生时的体重。如果体重下降的幅度超过 10% 或至第 10 天还未恢复到出生时的体重，则为病理状态，应分析其原因。若生后及时合理喂哺，可减轻或避免生理性体重下降的发生。出生时体重受宫内因素的影响大，生后的体重与喂养、营养以及疾病等因素密切相关。

随年龄的增加，儿童体重的增长逐渐减慢。我国 1975 年、1985 年、1995 年及 2005 年调查资料显示，正常足月婴儿生后第 1 个月体重增加可达 1~1.7kg，生后 3~4 个月体重约等于出生时体重的 2 倍；第 1 年内婴儿前 3 个月体重的增加值约等于后 9 个月内体重的增加值，即 12 月龄时婴儿体重约为出生时的 3 倍（10kg），是生后体重增长最快的时期，系第一个生长高峰；生后第 2 年体重增加 2.5~3.5kg；2 岁至青春前期体重增长减慢，年增长值约 2kg。

儿童体重的增长为非等速的增加，进行评价时应以个体儿童自己体重的变化为依据，不可把"公式"计算的体重或人群体重均数（所谓"正常值"）当作"标准"进行评价。当无条件测量体重时，为便于医务人员计算小儿用药量和液体量，可用以下公式估计体重（表 2-1）。

表 2-1 正常儿童体重、身高估计公式

年龄	体重（kg）	年龄	身高（cm）
12 个月	10	12 个月	75
1~12 岁	年龄（岁）×2+8	2~12 岁	年龄（岁）×7+75

（二）身材的增长

1. **身高（长）** 身高指头部、脊柱与下肢长度的总和。3 岁以下儿童立位测量不易准确，应仰卧位测量，称为身长。3 岁以上儿童立位时测量称为身高。立位测量值比仰卧位少 1~2cm。

身高（长）的增长规律与体重相似，年龄越小，增长越快，也出现婴儿期和青春期两个生长高峰。出生时身长平均为 50cm，生后第 1 年身长增长最快，约为 25cm；前 3 个月身长增长约 11~13cm，约等于后 9 个月的增长值，1 岁时身长约 75cm；第 2 年身长增长速度减慢，约 10~12cm，即 2 岁时身长约 87cm；2 岁以后身高每年增长 6~7cm。2 岁以后每年身高增长低于 5cm，为生长速度下降。

身高（长）的增长受遗传、内分泌、宫内生长水平的影响较明显，短期的疾病与营养波动不易影响身高（长）的生长。

2. **坐高（顶臀长）** 是头顶到坐骨结节的长度。3 岁以下儿童仰卧位测量的值称为顶臀长。坐高

增长代表头颅与脊柱的生长。

3. 指距　是两上肢水平伸展时两中指尖的距离，代表上肢长骨的生长。

（三）头围的增长

经眉弓上缘、枕骨结节左右对称环绕头一周的长度为头围。头围的增长与脑和颅骨的生长有关。胎儿期脑生长居全身各系统的领先地位，故出生时头围相对大，平均 33～34cm。与体重、身长增长相似，第 1 年前 3 个月头围的增长约等于后 9 个月头围的增长值（6cm），即 1 岁时头围约为 46cm；生后第 2 年头围增长减慢，约为 2cm，2 岁时头围约 48cm；2～15 岁头围仅增加 6～7cm。头围的测量在 2 岁以内最有价值。

婴幼儿期连续追踪测量头围比一次测量更重要。头围大小与双亲的头围有关；头围小于均值 −2SD 常提示有脑发育不良的可能，小于均值 −3SD 以上常提示脑发育不良；头围增长过速往往提示脑积水。

（四）胸围的增长

平乳头下缘经肩胛角下缘平绕胸一周为胸围。胸围代表肺与胸廓的生长。出生时胸围 32cm，略小于头围 1～2cm。1 岁左右胸围约等于头围。1 岁至青春前期胸围应大于头围（约为头围＋年龄−1cm）。1 岁左右头围与胸围的增长在生长曲线上形成头、胸围的交叉，此交叉时间与儿童营养、胸廓的生长发育有关，生长较差者头、胸围交叉时间延后。我国 2005 年 9 市城区体格生长的衡量数字显示，男童头、胸围交叉时间为 15 月龄，提示我国儿童胸廓生长较落后，除营养因素外，可能与不重视爬的训练和胸廓锻炼有关。

（五）上臂围的增长

经肩峰与鹰嘴连线中点绕臂一周即为上臂围。上臂围代表肌肉、骨骼、皮下脂肪和皮肤的生长。1 岁以内上臂围增长迅速，1～5 岁增长缓慢，约 1～2cm。因此，有人认为在无条件测量体重和身高的场合，可用测量左上臂围来筛查 1～5 岁小儿的营养状况：＞13.5cm 为营养良好，12.5～13.5cm 为营养中等，＜12.5cm 为营养不良。

（六）皮下脂肪

通过测量皮脂厚度反映皮下脂肪。常用的测量部位有：①腹壁皮下脂肪；②背部皮下脂肪。要用皮下脂肪测量工具（测皮褶卡钳）测量才能得出正确的数据。

（七）身体比例与匀称性

在生长过程中，身体的比例与匀称性生长有一定规律。

1. 头与身长比例　在宫内与婴幼儿期，头领先生长，而躯干、下肢生长则较晚，生长时间也较长。因此，头、躯干、下肢长度的比例在生长进程中发生变化。头长占身长（高）的比例在新生儿为 1/4，到成人后为 1/8（图 2-2）。

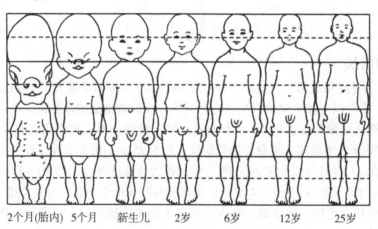

2个月(胎内)　5个月　　新生儿　　2岁　　　6岁　　　12岁　　　25岁

图 2-2　头与身长的比例

2. 体型匀称　表示体型（形态）生长的比例关系，如身高的体重（weight for height，W/H）；胸围，身高（身高胸围指数）；体重（kg）/身高（cm）×1 000（Quetelet 指数）；体重（kg）/［身高（cm）］^{2}×10^4（Kaup 指数，幼儿用）；年龄的体块指数（BMI/age）等。

3. 身材匀称　以坐高（顶臀长）与身高（长）的比例表示，反映下肢的生长情况。坐高（顶臀长）占身高（长）的比例由出生时的 0.67 下降到 14 岁时的 0.53。

任何影响下肢生长的疾病，可使坐高（顶臀长）与身高（长）的比例停留在幼年状态，如甲状腺功能减退与软骨营养不良。

4. 指距与身高　正常时，指距略小于身高（长）。如指距大于身高 1～2cm，对诊断长骨的异常生长有参考价值，如蜘蛛样指（趾）（马方综合征）。

三、青春期的体格生长规律

青春期是儿童到成人的过渡期，受性激素等因素的影响，体格生长出现生后的第二个高峰（peak height velocity，PHV），有明显的性别差异。男孩的身高增长高峰约晚于女孩 2 年，且每年身高的增长值大于女孩，因此最终的身高一般来说男孩比女孩高。一般男孩骨龄 15 岁、女孩骨龄 13 岁时，身长达最终身高的 95%。

不论男、女孩，在青春期前的 1～2 年中生长速度略有减慢。女孩在乳房发育后（约 9～11 岁），男孩在睾丸增大后（约 11～13 岁）身高开始加速生长，经 1～2 年生长达 PHV，此时女孩身高平均年增加 8～9cm，男孩 9～10cm。在第二生长高峰期，身高增加值约为最终身高的 15%。PHV 提前者身高的停止增长较早。

青春期体重的增长与身高平行，同时内脏器官增长。女性耻骨与髂骨下部的生长与脂肪堆积使臀围加大。男性则有肩部增宽、下肢较长、肌肉增强的不同体型特点。

四、体格生长评估

儿童处于快速生长发育阶段，身体形态及各部分比例变化较大。充分了解儿童各阶段生长发育的规律、特点，正确评价儿童生长发育状况，及早发现问题，给予适当的指导与干预，对促进儿童的健康生长十分重要。

（一）资料分析及表示方法

1. 衡量体格生长的统计学表示方法　常用以下方法：

（1）均值离差法：正常儿童生长发育状况多呈正态分布，常用均值离差法，以平均值加减标准差（SD）来表示，如 68.3% 的儿童生长水平在均值 ±1SD 范围内，95.4% 的儿童在均值 ±2SD 范围内，99.7% 的儿童在均值 ±3SD 范围内。

（2）百分位数法：当测量值呈偏正态分布时，百分位数法能更准确地反映所测数值的分布情况。当变量呈正态分布时，百分位数法与均值离差法两者相应数相当接近。由于样本常呈偏正态分布，两者的相应数值略有差别。

体格生长评价广泛应用以上两种表示方法，但目前一般都用百分位数法。均值离差法计算较简单，百分位数法计算相对较复杂，但精确。

（3）标准差的离差法（Z 评分或 Z score，SDS）：可进行不同质（即不同性别、不同年龄、不同指标）数据间比较，用偏离该年龄组标准差的程度来反映生长情况，结果表示也较精确。

Z 评分 = X − 均值 ÷ SD

其中，X 为测得值，SD 为标准差。Z 评分可为正值，也可为负值。

（4）中位数法：当样本变量为正态分布时中位数等于均数或第 50 百分位数。当样本变量分布不是完全正态时，选用中位数而不是算术平均数作为中间值。因此时样本中少数变量分布在一端，用算术平均数表示则对个别变量值影响大。故用中位数表示变量的平均水平较妥。

2. 界值点的选择　通常均值离差法以均值 ±2SD（包括总体的 95%）为正常范围，百分位数法以 $P_3 \sim P_{997}$（包括总体的 94%）为正常范围，标准差的离差值以 ±2 以内为正常范围。

3. 测量值的表示

（1）表格：按等级将测量数值以表格形式列出，便于查询，但不够直观。

（2）生长曲线：按各等级的数值绘制成曲线图。优点是较等级数值直观，不仅能较准确了解某项指标的发育水平，还能对此进行定期纵向观察，易于发现生长的趋势有无偏离现象，以便及早寻找原因及采取干预措施（图 2 - 3）。

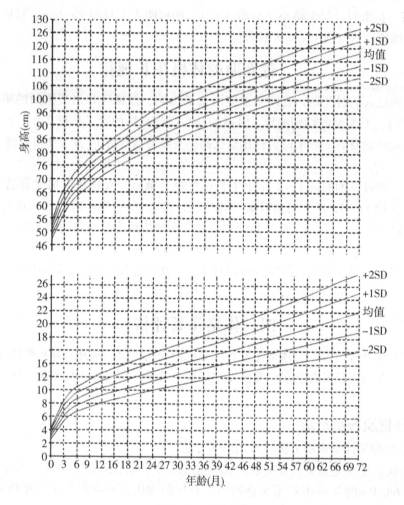

图 2 - 3　生长曲线

4. 评价结果表示

（1）等级划分：方法简单，利用均值加减标准差或直接用百分位数进行分级，据细分要求的不同可分为三等级、五等级、六等级等。五等级划分方法见表 2 - 2。三等级划分法以大于均值 +2SD 为上、在均值 ±2SD 之内为中、小于均值 -2SD 为下。六等级划分法把五等级划分法的"中"（均值 ±1SD）再分为均值 -1SD 的"中 -"和均值 +1SD 的"中"。等级划分法用于横断面的测量值分析，如发育水平、体型匀称度的评价。

表 2 - 2　五等级划分方法

等级	离差法	百分位数法
上	＞均值（+2SD）	＞P_{97}
中上	均值 +（1SD ~ 2SD）	$P_{75} \sim P_{97}$
中	均值 ±1SD	$P_{25} \sim P_{75}$

等级	高差法	百分位数法
中下	均值 –（1SD ~ 2SD）	$P_3 \sim P_{25}$
下	< 均值 – 2SD	< P_3

（2）测量值的计算：如用于定期纵向的测量值分析（生长速度的评价），即将两次连续测量值的差与参数中相同年龄的数值差比较；或身材匀称度的计算等。

（二）体格生长评价

正确评价儿童体格生长状况，必须注意采用准确的测量用具及统一的测量方法，定期纵向观察。同时有可用的参考人群值，参照人群值的选择将决定评价的结果。世界卫生组织（WHO）推荐将美国国家卫生统计中心（NCHS）汇集的测量资料作为国际参照人群值。我国采用 2005 年中国九大城市儿童的体格生长数据作为中国儿童参照人群值。

儿童体格生长评价包括发育水平、生长速度以及匀称程度三个方面。

1. 发育水平　将某一年龄时点所获得的某一项体格生长指标测量值（横断面测量）与参考人群值比较，得到该儿童在同质人群中所处的位置，即为此儿童该项体格生长指标在此年龄的生长水平，通常以等级表示其结果。评价生长水平适用于所有单项体格生长指标，如体重、身高（长）、头围、胸围、上臂围等，可用于个体或群体儿童的评价。

早产儿体格生长有一允许的"落后"年龄范围，即此年龄后应"追上"正常足月儿的生长。进行早产儿生长水平评价时应矫正胎龄至 40 周胎龄（足月）后再评价，身长至 40 月龄、头围至 18 月龄、体重至 24 月龄后不再矫正。

有些单项指标，如骨龄代表发育成熟度，也反映发育水平。同样，体格测量值也可以生长的年龄来代表发育水平或成熟度。如一个 2 岁男孩身长 76cm，身长的生长水平为下等，身长的生长年龄相当于 1 岁。

发育水平评价的优点是简单、易于掌握与应用。对于群体儿童，发育水平评价可反映该群体儿童的体格状况；对于个体儿童，发育水平评价仅表示该儿童已达到的水平，不能说明过去存在的问题，也不能预示生长趋势。

2. 生长速度　是对某一单项体格生长指标定期连续测量（纵向观察），将获得的该项指标在某一年龄阶段的增长值与参照人群值比较，得到该儿童该项体格生长指标的生长速度。

以生长曲线表示生长速度最简单、直观，定期体格检查是评价生长速度的关键。儿童年龄小，生长较快，定期检查间隔时间不宜太长。

这种动态纵向观察个体儿童的生长规律的方法可发现每个儿童有自己稳定的生长轨道，体现个体差异。因此，生长速度的评价较发育水平更能真实反映儿童的生长状况。生长速度正常的儿童生长基本正常。

3. 匀称程度　是对体格生长指标之间关系的评价。

（1）体型匀称度：表示体型（形态）生长的比例关系。实际工作中常选用身高的体重表示一定身高的相应体重增长范围，间接反映身体的密度与充实度。将实际测量值与参照人群值比较，结果常以等级表示。

（2）身材匀称：以坐高（顶臀高）/身高（长）的比值反映下肢生长状况。按实际测量计算结果与参照人群值计算结果比较。结果以匀称、不匀称表示。

（陈　慧）

第四节　与体格生长有关的其他系统发育

一、骨骼

1. 头颅骨　除头围外，还可据骨缝闭合、前囟大小及前后囟闭合时间来评价颅骨的生长及发育情况。婴儿娩出时经过产道，故出生时颅骨缝稍有重叠，不久重叠现象消失。出生时后囟很小或已闭合，最迟约 6 ~ 8 周龄闭合。前囟出生时约 1 ~ 2cm，以后随颅骨生长而增大，6 月龄左右逐渐骨化而变小，最迟于 2 岁闭合。前囟大小以两个对边中点连线的长短表示。前囟检查在儿科临床很重要，如脑发育不良时头围小、前囟小或关闭早，甲状腺功能减退时前囟闭合延迟，颅内压增高时前囟饱满，脱水时前囟凹陷（图 2 - 4）。

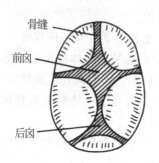

图 2 - 4　颅骨、前囟与后囟的发育

2. 脊柱　脊柱的增长反映脊椎骨的生长。生后第 1 年脊柱生长快于四肢，以后四肢生长快于脊柱。出生时脊柱无弯曲，仅呈轻微后凸。3 个月左右抬头动作的出现使颈椎前凸；6 个月后能坐，出现胸椎后凸；1 岁左右开始行走，出现腰椎前凸。这样的脊椎自然弯曲至 6 ~ 7 岁才为韧带所固定。注意小儿坐、立、走姿势，选择适宜的桌椅，对保证儿童脊柱正常形态很重要。

3. 长骨　是从胎儿到成人期逐渐完成的。长骨的生长主要由长骨干骺端的软骨骨化，骨膜下成骨，使长骨增长、增粗，当骨骺与骨干融合时，标志长骨停止生长。

随年龄的增加，长骨干骺端的软骨次级骨化中心按一定顺序及骨解剖部位有规律地出现。骨化中心的出现可反映长骨的生长成熟程度。用 X 线检查测定不同年龄儿童长骨干骺端骨化中心的出现时间、数目、形态的变化，并将其标准化，即为骨龄（bone age）。出生时腕部尚无骨化中心，股骨远端及胫骨近端已出现骨化中心。因此判断长骨的生长，婴儿早期应摄膝部 X 线骨片，年长儿摄左手及腕部 X 线骨片，以了解其腕骨、掌骨、指骨的发育。腕部于出生时无骨化中心，其出生后的出现次序为：头状骨、钩骨（3 个月左右）、下桡骨骺（约 1 岁）、三角骨（2 ~ 2.5 岁）、月骨（3 岁左右）、大小多角骨（3.5 ~ 5 岁）、舟骨（5 ~ 6 岁）、下尺骨骺（6 ~ 7 岁）、豆状骨（9 ~ 10 岁）。10 岁时出全，共 10 个，故 1 ~ 9 岁腕部骨化中心的数目大约为其岁数加 1。具体评价骨龄时应对照图谱。骨生长与生长激素（growth hormone，GH）、甲状腺素、性激素有关。骨龄在临床上有重要的诊断价值，如甲状腺功能减退症、生长激素缺乏症骨龄明显延后，真性性早熟、先天性肾上腺皮质增生症骨龄超前。但正常骨化中心出现的年龄差异较大，诊断骨龄延迟时一定要慎重。

二、牙齿

牙齿的生长与骨骼有一定关系，但因胚胎来源不完全相同，牙齿与骨骼的生长不完全平行。出生时乳牙已骨化，乳牙牙胞隐藏在颌骨中，被牙龈覆盖；恒牙的骨化从新生儿期开始，18 ~ 24 个月时第三恒臼齿已骨化。人一生有乳牙（共 20 个）和恒牙（共 28 ~ 32 个）两副牙齿。生后 4 ~ 10 个月乳牙开始萌出，13 个月后未萌出者为乳牙萌出延迟。乳牙萌出顺序一般为下颌先于上颌、自前向后（图 2 - 5），大多于 3 岁前出齐。乳牙萌出时间及顺序个体差异较大，与遗传、内分泌、食物性状有关。

6岁左右萌出第一颗恒牙（第一恒磨牙，在第二乳磨牙之后，又称为6龄齿）；6~12岁阶段乳牙逐个被同位恒牙替换，其中第1、2前磨牙代替第1、2乳磨牙，此期为混合牙列期；12岁萌出第二恒磨牙；约在18岁以后萌出第三恒磨牙（智齿），也有终生第三恒磨牙不萌出者。第一恒磨牙萌出较早，常被家长忽视，更应注意保护。

出牙为生理现象，出牙时个别小儿可有低热、唾液增多、发生流涎及睡眠不安、烦躁等症状。牙齿的健康生长与蛋白质、钙、磷、氟、维生素A、维生素C、维生素D等营养素和甲状腺激素有关。食物的咀嚼有利于牙齿生长。牙齿生长异常时可见外胚层生长不良、钙或氟缺乏、甲状腺功能减退等疾病。

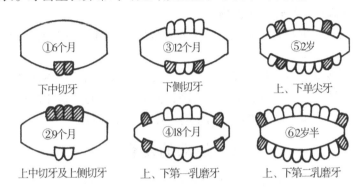

图2-5　乳牙萌出顺序

（陈　慧）

第五节　神经心理发育

在儿童成长过程中，神经心理的正常发育与体格生长具有同等重要的意义。神经心理发育包括感知、运动、语言、情感、思维、判断和意志性格等方面，以神经系统的发育和成熟为物质基础。和体格生长一样，神经心理发育的异常可能是某些系统疾病的早期表现，因此，了解儿童心理发育规律对疾病的早期诊断很有帮助。

一、神经系统的发育

在胎儿期，神经系统的发育领先于其他各系统，新生儿脑重已达成人脑重的25%左右，此时神经细胞数目已与成人接近，但其树突与轴突少而短。出生后脑重的增加主要是神经细胞体积的增大和树突的增多、加长，以及神经髓鞘的形成和发育。神经髓鞘的形成和发育约在4岁完成，在此之前，尤其在婴儿期，各种刺激引起的神经冲动传导速度缓慢，且易于泛化；不易形成兴奋灶，易疲劳而进入睡眠状态。

脊髓随年龄而增长。在胎儿期，脊髓下端在第2腰椎下缘，4岁时上移至第1腰椎，在进行腰椎穿刺时应注意。握持反射应于3个月时消失。婴儿肌腱反射较弱，腹壁反射和提睾反射也不易引出，到1岁时才稳定。3~4个月前的婴儿肌张力较高，凯尔尼格征可为阳性，2岁以下儿童巴宾斯基（Babinski）征阳性亦可为生理现象。

二、感知觉的发育

1. 视感知发育　新生儿已有视觉感应功能，瞳孔有对光反射，在安静清醒状态下可短暂注视物体，但只能看清15~20cm内的事物。第2个月起可协调地注视物体，开始有头眼协调；3~4个月时喜看自己的手，头眼协调较好；6~7个月时目光可随上下移动的物体垂直方向转动；8~9个月时开始出现视深度感觉，能看到小物体；18个月时已能区别各种形状；2岁时可区别垂直线与横线；5岁时已可区别各种颜色；6岁时视深度已充分发育。

2. 听感知发育 出生时鼓室无空气，听力差；生后 3~7 日听觉已相当良好；3~4 个月时头可转向声源，听到悦耳声时会微笑；7~9 个月时能确定声源，区别语言的意义；13~16 个月时可寻找不同响度的声源，听懂自己的名字；4 岁时听觉发育已经完善。听感知发育和儿童的语言发育直接相关，听力障碍如果不能在语言发育的关键期内（6 个月内）或之前得到确诊和干预，则可因聋致哑。

3. 味觉和嗅觉发育

（1）味觉：出生时味觉发育已很完善；4~5 个月时甚至对食物轻微的味道改变已很敏感，为味觉发育关键期，此期应适时添加各类转乳期食物。

（2）嗅觉：出生时嗅觉中枢与神经末梢已基本发育成熟；3~4 个月时能区别愉快与不愉快的气味；7~8 个月开始对芳香气味有反应。

4. 皮肤感觉的发育 皮肤感觉包括触觉、痛觉、温度觉及深感觉等。触觉是引起某些反射的基础。新生儿眼、口周、手掌、足底等部位的触觉已很灵敏，而前臂、大腿、躯干的触觉则较迟钝。新生儿已有痛觉，但较迟钝；第 2 个月起才逐渐改善。出生时温度觉已很灵敏。

三、运动的发育

运动发育可分为大运动（包括平衡）和细运动两大类（图 2-6）。

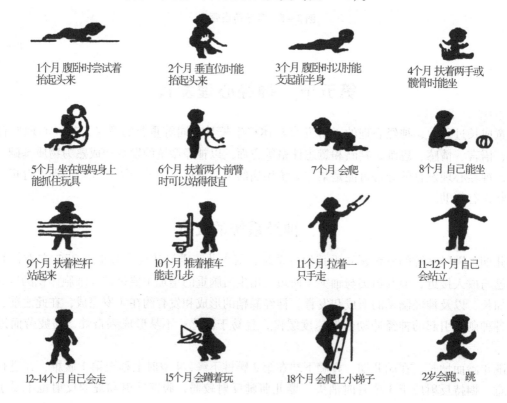

1个月 腹卧时尝试着抬起头来

2个月 垂直位时能抬起头来

3个月 腹卧时以肘能支起前半身

4个月 扶着两手或髋骨时能坐

5个月 坐在妈妈身上能抓住玩具

6个月 扶着两个前臂时可以站得很直

7个月 会爬

8个月 自己能坐

9个月 扶着栏杆站起来

10个月 推着推车能走几步

11个月 拉着一只手走

11~12个月 自己会站立

12-14个月 自己会走

15个月 会蹲着玩

18个月 会爬上小梯子

2岁会跑、跳

图 2-6 儿童期运动发育图

1. 平衡与大运动

（1）抬头：新生儿俯卧时能抬头 1~2 秒；3 个月时抬头较稳；4 个月时抬头很稳。

（2）坐：6 个月时能双手向前撑住独坐；8 个月时能坐稳。

（3）翻身：7 个月时能有意识地从仰卧位翻身至俯卧位、然后从俯卧位翻至仰卧位。

（4）爬：应从 3~4 个月时开始训练，8~9 个月可用双上肢向前爬。

（5）站、走、跳：11 个月时可独自站立片刻；15 个月时可独自走稳；24 个月时可双足并跳；30 个月时会独足跳。

2. 细动作　3～4个月握持反射消失之后手指可以活动；6～7个月时出现换手与捏、敲等探索性动作；9～10个月时可用拇、示指拾物，喜撕纸；12～15个月时学会用匙，乱涂画；18个月时能叠2～3块方积木；2岁时可叠6～7块方积木，会翻书。

四、语言的发育

语言的发育与大脑、咽喉部肌肉的正常发育及听觉的完善有关。要经过发音、理解和表达3个阶段。新生儿已会哭叫，3～4个月咿呀发音；6～7月龄时能听懂自己的名字；12月龄时能说简单的单词，如"再见""没了"。18月龄时能用15～20个字，指认并说出家庭主要成员的称谓；24月龄时能指出简单的人、物名和图片，而到3岁时能指认许多物品名，并说由2～3个字组成的短句；4岁时能讲述简单的故事情节。

五、心理活动的发展

1. 早期的社会行为　2～3个月时小儿以笑、停止啼哭等行为，以眼神和发音表示认识父母；3～4个月的婴儿开始出现社会反应性的大笑；7～8个月的小儿可表现出认生、对发声玩具感兴趣等；9～12个月时是认生的高峰；12～13个月小儿喜欢玩变戏法和躲猫猫游戏；18个月时逐渐有自我控制能力，成人在附近时可独自玩耍很久；2岁时不再认生，易与父母分开；3岁后可与小朋友做游戏。

2. 注意的发展　婴儿期以无意注意为主，随着年龄的增长逐渐出现有意注意。5～6岁后儿童能较好控制自己的注意力。

3. 记忆的发展　记忆是将所学得的信息贮存和"读出"的神经活动过程，可分为感觉、短暂记忆和长久记忆3个不同的系统。长久记忆又分为再认和重现，再认是以前感知的事物在眼前重现时能被认识；重现是以前感知的事物虽不在眼前出现，但可在脑中重现。1岁内婴儿只有再认而无重现，随年龄的增长，重现能力亦增强。幼年儿童只按事物的表面特性记忆信息，以机械记忆为主。随着年龄的增加和理解、语言思维能力的加强，逻辑记忆逐渐发展。

4. 思维的发展　1岁以后的儿童开始产生思维，在3岁以前只有最初级的形象思维；3岁以后开始有初步抽象思维；6～11岁以后儿童逐渐学会综合分析、分类比较等抽象思维方法，具有进一步独立思考的能力。

5. 想象的发展　新生儿无想象能力；1～2岁儿童仅有想象的萌芽。学龄前期儿童仍以无意想象及再造想象为主，有意想象和创造性想象到学龄期才迅速发展。

6. 情绪、情感的发展　新生儿因生后不易适应宫外环境，较多处于消极情绪中，表现不安、啼哭，而哺乳、抱、摇、抚摸等则可使其情绪愉快。婴幼儿情绪表现特点是时间短暂、反应强烈、容易变化、外显而真实。随着年龄的增长，儿童对不愉快因素的耐受性逐渐增加，能够有意识地控制自己，使情绪渐趋向稳定。

7. 个性和性格的发展　婴儿期由于一切生理需要均依赖成人，逐渐建立对亲人的依赖性和信任感。幼儿时期已能独立行走，说出自己的需要，故有一定自主感，但又未脱离对亲人的依赖，常出现违拗言行与依赖行为互相交替的现象。学龄前期小儿生活基本能自理，主动性增强，但主动行为失败时易出现失望和内疚。学龄期开始正规学习生活，重视自己勤奋学习的成就，如不能发现自己的学习潜力，将产生自卑。青春期体格生长和性发育开始成熟，社交增多，心理适应能力增强，但容易波动，在感情问题、伙伴问题、职业选择、道德评价和人生观等问题上处理不当时易发生性格变化。性格一旦形成即相对稳定。

小儿神经精神发育进程见表2-3。

表2-3　小儿神经精神发育进程

年龄	粗、细动作	语言	适应周围人物的能力与行为
新生儿	无规律、不协调动作；紧握拳	能哭叫	铃声使全身活动减少
2个月	直立及俯卧位时能抬头	发出和谐的喉音	能微笑，有面部表情；眼随物转动
3个月	仰卧位变为侧卧位；用手摸东西	咿呀发音	头可随看到的物品或听到的声音转动180°；注意自己的手
4个月	扶着髋部时能坐；可在俯卧位时用两手支持抬起胸部；手能握持玩具	笑出声	抓面前物体；自己玩弄手，见食物表示喜悦；较有意识地哭和笑
5个月	扶腋下能站得直；两手各握一玩具	能喃喃地发出单词音节	伸手取物；能辨别人声；望镜中人笑
6个月	能独坐一会；用手摇玩具		能认识熟人和陌生人；自拉衣服；自握足玩
6~7个月	会翻身，自己独坐很久；将玩具从一手换入另一手	能发"爸爸""妈妈"等复音，但无意识	能听懂自己的名字；自握饼干吃
8个月	会爬；会自己坐起来、躺下去；会扶着栏杆站起来；会拍手	重复大人所发简单音节	注意观察大人的行动；开始认识物体；两手会传递玩具
9个月	试独站；会从抽屉中取出玩具	能懂几个较复杂的词句，如"再见"等	看见熟人会手伸出来要人抱；或与人合作游戏
10~11个月	能独站片刻；扶椅或推车能走几步；拇指、示指对指拿东西	开始用单词，一个单词表示很多意义	能模仿成人的动作；招手、"再见"；抱奶瓶自食、粗细动作、语言适应周围人物的能力与行为
12个月	独走；弯腰拾东西；会将圆圈套在木棍上	能叫出物品的名字，如灯、碗；指出自己的手、眼	对人和事物有喜憎之分；穿衣能合作，用杯喝水
15个月	走得好；能蹲着玩；能叠一块方木	能说出几个词和自己的名字	能表示同意、不同意
18个月	能爬台阶；有目标地扔皮球	能认识和指出身体各部分	会表示大小便；懂命令；会自己进食
2岁	能双脚跳；手的动作更准确；会用勺子吃饭	会说2~3个字构成的句子	能完成简单的动作，如拾起地上的物品；能表达喜、怒、怕、懂
3岁	能跑；会骑三轮车；会洗手、洗脸；脱、穿简单衣服	能说短歌谣，数几个数	能认识画上的东西；认识男、女；自称"我"；表现自尊心、同情心、害羞
4岁	能爬梯子；会穿鞋	能唱歌	能画人像；初步思考问题；记忆力强、好发问
5岁	能单足跳；会系鞋带	开始识字	能分辨颜色；数十个数；知物品用途及性能
6~7岁	参加简单劳动，如扫地、擦桌子、剪纸、泥塑、结绳等	能讲故事；开始写字	能数几十个数；可简单加减；喜独立自主

六、儿童神经心理发育的评价

儿童神经心理发育的水平表现为儿童在感知、运动、语言和心理等过程中的各种能力，对这些能力的评价称为心理测试。心理测试仅能判断儿童神经心理发育的水平，没有诊断疾病的意义。心理测试需由经专门训练的专业人员根据实际需要选用，不可滥用。

（一）能力试验

1. 筛查性测验

（1）丹佛发育筛查法（DDST）：DDST主要用于6岁以下儿童的发育筛查，实际应用时对4.5岁以下的儿童较为适用。测试内容分为大运动、细运动、语言、个人适应性行为四个能区。1990年Denver

Ⅱ出版，在 1966 年 DDST 的基础上修订。国内有地区性的修订常模。

（2）绘人测试：适用于 5 ~ 9.5 岁儿童。要求被测儿童依据自己的想象绘一全身正面人像，以身体部位、各部比例和表达方式的合理性计分。绘人测试结果与其他智能测试的相关系数在 0.5 以上，与推理、空间概念、感知能力的相关性更显著。该法可个别测试，也可进行集体测试。

（3）图片词汇测试（PPVT）：适用于 4 ~ 9 岁儿童的一般智能筛查。PPVT 的工具是 120 张图片，每张有黑白线条画四幅，测试者说一个词语，要求儿童指出所在图片其中相应的一幅画。测试方法简单，尤适用于语言或运动障碍者。1981 年 PPVT - R 出版，有 L 及 M 版本，测试年龄为 2.5 ~ 16 岁，测试图片增至 175 张。

2. 诊断测验

（1）Gesell 发育量表：适用于 4 周至 3 岁的婴幼儿，从大运动、细动作、个人 - 社会、语言和适应性行为五个方面测试，结果以发育商（DQ）表示。

（2）Bayley 婴儿发育量表：适用于 2 ~ 30 个月婴幼儿，包括精神发育量表、运动量表和婴儿行为记录。1993 年第 2 版修订完成，适用于 1 ~ 42 个月婴幼儿，评定结果另有规定。

（3）Standford - Binet 智能量表：适用于 2 ~ 18 岁儿童。测试内容包括幼儿的具体智能（感知、认知、记忆）和年长儿的抽象智能（思维、逻辑、数量、词汇），用以评价儿童学习能力以及对智能发育迟缓者进行诊断及程度分类，结果以智商（IQ）表示。

（4）Wechsler 学前及初小儿童智能量表（WPPSI）：适用于 4 ~ 6.5 岁儿童。通过编制一整套不同测试题，分别衡量不同性质的能力，将得分综合后可获得儿童多方面能力的信息，较客观地反映学前儿童的智能水平。

（5）Wechsler 儿童智能量表修订版（WISC - R）：适用于 6 ~ 16 岁儿童，内容与评分方法同 WPPSI。

（二）适应性行为测试

智力低下的诊断与分级必须结合适应性行为的评定结果。国内现多采用日本 S - M 社会生活能力检查，即婴儿 - 初中学生社会生活能力量表。此量表适用于 6 个月至 15 岁儿童社会生活能力的评定。

（余　勇）

第三章

儿科用药特点

药物是治疗儿科疾病的很重要手段，而其副反应、过敏反应和毒性作用则常会对机体产生不良影响。药物作用的结果，不仅取决于药物本身的性质，且与患者的机能状态密切相关。儿童在体格发育和器官功能成熟方面都处于不断的变化过程中，具有独特的生理特点，对药物有特殊的反应性。因此，对小儿不同年龄的药物代谢动力学和药物效应动力学的深入了解，并用以指导临床合理用药是十分必要的。在胎儿期，药物通过胎盘进入体内，故药物对胎儿的影响不但与药物本身的药理、毒理作用有关，还与母亲，胎盘－胎儿的生理状态有关。在新生儿期，生理和代谢处在迅速变化阶段，药代动力学随之发生变化。新生儿用药除考虑体重外，还应考虑胎龄和实足年龄所反映的成熟度与用药的关系，有时需采用孕周龄（post–conceptional age）来计算用药量。此外，新生儿期体液占体重的比例较大、肝脏酶系统发育不成熟、肾清除率低、血浆白蛋白含量低等均可影响药物的分布与代谢。在婴儿期，生长发育显著加快，肝脏代谢药物的主要酶系统活性已成熟；肾小球滤过率和肾血流量在 6～12 个月可达到成人水平。由于这一时期生长迅速，要密切注意药物通过不同的机制影响小儿的发育，如长期类固醇激素的应用可影响生长发育，中枢抑制性药物对智力有损害等。在儿童期，患儿常能主动服药，此时对药物用量的准确性和防止用药意外应引起重视。对年长儿，有时体重已接近成人，如用药量仍按每千克体重计算剂量可能会偏大，应使总剂量不超过成人用量。此外，小儿疾病大多危重而多变，选择药物需慎重、确切，更要求剂量恰当，因此必须了解小儿药物治疗的特殊性，掌握药物性能、作用机制、不良反应、适应证和禁忌证，以及精确的剂量计算和适当的用药方法。

第一节　儿科药理学的基本知识

了解药理学的基本知识对正确指导儿科用药是非常重要的。临床药理学涉及药动学（pharmacokinetics）和药效学（pharmacodynamics），以便合理用药。

一、药动学和药效学

药动学主要研究体内药物的量（或浓度）及其代谢物随时间变化的动态规律，并用一定的数学模型来阐明药物在体内的位置、数量（或浓度）和时间关系的一门学科。体内药物量的动态变化主要受药物的吸收、分布、代谢和排泄等药物体内处置过程的影响。根据体内药物浓度测定数据，得到药时曲线，推得适当数学模型，求得各项动力学参数，不仅可阐明药物在体内的动态过程，即吸收、分布和消除的规律；还可研究这些规律与药物的药理或毒性作用的关系。药物的作用取决于药物在受体部位的浓度及维持时间的长短，而受体部位的药物浓度在体内药物分布平衡时一般与血药浓度平行，因此，研究血药浓度随时间而变化的规律，获得药动学参数，在临床药物治疗上可根据这种参数制定合理给药方案，使血药浓度保持在安全有效的范围内，提高药物治疗效果。药动学对药物治疗和毒性的估计、药物剂量的选择和调整等方面均具有重大意义。

药效学主要研究药物与受体（效应器官、组织或细胞）相互作用及与各种影响因素的关系。一种药物可改变另一药物效应的发挥，而该药血浆浓度并无明显影响；不同作用性质的药物，可分别对不同受体起激动或阻断（拮抗）作用。药效学的相互作用可发生于受体部位，两种作用相同的药物联合应用时可使效应得到加强，这类相互作用称为协同或相加。作用相反的药物合用，结果使原有的效应减弱，称为拮抗。

儿科合理给药取决于对基础药动学和药效学知识的理解。与成年人用药完全不同，由于儿童发育是连续的非线性过程，年龄因素引起的生理差异在很大程度上影响药物的吸收、分布、代谢和排泄。发育药理学（developmental pharmacology）是近年来发展较快的一门研究儿童用药的学科，其主要研究内容也强调了儿童随年龄变化而显示的用药分布、作用机制和治疗特点。因此，儿童用药必须掌握年龄的影响因素以保证药物治疗安全、有效。

药动学只有与药效学相结合时才有其临床实用价值。由于大多数药物的药理效应是可逆的，药物起效时间、强度和持续时间与体内药物量成比例，因此，以药动学为基础来预测用药后任何时间的药物浓度，并为达到特定药物浓度制定所需药物剂量的计算成为可能。根据临床药动学原理，多数药物的药理效应、毒性作用与生物体液（主要是血液）中的浓度相关性最好，而与应用剂量并不一定相关。如给药后药物立即均匀地分布于全身体液和组织中，称为一室模型。此模型简单，但符合这一情况的药物不多。假如把身体划分为两部分，药物进入体内后首先迅速地分布于血液及血流供应充分的组织，如心、肝、肾、肺等，然后再由这些部位向血流不足的组织如肌肉、脂肪、皮肤等组织转运，达到平衡，这种模型称为"二室模型"。有的药物代谢动力学需用多室模型描述。临床上使用的多数药物的动力学过程可以用一级动力学或零级动力学过程来描述，即血清浓度，或体内药物的浓度直接与应用剂量成比例，这些药物用量加倍，稳态血浓度则加倍。这一成比例的特性，结合对患者的监测，常被临床上用于调整药物的剂量；相反，某些药物如奥美拉唑、西咪替丁、水杨酸盐、茶碱、卡马西平、苯妥英钠等血液中药物浓度的变化与使用剂量不成比例，即呈非线性动力学特征。在通常情况下，这些药物在低剂量时遵循一级动力学过程，但随剂量增加由于与吸收有关的转运蛋白被饱和、血浆/组织蛋白结合过程被饱和、药物代谢酶被饱和、肾小管主动重吸收等任何过程被饱和都可以导致体内药物浓度增加，这时剂量稍有增加，常可导致血药浓度不成比例地增高，引起不良反应甚至中毒，并且由于半衰期延长，清除率明显降低，由非线性动力学而导致的血药浓度过高，可能产生严重的后果。因此，这些药物的剂量调整应特别慎重，最好在血药浓度的监测下进行。

二、表观分布容积（volume of distribution，V_d）

药物进入体内后，实际上分布于各组织器官的浓度是不同的，在进行药动学研究时引入 V_d 以描述药物在体内的分布状况。V_d 是指在药物充分分布的假设前提下，体内全部药物按血中同样浓度溶解时所需的体液总容积，它是一个比例常数，没有生理学意义，但能够反映出药物在体内分布的某些特点和程度。对于某一具体药物来说，V_d 是个确定的值。V_d 可用公式：$V_d = X \div C$ 表示，X 是体内药物量，C 是血药浓度。V_d 可用于计算需达到所需血清浓度的初始或负荷剂量（loading dose，LD）。如果选择了一个特定的 CO，且已知患儿年龄的平均 V_d（常可从文献中查得），则为达到此 CO 需要的负荷剂量可通过下列方程计算：

LD（mg）＝CO（mg/L）×V_d（L/kg）×患者体重（kg）

从上述方程可见体内排泄或清除药物的能力并不影响初始或负荷剂量。如，虽然某种药物只能通过肾排泄，但对正常肾功能，或肾功能受损，甚至无功能的患者来说，初始剂量可以相同，而给药间隔则需适当调整。

三、药物吸收和生物利用度

为达到临床疗效，药物必须从给药部位被吸收入体循环，并由此分布至作用部位和排出体外；药物的吸收是指药物由用药部位进入血液循环的过程。药物的吸收和分布受一系列生物膜的阻挡，因此生物膜的转运机制与药物的体内转运密切相关，亦与周围环境有关。

生物利用度是衡量制剂疗效差异的重要指标，通常指药物制剂中主药成分进入血液循环的程度及速率，一般用百分数表示。静脉用药生物利用度为100%。生物利用度常用来描述血管外用药后吸收进入体内循环的药量与用药量的比例：可通过计算血管外用药后血药浓度，时间曲线下面积（AUC）与静脉用药后 AUC 之比，即口服 AUC ÷ 静脉 AUC 而得出。生物利用度受多种生理、病理因素的影响，如胃、十二指肠中存在食物可降低口服药物进入体循环的速率，从而推迟药物达到高峰血清浓度的时间，但大多数口服药物的吸收总量一般不影响。评价药物生物利用度对预计药物过量和毒性症状的出现也有重要意义。

四、半衰期

药物半衰期（$t_{1/2}$）是指血或其他体液中某一药物浓度下降一半所需的时间，即体液中一半的药物被清除所需要的时间。由于 $t_{1/2}$ 在实际工作中容易计算，临床上常被用来调整用药间隔。一种药物的 $t_{1/2}$ 也可用于估计其达到稳态浓度所需的时间。当给药间隔为半衰期时，按一定剂量多次给药后，体内药物浓度达到稳态水平，经3个半衰期后，可达到药物稳态浓度的87.5%，4个半衰期后达到93.8%，5个半衰期后达到96.9%，7个半衰期后达到99.2%。

五、清除率（clearance，Cl）

清除率指单位时间内从体内清除的表观分布容积分数，即单位时间内有多少毫升血中的药物被清除，单位为 mL/min 或 mL/（min·kg）。按清除途径的不同而有肾、肝和肺等清除率，如肾清除率仅反映单位时间内肾清除的药量。总清除率是所有清除率机制的总和，常用公式：$Cl = 0.693 V_d ÷ t_{1/2}$ 表示。在特定给药强度下清除率是决定稳态血浓度最重要的药动学参数，因此，为达到特定药物血清浓度，必须掌握该药物的体内清除率。此外，与药物排泄有关的器官功能状态如脏器的血流和完整性也可影响药物的体内清除率。

（余 勇）

第二节 小儿药物剂量的计算

儿童用药剂量较成人更需准确。可按以下方法计算：

一、按儿童体重计算

按儿童体重计算是最常用、最基本的计算方法，可算出每日或每次需用量。每日（次）剂量＝患儿体重（kg）×每日（次）每千克体重所需药量。将总剂量单次或分多次给予，常根据药物的半衰期、疾病的性质、药物的协同或拮抗、肝肾功能、患儿的年龄等确定。如对于半衰期长的药物，用药间隔常延长；而对于半衰期较短的药物，用药间隔缩短；半衰期极短的药物常需用静脉持续给药维持。一般感染与严重感染、中枢感染与其他感染用药剂量常不同；肝肾功能不全时药物剂量常需减少。对于新生儿或早产儿，常以生后日龄决定用药量与间隔，有时还需结合孕周龄（post - conceptional age）来计算。患儿体重应以实际测得值为准，年长儿按体重计算如已超过成人量则以成人量为上限。

二、按体表面积计算

体表面积因其与基础代谢、肾小球滤过率等生理活动的关系密切，用此法计算用药量较按年龄、体重计算更为准确、科学。小儿体表面积计算公式为：①体重<30kg：小儿体表面积（m²）＝体重（g）×0.035＋0.1。②体重>30kg：小儿体表面积（m²）＝［体重（g）－30］×0.02＋1.05。

上述用药量计算方法的准确性与体表面积计算正确与否有关。在较大体重的儿童，以体重折算体表面积的意义有限。因为随着体重增加，其体表面积的增加是非线性的，在应用时应当注意。

三、按年龄计算

对剂量幅度大、不需十分精确计算的药物，如营养类药物和非处方药等可按年龄计算，比较简单易行。

四、从成人剂量折算

小儿剂量＝成人剂量×小儿体重（kg）÷50，此法仅用于未提供小儿剂量的药物。因小儿体液占体重的比例较大，用此方法所得剂量一般都偏小，故不常用。

总之，不管采用上述任何方法计算剂量，都必须与患儿具体情况相结合，才能得出比较确切的药物用量。如新生儿、小婴儿或营养不良儿因肝、肾功能较差，一般药物剂量宜偏小；用药目的、对象不同，剂量也不同；不同的剂量，其药理作用也有差异，这些都是儿科用药确定剂量应考虑的问题。

（余　勇）

第三节　小儿药物治疗的影响因素

小儿药物治疗的特点受体液的 pH、细胞膜的通透性、药物与蛋白质的结合程度、药物在肝脏内的代谢和肾脏排泄等多种因素的影响。

一、年龄对药物胃肠道吸收的影响

血管外使用的药物在进入全身循环并分布到作用部位前，必须穿过许多生理膜从而影响其吸收率。虽然一些益生菌不被吸收，一些营养成分可通过主动转运和促进扩散（facilitated diffusion）而吸收，但大多数药物在胃肠道经过被动扩散而吸收。患者的一些重要因素可影响胃肠道吸收药物的速率和吸收量，如消化道 pH、有无胃内容物及其种类、胃排空时间、胃肠动力情况等。这些过程均与儿童的年龄因素有关，而且具有高度变异性。在口服用药时应考虑下列因素：新生儿的胃液分泌、肠蠕动和胆汁分泌功能均较婴儿或儿童低下，胃排空时间较短；婴儿和儿童胃液分泌、肠蠕动和胆汁分泌功能正常，胃排空时间增加。尽管这些脏器的功能、容量有一个逐渐成熟过程，新生儿与小婴儿对大多数口服用药的生物利用度还是很好的。因此，不论什么时间，如有可能均应首选口服途径。口服法是最常用的给药方法，幼儿一般用液体制剂如糖浆剂、合剂、冲剂等较合适，也可将药片捣碎后加糖水吞服，年长儿可用片剂、药丸或胶囊剂。小婴儿喂药时最好将小儿抱起或头略抬高，以免呛咳将药吐出。病情需要时可采用鼻饲给药。

二、肌内注射和经皮给药及影响因素

除口服外，另一种血管外用药途径是肌内注射。肌内注射法一般比口服法奏效快，对有明显呕吐等胃肠道用药不耐受者尤其适用。肌内注射的药物一般应当是水溶性、生理性 pH，以防沉淀并减少及减慢注射部位药物的吸收，避免吸收不规则。药物的脂溶性有利于药物向毛细血管扩散，为确保吸收入体循环，应保证有适当的局部血液灌流。在重危患儿，由于心输出量下降和呼吸道疾病，局部灌注不良，可影响药物的吸收。但肌内注射药物对小儿刺激大，常引起局部疼痛，肌内注射次数过多还可造成硬结，以及注射部位不当会引起局部臀肌挛缩、影响下肢功能等，临床应考虑这些问题。

皮肤是各种治疗药物和环境化学物质吸收的另一种重要器官。一种药物经皮肤吸收量直接与皮肤水化程度相关，而与角化层的厚度呈负相关。足月新生儿的皮肤作为一种功能性屏障虽比早产儿皮肤更有效，但其体表面积和体重之比比成人大三倍。因此，同样一种药物经皮肤应用，吸收入体循环的药物量（生物利用度），在新生儿比成人大三倍。如皮肤灌注良好，表面用药可成为新生儿用药的一种重要途径。皮肤外用药以软膏为多，也可用水剂、混悬剂、粉剂、贴剂或贴片等。要注意小儿用手抓摸药物，误经皮肤或入眼、口吸收引起意外。

三、静脉给药及影响因素

静脉给药是肠道外给药的最常用方法，能迅速达到有效血药浓度，对半衰期短的药物（如血管活性药物）可进行较灵活的剂量调节。尤其适用于需迅速给药、昏迷或呕吐不能服药、消化道疾病不易吸收药物的病情严重的患儿。一般认为静脉给药迅速、完全，但并不一定恰当。静脉输入有效剂量所需时间取决于若干因素：静脉输入液体速度、药物注入的系统无效腔、药物稀释容量、静脉输液系统对药物的吸附等。由于大多数标准静脉输液系统包括延伸管都是为成人设计的，长度较长且容量较大，因此，相对来说，无效腔较大。如婴儿、儿童输液速度较慢，可引起明显的输入滞后。可采取几个步骤来减少婴儿、儿童的静脉给药问题，包括：标准化并记录总给药时间；记录用于输液管道和静脉给药的液体的容量与成分；间歇静脉注射药物的稀释和输注容量标准化；避免将输液管与其他同时输注但不同速度的液体混合连接；优先使用较大内径的静脉内置管；将液体挂在相对特定高度；应用低容量延伸管等。

四、其他方法

新生儿应用肺表面活性物质需通过气管内给药。小儿雾化吸入药物在临床较常用。灌肠法小儿采用不多，可用缓释栓剂。含剂、漱剂则很少采用。

（余　勇）

第四节　小儿药物体内过程和治疗特点

一、药物吸收特点

小儿生长发育和成熟的变化使药物的生物利用度出现相应的变化。儿童成熟变化对药物吸收的影响程度取决于给药途径，并与所用药物的剂型有关。婴儿和年长儿大多数使用的液体剂型都是溶液剂，也有一些是混悬剂。一般来说，口服剂型生物利用度高低的顺序为：溶液剂 > 混悬液 > 颗粒剂 > 胶囊剂 > 片剂 > 包衣片。药物静脉注射或滴注时，由于直接进入体循环，所以没有吸收过程。新生儿和婴幼儿心率较快，血液循环比成人快，静脉给药能更快地进入全身循环。肌内注射、皮下注射等血管外给药时，药物在吸收部位扩散，进入周围毛细血管或淋巴管，再进入血液循环。新生儿、婴幼儿因肌肉组织相对较少，低于年长儿，更低于成人，故肌内注射或皮下注射给药吸收不恒定。

二、药物分布

在选择起始负荷剂量或确定一种理想的药物剂量方案以达到要求的靶组织浓度时，需要了解药物的 V_d。一些药物的 V_d 在早产儿和足月儿之间或新生儿与婴儿、儿童、成人之间存在明显差异。这些差异与年龄因素相关，如体内水的含量与分布、蛋白结合特征、血流动力学因素（如心输出量、局部血流、膜通透性等）。体内水分的含量和分布的差异是不同年龄组之间 V_d 差异的主要原因。

药物与循环血浆蛋白结合的程度直接影响药物的分布特征。只有游离的药物才可能从血管内分布至其他体液和组织，并与受体结合、发挥作用。药物蛋白结合率显著影响 V_d 清除率和药理效应的强度，这种结合能力与年龄相关，表现在与血浆蛋白水平和相应结合位点的数量、亲和力常数、病理生理状况、内源性物质竞争结合血浆蛋白的存在与否相关。

白蛋白、α_1 酸性糖蛋白是血浆中重要的药物结合蛋白质。这些蛋白质的浓度受年龄、营养状况和疾病的影响。碱性药物和中性药物主要与 α_1 酸性糖蛋白、脂蛋白结合，而大多数酸性药物主要与白蛋白结合。婴儿期人血白蛋白、总蛋白浓度均较低，至 10 ~ 12 个月达成人水平。α_1 酸性糖蛋白也有类似的成熟过程，新生儿血浆中的浓度比母体血浆约低 3 倍，在 12 个月龄达到与成人相应的水平。

除年龄外，一些内源性物质存在于血浆中，可与血浆蛋白结合，并竞争药物结合位点。在新生儿时期，游离脂肪酸、胆红素等可竞争白蛋白结合位点，并影响游离与结合型药物浓度之间的平衡，可产生严重后果。临床上如药物蛋白结合率 >80% ~90%、药物清除率有限而 V_d 又较小时（常 <0.15L/kg），发生蛋白结合位点的竞争替换，可导致游离血药浓度过高而引起不良反应。对早产儿和新生儿用药前先评价药物与胆红素竞争蛋白结合位点的能力，对预防胆红素脑病有一定的意义。

三、药物代谢

一旦药物分子存在于体内，就已开始清除。药物的清除率常用一些药动学参数描述，如清除率（clearance）或总清除率（body clearance）。药物的总清除率涉及体内所有清除机制。药物代谢的主要器官是肝脏，肾、小肠、肺、肾上腺、血液（磷酸酶、酯酶）和皮肤也可能代谢某些药物。生物转化使其成为极性更大的水溶性复合物，以利于药物从机体清除。虽然大多数药物的生物转化导致原药药理作用减弱或失活，但也有药物可转化成活性代谢产物或中间产物（如茶碱转化成为咖啡因）。另一方面，一些没有药理活性的原药可通过生物转化在清除前转化成为活性组分，即前体药物。

药物代谢酶通常可分为微粒体酶系和非微粒体酶系两大类，其中最重要的一族氧化酶被称为单加氧酶（monooxygenase）或细胞色素 P450（cytochrome P450，CYP），它是一个基因超家族，由一系列同工酶组成。根据所涉及的化学反应药物代谢可分为两类：Ⅰ相反应：主要参与氧化、还原、水解等过程；Ⅱ相反应：结合反应，如在葡萄糖醛酸转移酶的作用下，药物或经氧化、还原、水解代谢后的产物与葡萄糖醛酸结合，使其成为水溶性代谢产物，以便排出体外。在这些氧化酶系统中，对细胞色素 P450 系统已进行了大量深入的研究。不同的 CYP 亚型在生后不同发育期表达不同。例如，CYP 2E1 活性在生后数小时内即大量增加，接着 CYP 2D6 迅速能够被测出，CYP 3A4 和 CYP 2C（CYP 2C9 和 CYP 2C19）在第一周出现，而 CYP 1A2 是肝脏最后出现的 CYP，在生后 1 ~3 个月才出现。某些药物，如卡马西平的清除取决于 CYP 3A4，儿童期此酶活性可高于成人。某些水解酶，如血液酯酶的活性在新生儿期也较低。血液酯酶对可卡因的代谢清除很重要，因而新生儿血浆酯酶活性的低下是新生儿可卡因代谢缓慢的原因。由于代谢产物的排泄在早产和足月儿相对较慢，对大婴儿、儿童或成人临床上并不重要的代谢产物积蓄现象在早产和足月儿就可能发生。如茶碱 N – 甲基化成为咖啡因，后者在成人较易经代谢或通过肾脏排泄，但在早产儿因肝酶不成熟，不易使其代谢；同时肾脏排泄又较缓慢，结果易引起咖啡因明显蓄积和毒性反应。

临床上可通过了解药物体内过程来设计个体化给药方案。如早产儿、新生儿用常规剂量（每 24 小时 75 ~100mg/kg）氯霉素可引起致死性灰婴综合征，当调整剂量至每 24 小时 15 ~50mg/kg 以代偿肝葡萄糖醛酸转移酶活性不足，则可取得较好的临床效果，避免毒性作用的产生。

儿童代谢药物的最终能力可能受遗传调节，如肝脏的 UGT 1A1 基因突变可引起药物代谢减慢，药物遗传倾向性可能为药物中毒高危患者提出重要的线索。

四、药物排泄

每个单位时间内肾小球滤过的药物量取决于肾小球的滤过率、肾血流量和血浆蛋白结合率。药物滤过量与蛋白结合率呈负相关，只有游离药物可能由肾小球滤过和排泄，肾血流量变异很大，出生时平均 12mL/min，5 ~12 月龄时达成人水平。足月婴儿 GFR 出生时为 2 ~4mL/min，2 ~3 天时增加至 8 ~20mL/min，3 ~5 月龄时达成人水平。在 34 周胎龄前，肾小球滤过明显低下并增加缓慢。

（余 勇）

第五节　儿科药物选择

选择用药的主要依据是小儿年龄、病种和病情，同时要考虑小儿对药物的特殊反应和药物的远期影响。

一、抗生素

小儿容易患感染性疾病，故常用抗生素等抗感染药物。儿科工作者既要掌握抗生素的药理作用和适应证，更要重视其有害的一面。长期抗生素应用容易引起菌群失衡、体内微生态紊乱，引起真菌或耐药菌感染，造成医疗资源浪费及不良反应增加。

二、肾上腺皮质激素

肾上腺皮质激素具有抗炎、免疫抑制、抗过敏等效应，以及对心血管、血液、神经及内分泌系统的作用。短疗程常用于过敏性疾病、重症感染性疾病等；长疗程则用于治疗肾病综合征、血液病、自身免疫性疾病等。儿童在使用肾上腺皮质激素中必须重视的不良反应有：①短期大量用药可掩盖病情，诱发和加重溃疡病，故诊断未明确时不用。②较长期使用可抑制骨骼生长，影响水、电解质、蛋白质、脂肪代谢，引起血压增高和库欣综合征、肾上腺萎缩等。③可降低免疫力使病灶扩散。④水痘患儿在激素应用后可出现出血性水痘或细菌感染，导致病情加重或死亡，故禁用。

（余　勇）

第六节　其他方面

一、药物相互作用

如果同一患者应用两种或两种以上药物，其药动学和药效学特征可能因其相互作用而改变。药物之间可通过若干不同机制发生相互作用，可根据体外药物相互作用、药动学和药效学分类。这些相互作用可能造成难以预料的临床效果或毒性反应。体外药物相互作用包括两种药物在注射针筒、输液管或肠道外液体制剂等应用前混合时被灭活。

如果一种药物的分布特性（吸收、分布、代谢、排泄或结合）受另一种影响，可发生药动学相互作用。这种相互作用可影响一个或多个方面，一种药物可能会减少吸收速率，但不减少总吸收量，或一种药物可竞争蛋白结合位点，但同时可延缓其从体内的排泄。如果两种药物竞争同一代谢位点，可发生代谢性药物间相互作用。

药物也可在药效学方面相互作用，竞争同一受体或同一生理系统，因而改变对药物治疗的反应。因儿科临床上产生药物相互作用的药物种类及数量及其不断增加，在多种药物同时应用时，应认真地评价它们的相互作用存在与否及其可能性，使药物达到最佳疗效，同时避免不良反应。

二、人乳中的药物

几乎所有药物在母亲应用后均可不同程度地分泌到乳汁中，并被乳婴摄取。一般来说，哺乳期应尽可能少用药，一些药物已被报道可对乳婴产生不良影响。但是，要求乳母停止一切需要的用药是不可能的或不合适的，如果对乳婴接受药物的剂量，或对婴儿可能的影响有疑问，可采母乳标本进行分析。

三、儿科处方

儿童因其处于不断的生长发育之中，与成人相比存在更多的不可预见因素影响药物的体内过程，因此，对儿科患者进行药物治疗时，不能简单地把儿童当成"缩微版"的成人，医师开具处方时必须确定使用最适合的药物、选择的剂量、给药间隔和给药途径正确，并注意药物的不良反应和相互作用。由于儿科患者可能无法准确描述身体不适，因此，需要医师具备更多的知识以正确地评价患者接受治疗的有效性与安全性，如经验性的"两个三原则"指医师应当了解所使用药物的三种常见的不良反应和三种严重的不良反应，新开具一种药物时要知道该药物相互作用的发生率和严重程度等。

四、依从性

诸如口味、气味、颜色、黏稠度、给药间隔、不良反应、疗程、价格、患者或父母的受教育程度以及与医师、药师的交流效果等因素均可能影响患者对治疗方案的依从性。所谓治疗方案的依从性已越来越受到了儿科医生的重视，这与现代医学模式从生物－医学模式向生物－社会－心理模式转变有关。儿科医生在开出处方时，不但要考虑药物本身的疗效，还应考虑该治疗方案是否能被家长或患儿接受或实施。许多患者常不能持久服药，或故意或由于处方原因不服药，而且患者在家时并不按推荐治疗方案执行。儿童对治疗方案的依从性受其父母影响，只能通过教育其家人使其认识有关儿童疾病的本质、处方药物的作用及按医嘱执行的重要性，才可能最大限度地提高依从性。常常只有在使其家人详细了解了治疗的重要性，而且治疗对日常作息（尤其是睡眠习惯）影响轻微情况下，才会使依从性有所改善。

（余　勇）

第四章

儿科常见症状和体征

第一节 发热

体温升高是小儿疾病时常见的一种临床表现。正常小儿的肛温在36.9~37.5℃之间，舌下温度较肛温低0.3~0.5℃，腋下温度为36~37℃。不同个体的正常体温虽稍有差异，但一般认为体温超过其基础体温1℃以上时，则认为是"发热"。

一、病因

引起发热的病因可分为感染性和非感染性两大类，小儿期以前者多见。

1. 感染性发热　由各种病原体，如细菌、病毒、肺炎支原体、立克次体、螺旋体、真菌、原虫、寄生虫所引起的感染，均可导致发热。

2. 非感染性发热　①恶性肿瘤（包括白血病）。②结缔组织病：如风湿热、幼年型类风湿关节炎、川崎病等。③内分泌疾病：如甲状腺功能亢进。④由于应用药物或血清制品引起的发热。⑤大手术后由组织损伤、内出血、大血肿等导致分解产物增加而引起的发热。⑥散热障碍：如广泛性皮炎、鱼鳞病、先天性外胚层发育不良或大面积烫烧伤造成的汗腺缺乏，严重失水、失血等。⑦癫痫大发作，使产热增多。⑧中枢性发热：如大脑发育不全，脑出血等使体温调节中枢受损引起发热，以及暑热症等。

二、诊断要点

1. 详细询问病史　包括年龄、发热规律和热型、发热持续时间、居住条件、居住地区的疾病（如疟疾、血吸虫病、钩端螺旋体病、伤寒等传染病）流行情况；有无提示系统性疾病的症状，如咳嗽、气促、腹泻、腹痛、尿频、尿急、尿痛等；有无结核接触史、动物接触史；详细询问预防接种史。

2. 仔细全面体格检查　对全身各系统都应仔细检查，还要注意有无淋巴结肿大、肝脾大、皮疹和贫血等。

3. 实验室及其他特殊检查　对急性发热的患儿应常规查血、尿常规，必要时胸部X线透视或摄片。对较长期发热的病儿，可选择必要的实验室检查或其他特殊检查（表4-1）。

表4-1　长期发热鉴别诊断时的临床检查项目

常规检查	选择检查
血、尿、粪常规检查	细菌涂片镜检、培养
红细胞沉降率	脑脊液常规检查、培养
CRP、ASO、RF	骨髓穿刺、涂片及培养
血清蛋白电泳	其他穿刺液的常规检查涂片、培养
AST、ALT、LDH	血清抗体检查
胸部X线摄片	免疫补体系统检查

常规检查	选择检查
血压测定	血清 Na$^+$、K$^+$、Cl$^-$、BUN 测定
	心电图
	X 线检查（必要部位）
	B 超检查
	CT 检查

注：CRP：C 反应蛋白；ASO：抗链球菌溶血素 O；RF：类风湿因子（罗氏试验）；LDH：乳酸脱氢酶。

三、鉴别诊断

发热可由病儿年龄、热型、持续天数、所伴有的症状和（或）体征结合临床检查结果予以鉴别诊断（表 4-2 至表 4-6）。

表 4-2　由病儿年龄鉴别发热病因

婴儿期	幼儿期	学龄期
上呼吸道感染综合征	上呼吸道感染综合征	上呼吸道感染综合征
急性呼吸道感染	急性呼吸道感染	急性胃肠炎
肠道感染	急性胃肠炎	沙门菌感染
幼儿急疹	中耳炎	尿路感染
中耳炎	尿路感染	其他急性感染
尿路感染	沙门菌感染	结核
败血症、骨髓炎	其他急性感染（如手足口病）	恶性肿瘤（包括白血病）
化脓性脑膜炎	结核病	结缔组织病
其他急性感染症	肝炎	内分泌疾病（如甲状腺功能亢进症）
川崎病	川崎病	体质性高体温症
结核病	恶性肿瘤（包括白血病）	
脱水热		
中枢性发热		
暑热症		
免疫不全综合征		

表 4-3　由热型鉴别发热病因

稽留热	弛张热	间歇热
幼儿急疹	中耳炎	结缔组织病
沙门菌感染	尿路感染	恶性肿瘤（包括白血病）
肺炎	败血症、骨髓炎	疟疾
化脓性脑膜炎	脓肿	自身免疫性疾病
脑炎	细菌性心内膜炎	
尿路感染	结核病	
中耳炎	沙门菌感染	
败血症	川崎病	
	结缔组织病	
	恶性肿瘤（包括白血病）	

表4-4 由发热持续时间鉴别发热病因

3~4月	5~6月	7日以上
上呼吸道感染综合征	上呼吸道感染综合征	下呼吸道感染
幼儿急疹	中耳炎	败血症、骨髓炎
肠道感染症	尿路感染	尿路感染
中耳炎	沙门菌感染	沙门菌感染
尿路感染	化脓性脑膜炎	结核病
化脓性脑膜炎	其他感染症	传染性单核细胞增多症
败血症	川崎病	其他感染症
其他急性感染		川崎病
川崎病		结缔组织病
脱水热		恶性肿瘤（包括白血病）
		中枢神经系统功能障碍
		药物热
		免疫不全综合征
		感染后发热
		体质性发热
		心理性发热
		不明原因发热

表4-5 由发热所伴随的症状鉴别发热病因

1. 呼吸系统症状	风湿热	腮腺炎
呼吸道感染	自主神经功能异常	传染性单核细胞增多症
中耳炎	5. 脱水热	结核
鼻窦炎	精神性发热	少年型类风湿关节炎
免疫不全综合征	幼儿急疹	恶性肿瘤（包括白血病）
2. 消化系统症状	猩红热	8. 肝脾大
肠道感染	病毒性感染（如手足口病）	败血症
口腔炎	沙门菌感染	沙门菌感染
脑膜炎	败血症	结核
病毒性肝炎	风湿热	传染性单核细胞增多症
尿路感染	少年型类风湿关节炎	恶性肿瘤（包括白血病）
阑尾炎	全身性红斑狼疮	9. 贫血
急性腹膜炎	川崎病	恶性肿瘤（包括白血病）
急性胰腺炎	免疫不全综合征	溶血性贫血
恶性肿瘤	6. 循环系统症状	10. 肌肉、关节症状
脱水热	细菌性心内膜炎	化脓性关节炎
精神性发热	心肌炎	败血症、骨髓炎
3. 泌尿系统症状	风湿热	肌炎
尿路感染	少年型类风湿关节炎	病毒性感染症
4. 神经系统症状	川崎病	风湿热
脑膜炎	7. 淋巴结肿大	少年型类风湿关节炎
脑炎	扁桃体炎	恶性肿瘤（包括白血病）
中枢神经功能障碍	风疹	所谓"生长热"

表 4 - 6 由临床检查鉴别发热病因

检查项目	病因
末梢血白细胞计数增加	细菌感染
末梢血白细胞计数降低	病毒感染症、沙门菌感染、结缔组织病、粒细胞减少症
嗜酸性粒细胞计数增加	寄生虫病、药物过敏、结核、白血病、结缔组织病
淋巴细胞比例增高	病毒性感染、恶性肿瘤（包括白血病）
贫血相关检查提示贫血	恶性肿瘤、慢性感染
红细胞沉降率增加、CRP（＋）	感染、风湿病、恶性肿瘤、川崎病
红细胞沉降率增加、CRP（－）	感染恢复期
ASO↑、CRP（＋）	风湿热
RA（＋）	风湿病、肝脏病、结核病、恶性肿瘤
血清蛋白电泳 γ 球蛋白↑	风湿病、慢性感染、恶性肿瘤、肝脏疾病
ALT、AST、LDH↑	肝脏疾病、肌炎、恶性肿瘤
血培养（＋）	败血症、骨髓炎
尿沉渣白细胞计数↑	尿路感染
脑脊液蛋白、细胞数增加	脑膜炎
胸部 X 线片阳性征象	肺炎、肺结核
骨髓穿刺提示恶性肿瘤骨髓象	恶性肿瘤（包括白血病）
鼓膜充血	中耳炎

（刘立铭）

第二节 青紫

因血液中还原血红蛋白或异常血红蛋白增高，并达到一定程度时，使皮肤和黏膜呈青紫色，称为青紫（发绀）。青紫一般在口唇、颊黏膜、鼻尖、鼻唇间区、耳郭、甲床、指尖等毛细血管丰富的部位，皮肤、黏膜较薄的部位尤为明显。

一、病因

1. 还原性血红蛋白增多 具体如下。

（1）中心性青紫：系心肺疾病所致，动脉血 SaO_2、PaO_2 降低。

1）肺源性青紫：①各种原因引起的呼吸道梗阻：如分娩时羊水吸入、先天性呼吸道畸形、咽后壁脓肿和各种原因的喉梗阻、急性末梢细支气管炎等。②肺和胸腔疾病：如肺炎、肺水肿、先天性肺囊肿、膈疝、脓胸、呼吸肌麻痹等。③肺血管疾病：如先天性肺静 - 动脉瘘等。

2）心源性青紫：伴有右向左分流的先天性心脏病，如法洛三联症及大血管易位、艾森门格综合征、法洛四联症、单心房、单心室等。

（2）周围性青紫：可见于全身性或局部性病变，动脉血 SaO_2、PaO_2 均正常。

1）全身性疾病：如心功能不全、慢性缩窄性心包炎、休克等。

2）局部血流障碍：如上腔静脉梗阻、肢端动脉痉挛症（雷诺病）及肢端动脉痉挛现象。

2. 异常血红蛋白增多 如先天性高铁血红蛋白血症、血红蛋白 M 病、后天性高铁血红蛋白血症（药物或食物所致）。

二、诊断

1. 病史 仔细询问病儿有可能引起青紫的常见疾病史，如心血管或呼吸系统疾病，青紫出现的年龄及伴随情况，药物及食物史。

2. **体征** 注意患儿面容，面颊颜色，青紫分布特征，坐卧姿态，颈静脉是否充盈，有无胸廓畸形、杵状指（趾），应仔细检查心肺特征性体征。

3. **辅助检查** ①动脉血气分析（pH、PaO_2、$PaCO_2$、SaO_2），新生儿应做血糖、血钙测定和血培养检查。②疑有心源性青紫，应作心脏 X 线摄片、心电图、超声心动图检查，必要时作心导管及选择性心血管造影予以确诊。③疑为肺源性青紫，应行胸部 X 线摄片，必要时做支气管镜或支气管造影检查。④疑为血红蛋白异常引起的青紫，可抽静脉血，装于容器内振荡，使之与空气接触。正常者变红色，异常者则不变色，进一步可做血液光谱分析及血红蛋白电泳检查。

三、鉴别诊断

如图 4 - 1 所示。

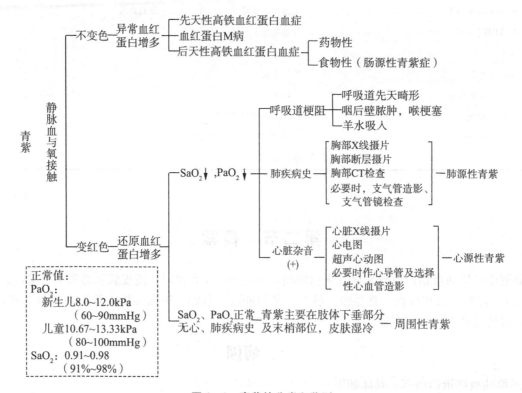

图 4 - 1 青紫的分类和鉴别

（刘立铭）

第三节 呕吐

呕吐是小儿常见症状之一，虽可单独发生，但常随原发病而伴有其他症状及体征。引起呕吐的病因很多，故对呕吐病儿应仔细分析病史，尤其需注意呕吐与饮食的关系、起病的急缓、发病年龄，以及伴随的症状与体征。必要时，应进行 X 线等进一步检查，以明确诊断。

一、病因

1. **新生儿期** 具体如下。

（1）非器质性疾病：早期贲门发育不成熟、空气咽下症、新生儿假性肠梗阻、溢乳等。

（2）器质性疾病：消化道梗阻（食管闭锁、肠狭窄、肠梗阻、肠旋转不良、胎粪性肠梗阻）、感染（败血症、脑膜炎等）、中枢神经系统疾病（硬膜下血肿、颅内出血、脑水肿）、胆红素脑病、代谢性疾病（苯丙酮尿症、肾上腺－性腺综合征、乳糖不耐受综合征、高氨血症）、肾脏疾病（肾积水、尿路畸形）、贲门食管弛缓症、特发性胃穿孔等。

2. 婴儿期　具体如下。

（1）非器质性疾病：见于溢乳、空气咽下症等。

（2）器质性疾病：见于先天性肥厚性幽门狭窄、肠套叠、感染（尤其是尿路感染及胃肠道感染）、裂孔疝、贲门食管弛缓症、代谢性疾病（高氨血症、肾上腺－性腺综合征）、阑尾炎、腹膜炎、心脏病、肾脏病（急性肾功能不全、溶血尿毒症综合征）、颅内出血、药物中毒、嵌顿疝、脑病合并内脏脂肪变性（Reye 综合征）等。

3. 幼儿－学龄期儿童　具体如下。

（1）非器质性疾病：周期性呕吐，神经精神性呕吐等。

（2）器质性疾病：感染症（扁桃体炎、中耳炎、脑膜炎、脑炎、胃肠道感染、阑尾炎、肠系膜淋巴结炎）、肠梗阻、肠寄生虫症、脑肿瘤、硬脑膜下血肿、糖尿病酮性酸中毒、肾功能不全、自主神经发作性呕吐（腹型癫痫、周期性呕吐）、十二指肠溃疡；药物所致呕吐、毒物误服、嵌顿疝、裂孔疝、代谢异常、屈光不正、脑病合并内脏脂肪变性（Reye 综合征）等。

二、诊断

可从病儿的年龄、呕吐物性状和发病经过（急性或慢性）作初步病因分类。应详细询问呕吐以外的症状，如一般状况；有无发热、意识障碍、惊厥和其他颅内压增高症状；有无腹部饱满、腹部肿块；有无腹痛、腹泻、血便等。必要时，应进行直肠、肛门检查，以及胸部、腹部 X 线检查。腹部 X 线检查应包括正位、侧位、卧位和立位，注意有无消化道穿孔或闭锁。必要时，应行钡餐或空气灌肠胃肠道造影检查。

三、鉴别诊断

1. 由呕吐伴随的症状作病因鉴别　如图 4－2 所示。

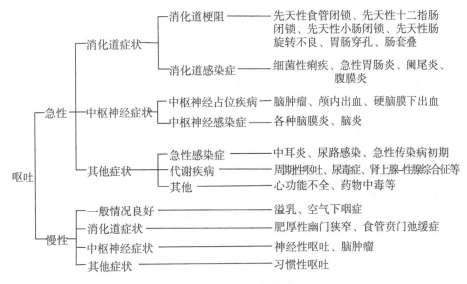

图 4－2　呕吐的鉴别

2. 呕吐的诊断步骤　如图4-3所示。

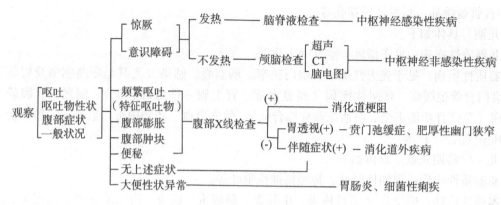

图4-3　呕吐诊断步骤

四、处理

伴呕吐的婴幼儿期疾病，不论急性或慢性，常伴有脱水和电解质紊乱，故应输液和纠正电解质紊乱。消化道梗阻性疾病，应力求及早诊断和外科紧急处理。伴呕吐的消化道感染或其他感染，除应及时纠正水、电解质紊乱外，应及早选用有效抗生素。对中枢神经系统感染，呕吐多因颅内压增高所致，故除应用抗生素外，还需使用脱水剂，以降低颅内压。对食物中毒、药物中毒等中毒性呕吐，应洗胃并输液，以促进毒物排出和减少毒物吸收。

（刘立铭）

第四节　腹痛

腹痛是小儿常见症状之一，引起腹痛的原因很多，因幼儿多数不能准确地表达疼痛的感觉、性质及部位，常仅能以哭闹来表示，造成诊断上的困难。

一、病因

1. 急性腹痛　具体如下。

（1）婴儿期：①多见的病因：如肠绞痛、急性胃肠炎。②常见的病因：如肠套叠、急性阑尾炎、肠管闭锁或狭窄（多见于小肠）、裂孔疝、睾丸或卵巢扭转、肠扭转、外伤等。③较少见的病因：如牛乳蛋白过敏症、消化性溃疡、中毒（铅、铁）、肿瘤等。

（2）幼儿期及学龄前期：①常见的病因：如急性胃肠炎、肠寄生虫病、肾盂肾炎、外伤、急性阑尾炎、Meckel憩室等。②较常见病因：如肺炎、风湿热、中毒、急性或慢性胰腺炎、胆囊炎、肝炎等。③少见的病因：如肝脓肿、肿瘤、结核病（腹腔或肠道）等。

（3）学龄期（6~14岁）：①常见的病因：如急性胃肠炎、外伤、肾盂肾炎、急性阑尾炎、肠寄生虫病等。②较常见的病因：如肠道炎症性疾病、消化性溃疡、肺炎、风湿热、胆囊炎、中毒等。③少见的病因：如结缔组织病、盆腔内炎症性疾病等。

2. 反复性腹痛　具体如下。

（1）腹部疾病：①消化道疾病：见于胃或十二指肠溃疡、溃疡性结肠炎、慢性便秘、过敏性紫癜、结核病、肠套叠、肿瘤等。②肾、尿路疾病：如肾盂肾炎、肾积水、尿路结石等。

（2）腹外疾病：如癫痫、风湿病、心源性腹痛。

二、诊断

应注意发病年龄，并详细询问腹痛发作情况、性质、部位和伴发症状（如呕吐、便秘、便血、皮疹、尿痛、血尿、咳嗽及大便性状等）。由于引起腹痛的病因不一定在腹部，故应作全面体检。腹部体检时尤应注意触诊（表4-7）。

表4-7　腹痛的腹部触诊要点

腹部柔软度	部位、抵抗、紧张度及反跳痛
肿块	部位、形状、数量、大小、硬度、压痛、表面光滑度、波动感、移动性
腹部胀满	是全腹还是局部，有无波动感及肿块
腹部脏器	肝、脾、肾的位置、大小、硬度，有无膀胱尿潴留
腹股沟部肿块	精索水肿、疝
压痛	最后检查，注意部位、最痛点及其他处压痛点，压痛与肿块的关系，由于体位改变所致压痛的变化

三、鉴别诊断

如表4-8所述。

表4-8　小儿急性腹痛的鉴别

病名	症状	腹部表现	其他检查
急性阑尾炎	上腹痛转移至右下腹痛，呕吐，有时发热	麦氏点压痛、反跳痛、局部肌紧张	白细胞增多
胃、十二指肠溃疡	有时上腹痛，有时吐血、便血	上腹部压痛点，穿孔时上腹部胀满	大便隐血试验阳性，缺铁性贫血，消化道钡餐造影及消化内镜检查阳性，穿孔时膈下游离气体
细菌性胃肠炎	发热、呕吐、腹痛、腹泻	沿结肠压痛	大便中查见脓血，大便培养阳性
蛔虫性肠梗阻	腹痛、呕吐、便秘，持续腹痛、阵发加剧	腹部多柔软，可触及条索状团块，多位于脐周，一般无压痛	X线腹部检查可见部分性肠梗阻
急性肠系膜淋巴结炎	常有呼吸道感染，腹痛在右下腹、脐周，偶有呕吐、腹泻	无腹肌紧张，压痛部位不固定，反跳痛不明显	常有末梢血白细胞增多
胆道蛔虫症	有肠道蛔虫病史，右上腹痛，甚至可吐出蛔虫及胆汁	右上腹有局限性压痛，上腹部轻度肌紧张	大便蛔虫卵阳性
急性胆囊炎	较少见，起病急，伴恶心、呕吐	右上腹压痛、肌紧张	末梢血白细胞增多
胆石症	发热、腹胀，腹痛以右上腹为主		
急性肝炎	发热、食欲不振、恶心、呕吐，部分可有黄疸	肝大	ALT、LDH升高，甲型肝炎TTT、IgM升高，乙型肝炎HBsAg阳性
尿路感染	伴发热、呕吐等症状，2岁以下男孩多，年长儿女性多，并有膀胱刺激征尿频、尿急	腹部无定位体征	尿检白细胞增多，尿培养阳性，菌落$>1\times10^5/mL$
尿路结石	输尿管结石有绞痛，肾盂结石为钝痛或无痛，膀胱结石有膀胱刺激征，尿道结石除排尿困难外常有血尿	肾区肌紧张及压痛	尿检查有血尿，部分病例X线摄片可见结石阴影，静脉肾盂造影可确诊
过敏性紫癜	腹部剧痛、血便，皮肤尤其四肢末端及臀部对称性紫癜	腹部无定位压痛	血便，出凝血时间及血小板正常
急性胰腺炎	上、中腹部剧痛、恶心、呕吐、发热	上腹、周压痛及肌紧张	血、尿中淀粉酶上升

（刘立铭）

第五节　便秘

在儿科临床实践中，以便秘为主诉来诊者较常见，多数虽不是病态，但应妥善处理。母乳喂养儿，在新生儿期排便每日 2~4 次。出生 2 个月后，逐渐减少为每日 1~2 次。但以牛乳或其他代乳品喂养者，大便次数较少，每日 1 次或 2~3 日 1 次。母乳不足可使婴儿大便次数减少而被误认为便秘，对此应添加母乳，而不是灌肠通便。

对便秘儿童，应首先区分是否应立即给予处理。若进食、全身状态以及体重的增加等均无异常，则一般不予处理，继续观察。但若大便干燥、量少又难排出，虽一日排便 2~3 次，但其总量比平时 1 次的量还少，则仍应视为便秘。特别是同时伴有食欲减退、腹部胀满，尤其伴腹痛、呕吐、血便者，则应立即寻找原因，妥善处理。

一、病因

可分为食物性便秘、习惯性便秘、肠管功能紊乱性便秘，以及由肠管、肛门器质性病变所引起的便秘四类。

1. 食物性便秘原因有　①食物摄入不足。②摄入食物纤维素及水分不足。③偏食。
2. 习惯性便秘　①不规则排便习惯。②滥用泻剂或灌肠。
3. 肠管功能紊乱　①先天性巨结肠。②由各种慢性疾病引起的生活能力低下。③肌肉神经疾病。④脊髓病变（脊柱裂或隐性脊柱裂、脊髓髓膜瘤、脊髓肿瘤、脊髓炎）。
4. 肠管、肛门器质性病变　①肛门、直肠畸形（闭锁或狭窄）。②肛裂。③结肠过长。④肠梗阻、肠套叠。

二、诊断

绝大多数新生儿在生后 24~36 小时内就应有胎粪排出。若无排便，就应检查有无肠道梗阻，包括肛门闭锁及狭窄。因为在梗阻以下的肠段仍可排出少量胎粪，所以即使有胎粪，也不能完全排除肠道梗阻。若便秘而同时体重不增，且常因饥饿而啼哭，则应怀疑食物摄入不足。应详细了解饮食情况、排便习惯和是否伴发其他症状，如腹痛、呕吐、腹胀等。对某些找不出便秘原因或经适当处理后仍不见效者，需用 X 线钡餐或钡灌肠检查，以助诊断。

三、鉴别诊断

如图 4-4 所示。

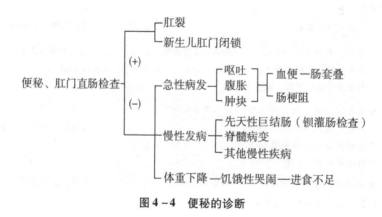

图 4-4　便秘的诊断

（刘立铭）

第六节　紫癜、紫斑和出血倾向

紫癜、紫斑和出血倾向大多因为血管结构或功能异常，出凝血机制障碍所引起，其轻重表现差异可以很大，轻者仅见皮肤有少量紫癜、紫斑；重者则可发生很难控制的黏膜大量渗血，甚至可因内脏出血而危及生命。

一、病因

1. 血管异常症　由血管结构或功能异常所致。

（1）过敏性紫癜：常见于幼儿、学龄儿。伴有腹痛、关节痛，可伴发紫癜性肾炎和其他并发症。

（2）小儿单纯性紫癜：紫癜仅发生于下肢，各项出凝血检查均正常，不伴其他症状。

（3）坏血病：为维生素 C 缺乏症，可伴牙龈、黏膜和肌肉内出血，婴儿并可伴骨膜下出血。

（4）症状性血小板不减少性紫癜：由感染性疾病（如流行性脑脊髓膜炎、亚急性细菌性心内膜炎等）、药物（抗生素或化学性药物）、肾上腺皮质功能亢进症等引起。

（5）遗传性疾病：如皮肤弹性过度症（Ehlers Danlos 综合征）、遗传性毛细血管扩张症（Osler病）等。

2. 血小板异常性疾病　具体如下。

（1）血小板量的异常：特发性血小板减少性紫癜，多种原因引起的继发性血小板减少症、原发性及继发性血小板增多症等。

（2）血小板功能缺陷性疾病：如血小板无力症、血小板第Ⅲ因子活性异常症、继发性血小板功能异常（如继发于药物、肝脏疾病）等。

（3）其他：如血小板减少症伴巨大海绵状血管瘤（Kasabach Merrit 综合征），湿疹 – 血小板减少性免疫缺陷病（Wiskott Aldrich 综合征）。

3. 凝血、抗凝血功能异常　具体如下。

（1）先天性：如血友病 A（因子Ⅷ缺乏）、血友病 B（因子Ⅸ缺乏）、血友病 C（因子Ⅺ缺乏）、纤维蛋白原缺乏症等。

（2）后天性：如维生素 K 依赖性凝血因子缺乏症、新生儿出血症、各种病因引起的弥散性血管内凝血（DIC）、抗凝剂的使用、肝脏疾病等。

二、诊断

1. 病史、体征　应仔细询问发病年龄、家族史、紫癜及紫斑的出现部位、特征，有无皮下、肌肉深部出血或关节腔内出血现象，出血程度和通常止血方式，有无患有可能引起出血的原发疾病，发病前有无药物使用史等（表4－9）。

表4－9　血管、血小板异常和凝血因子缺乏所致出血倾向的比较

	血管、血小板异常	凝血因子缺乏
家族史	一般无	通常有
性别	女性多	男性多
多发部位和症状	皮肤、黏膜点状出血、紫斑、鼻出血、月经过多、消化道出血	皮下、肌肉内深部出血（血肿）、关节腔内出血
出血始发状况	突发性	迟发性
出血持续状况	短	迁延性（易再出血）
局部处理状况	压迫止血有效	止血困难，多数再发

2. 实验室检查　实验室检查对出血性疾病的诊断有重要意义，一般先做一些简易的检查项目以进行初步鉴别，包括出血时间、凝血时间、血块退缩试验、血小板计数及毛细血管脆性试验。如仅有毛细血管脆性增加，其余4项均正常，提示毛细血管异常；如出血时间延长、毛细血管脆性正常或增加，血块收缩完全或不良，提示血小板异常，其中血小板数减少者可能为血小板减少性紫癜，血小板数正常者则可能为血小板功能异常；如出血时间正常、凝血时间延长或正常，毛细血管脆性试验正常，血小板计数正常，血块退缩完全，则可能为凝血障碍或抗凝物质增多，应进一步检测白陶土部分凝血活酶时间（KPTT）、凝血酶原时间（PT）、凝血时间（TT），以作凝血性疾病的过筛试验，进一步明确诊断（图4-5）。

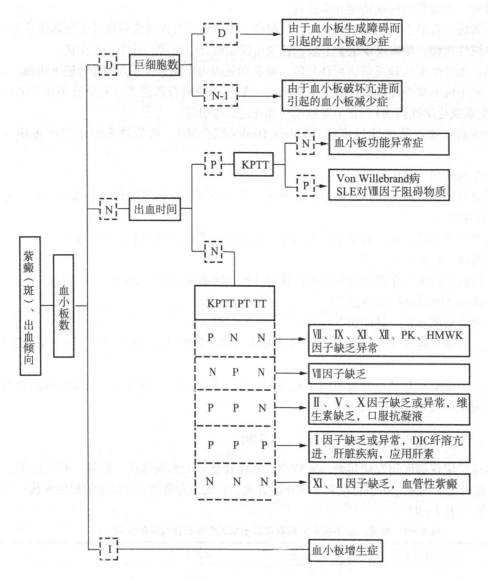

图 4-5　出血倾向主要病因的鉴别诊断
D：减少；N：正常；I：增加；P：延长

（刘立铭）

第七节 婴儿哭闹

哭闹是婴儿对体内或体外刺激不适的一种反应，也就是婴儿表达要求和痛苦的一种方式。

一、病因

哭闹可分为非病理性和病理性两类。

1. 非病理性哭闹　哭声有力，除哭闹外无其他异常表现。主要原因为饥饿、口渴、鼻塞、哺乳不当致使咽下气体过多、欲排大小便等；亦可因过冷、过热、尿布潮湿、衣服过紧、被褥过量、光线过强、痛、痒、虫叮咬等所致；也可能是由于婴儿尚未建立正常生活规律，白天睡眠过多，而夜间啼哭不眠的夜啼哭。

2. 病理性哭闹　是指因各种疾病所引起的哭闹，以腹痛、耳痛、头痛、口腔痛最为常见。病理性哭闹在发生前期常有烦躁不安的表现，啼哭常较剧烈，而且持续（表4-10）。

表4-10　病理性哭闹的常见病因

头、面部疾病	颅骨骨折、硬脑膜下血肿、角膜擦伤、中耳炎、外耳道疖肿、口腔炎或口腔溃疡等
神经系统疾病	脑炎、脑膜炎、颅内出血等
心血管疾病	心功能不全、心动过速或心律失常等
胃肠道疾病	胃肠道积气、肠道感染或功能紊乱、肠套叠、嵌顿性疝、肛裂等
泌尿系统疾病	泌尿道感染、睾丸扭转、尿路结石等
骨骼、关节损伤	骨折、关节脱位等
肠寄生虫病	蛔虫病、蛲虫病等
药物中毒	误服药品或药物过量造成的中毒
其他	眼、咽、喉部、鼻腔、外耳道或阴道异物，新生儿甲状腺功能亢进，婴儿脚气病、高钙血症等

二、诊断

1. 注意发病情况　如发病年龄，起病缓急，发生哭闹的时间和环境，哭声的高低、强弱、发作特点（持续或反复发作或持续加阵发），哭闹前、中及停后的表现。

2. 体格检查　要注意面色，神态，体表及口腔、耳、鼻和咽喉部等有无炎症、损伤和异物；囟门有无膨隆；心肺有无异常。更应仔细检查腹部体征，既要耐心又要细心地等待病儿安静时抓紧检查。若因病儿哭闹一时检查不够满意，必需待病儿安静后再次检查。尤其要注意有无腹部包块、嵌顿疝、明显压痛点，必要时做直肠指检。此外，还应认真检查神经系统体征。

3. 实验室及其他检查　包括血、尿、粪常规检查；胸部、腹部 X 线透视、肠道造影检查等。必要时进行头颅 CT 检查。

三、鉴别诊断

如图 4 - 6 所示。

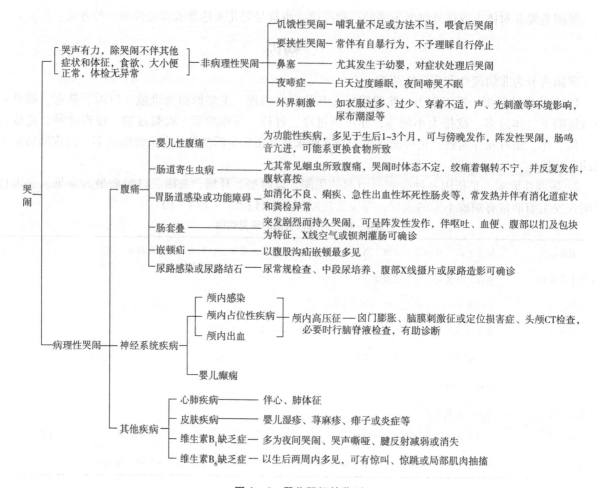

图 4 - 6　婴儿哭闹的鉴别

（刘立铭）

第五章

新生儿疾病

第一节　新生儿窒息与复苏

新生儿窒息（asphyxia neonatorum）是指生后 1 分钟内无自主呼吸或未能建立规律呼吸而导致低氧血症和混合性酸中毒。其发病率因诊断标准的差异而不同。根据国外资料，如按生后 5 分钟 Apgar 评分 ≤3 作为标准，发病率为 0.3% ~ 0.9%；国内资料显示：按 1 分钟和 5 分钟 Apgar 评分，并结合脐动脉血 pH、脏器损伤等临床指标，发病率为 1.128%。窒息是导致新生儿死亡及小儿致残的主要疾病之一。

（一）病因

凡能导致胎儿或新生儿缺氧的各种因素均可引起窒息。

1. 导致孕母缺氧的疾病　①呼吸功能不全、严重贫血及 CO 中毒等；②胎盘功能障碍、心力衰竭、妊娠高血压综合征、低血压等。

2. 胎盘异常　前置胎盘、胎盘早剥和胎盘老化等。

3. 脐带异常　脐带受压、脱垂、绕颈、打结、过短和牵拉等。

4. 胎儿因素　贫血、宫内感染、心肌病、胎儿水肿、严重的心脏和循环功能不全等。

5. 分娩因素　难产、高位产钳、胎头吸引、臀位；产程中麻醉药、镇痛药及药使用不当等。

（二）病理生理

1. 窒息的发展过程

（1）原发性呼吸暂停（primary apnea）：缺氧初期，机体出现代偿性血液重新分配。由于儿茶酚胺分泌增加和其选择性血管收缩作用，使肺、肾、消化道、肌肉及皮肤等血流量减少，而脑、心及肾上腺的血流量增加。此时由于缺氧而导致的呼吸停止，即原发性呼吸暂停。表现为肌张力存在，心率先增快后减慢，血压升高，伴有发绀。若病因解除，经清理呼吸道和物理刺激即可恢复自主呼吸。

（2）继发性呼吸暂停（secondary apnea）：若缺氧持续存在，在原发性呼吸暂停后出现几次喘息样呼吸，继而出现呼吸停止，即继发性呼吸暂停。此时表现为肌张力消失，周身皮肤苍白，心率和血压持续下降，此阶段已对清理呼吸道和物理刺激无反应，需正压通气方可恢复自主呼吸。

2. 病理生理变化　由于脑血流自动调节功能的丧失，脑血流灌注随血压而被动变化；缺氧首先是线粒体内氧化磷酸化发生障碍，ATP 产生减少甚至停止，从而使葡萄糖无氧酵解增强、细胞毒性水肿及细胞内钙超载发生。由于氧化磷酸化和 ATP 产生减少，影响离子泵功能，使细胞内 Na^+、Cl^-，Ca^{2+} 和水潴留，细胞外 K^+ 和兴奋性氨基酸积聚。氧化磷酸化损伤可发生在窒息初期，也可发生在窒息后 6 ~ 24 小时；细胞损伤可以在急性期，也可呈迟发性，其损伤形式可以是坏死，也可以是凋亡。

（三）临床表现

1. 胎儿宫内窘迫　早期有胎动增加，胎心率 ≥160/min；晚期则胎动减少（<20/12h），甚至消失，胎心率 <100/min；羊水混有胎粪。

2. 窒息程度判定　Apgar 评分是临床评价出生窒息程度的经典而简易方法，是 20 世纪 50 年代美国人

Virginia Apgar 发明的，故称 Apgar 评分。评价标准：每项 0~2 分，总共 10 分。1 分钟 Apgar 评分 8~10 为正常（国外将 7~10 分视为正常）；Apgar 评分除反映窒息严重程度外，还可反映窒息复苏的效果及帮助判断预后。应客观、快速及准确进行 Apgar 评估；胎龄小的早产儿成熟度低，虽无窒息，但评分较低；孕母应用镇静药等，评分可较实际的低；故单纯依靠 Apgar 评分作为新生儿窒息诊断是不够全面的。

3. 并发症　由于窒息程度不同，发生器官损害的种类及严重程度各异。常见并发症有如下几种：①中枢神经系统：缺氧缺血性脑病和颅内出血；②呼吸系统：胎粪吸入综合征、呼吸窘迫综合征及肺出血等；③心血管系统：缺氧缺血性心肌损害、持续性肺动脉高压等；④泌尿系统：急性肾小管坏死（ATN），肾功能不全及肾静脉血栓形成等；⑤代谢方面：低血糖或高血糖，低钙及低钠血症等；⑥消化系统：应激性溃疡和坏死性小肠结肠炎等。

（四）辅助检查

对宫内缺氧胎儿，胎头露出宫口时取头皮血进行血气分析，或在生后测定脐动脉血 pH 可以估计宫内缺氧或窒息的程度；检测血糖、电解质、肝肾功能等指标有助于对代谢和脏器损害程度的判断。

（五）治疗与预防

复苏（resuscitation）必须分秒必争，由产、儿科医生合作进行。

1. 复苏方案　采用国际公认的 ABCDE 复苏方案。①A（airway）清理呼吸道；②B（breathing）建立呼吸；③C（circulation）恢复循环；④D（drugs）药物治疗；⑤E（evaluation and environment）评估和环境（保温）。其中评估和保温（E）贯穿于整个复苏过程中。

新生儿窒息复苏可分为 4 个步骤：

（1）基本步骤：包括快速评估、初步复苏及评估。

（2）人工呼吸：包括面罩或气管插管正压人工呼吸。

（3）胸外按压。

（4）给予药物或扩容输液。

2. 具体复苏步骤　复苏时将新生儿放在辐射保暖台上或因地制宜采取保温措施，如用预热的毯子裹住新生儿以减少热量散失等。

（1）清理呼吸道（A）

1）体位：置新生儿头轻度仰伸位（鼻吸气位）。

2）吸引：在肩娩出前助产者用手将新生儿的口咽、鼻中的分泌物挤出。娩出后，用吸球或吸管先口咽后鼻清理分泌物。

3）羊水胎粪污染时的处理：当羊水有胎粪污染时，无论胎粪是稠是稀，初生儿一娩出先评估新生儿有无活力。新生儿有活力时，继续初步复苏；如无活力，采用胎粪吸引管进行气管内吸引。

（2）建立呼吸（B）

1）擦干：快速擦干全身。

2）刺激：用手拍打或手指轻弹患儿的足底或摩擦背部 2 次以诱发自主呼吸，如这些努力无效表明新生儿处于继发性呼吸暂停，需要正压人工呼吸。有关用氧的推荐：一般采用 100% 氧进行复苏。近年来有临床或实验资料显示采用空气（21% 氧浓度）复苏；其结果与 100% 氧同样有效，甚至更为安全或有效。采用空 - 氧混合器混合后的不同氧浓度或空气（21% 氧浓度）可能是今后新生儿复苏的趋势。

3）气囊 - 面罩正压人工呼吸：指征为呼吸暂停或抽泣样呼吸；心率 <100/min 和持续的中心性发绀。方法：正压呼吸需要 20~25cmH$_2$O，少数病情严重的患儿用 30~40cmH$_2$O 压力，频率 40~60/min（胸外按压时为 30/min）；以心率迅速增快、胸廓起伏、呼吸音及肤色来评价；经 30s 后有自主呼吸，且心率 ≥100/min，可逐步减少并停止正压人工呼吸。如自主呼吸不充分，或心率 <100/min，须继续用气囊面罩或气管导管施行人工呼吸。如心率 <60/min，继续正压人工呼吸并开始胸外按压。

（3）恢复循环（C）：即胸外心脏按压。如气管插管正压通气 30s 后，心率 <60/min，应在继续正压通气的条件下，同时进行胸外心脏按压。通常采用双拇指或中示指按压胸骨体下 1/3 处，按压深度为

胸廓前后径的 1/3；胸外按压和人工呼吸的比例应为 3 ∶ 1，即 90/min 按压和 30/min 呼吸，达到每分钟约 120 个动作，3 次胸外按压 1 次正压呼吸。30 秒后重新评估心率，如心率仍 <60/min，除继续胸外按压外，考虑使用肾上腺素。

（4）药物治疗（D）：在新生儿窒息复苏时，很少需要用药。

1）肾上腺素：①指征：心搏停止或在 30 秒正压人工呼吸和胸外按压后，心率持续 <60/min。②剂量：静脉或气管 0.1~0.3mL/kg 的 1 ∶ 10 000 溶液；气管注入：0.3~1mL/kg 的 1 ∶ 10 000 溶液，需要时 3~5 分钟重复 1 次。③用药方法：首选脐静脉导管或脐静脉注入；脐静脉插管操作过程尚未完成时，可气管内注入肾上腺素。

2）扩容剂：①指征：有低血容量，怀疑失血或休克的新生儿在对其他复苏措施无反应时考虑扩充血容量。②扩容剂的选择：可选择等渗晶体溶液，推荐生理盐水。③方法：首次剂量为 10mL/kg，经外周静脉或脐静脉（>10 分钟）缓慢推入。

（5）复苏后监护（E）：复苏后的新生儿可能有多器官损害的危险，应继续监护，包括：

1）体温管理。

2）生命体征监测。

3）早期发现并发症：继续监测维持内环境稳定，包括：氧饱和度、心率、血压、血细胞比容、血糖、血气分析及血电解质等。复苏后立即进行血气分析有助于评估窒息的程度。及时对脑、心、肺、肾及胃肠等器官功能进行监测，早期发现异常并适当干预，以减少窒息导致的死亡和伤残。

（安莉莉）

第二节　新生儿肺炎

一、概述

新生儿肺炎（neonatal pneumonia）是新生儿期最常见的疾病之一，也是新生儿死亡的重要原因。新生儿肺炎可分吸入性和感染性肺炎两大类。吸入性肺炎又可分为羊水、胎粪和乳汁吸入性肺炎，其中尤以胎粪吸入性肺炎为重，病死率高达 25% 以上。胎粪吸入性肺炎多见于严重宫内窘迫的婴儿，胎儿因缺氧排出胎粪，污染羊水，吸入后而发生肺炎。以足月小样儿和过期产儿多见。临床上常见为出生后不久或复苏后立即出现呼吸困难，表现为气促、呻吟、发绀和三凹征。重者可引起多种并发症包括呼吸衰竭、持续性肺动脉高压、急性呼吸窘迫综合征、气漏等。感染性肺炎可分为出生前、出生时和出生后感染，由细菌、病毒或其他病原体引起的肺部感染性疾病。出生前、出生时感染是通过血行传播或羊水感染所致。出生后感染是通过呼吸道途径或医源性传播所致。NICU 中肺炎的发生率常高达 10%。

二、诊断思路

（一）病史要点

1. 胎粪吸入性肺炎

（1）病史：常见于足月儿和过期产儿，多有胎儿宫内窘迫、羊水胎粪污染及出生窒息史。

（2）发病情况和症状：因产前或产时发生缺氧，刺激副交感神经引起胎儿排便，污染羊水，缺氧又刺激胎儿呼吸中枢，诱发喘息，胎儿吸入胎粪污染的羊水。临床表现主要为患儿出生后不久或复苏后即出现呼吸困难、呼吸急促，伴呻吟、三凹征，青紫明显，重者发展至呼吸衰竭。重症患儿因严重缺氧酸中毒发生肺动脉高压，持续胎儿循环，吸氧不能改善。如病情突然恶化、呼吸困难和青紫加重，提示并发气漏。本病常继发细菌感染。

2. 感染性肺炎

（1）病史：出生前感染可有孕妇妊娠晚期感染或胎膜早破史；出生时感染可有产程中吸入被病原菌污染的产道分泌物或断脐不洁史；出生后感染多因密切接触者有呼吸道感染史，或患儿有其他部位感染史及接受过侵入性操作史。

（2）致病因素

1）出生前感染性肺炎：病毒为最常见的病原体，如 TORCH 感染，细菌感染中以大肠埃希菌、克雷白菌、利斯特菌感染、B 族链球菌、金黄色葡萄球菌等常见。肺炎常为宫内全身感染表现的一部分。

2）出生时感染性肺炎：病原体与宫内吸入污染羊水所致肺炎相仿，细菌感染以革兰阴性杆菌多见，其他还有 B 族链球菌、巨细胞病毒、沙眼衣原体、解脲衣原体等。多见于发热、患绒毛膜羊膜炎孕妇娩出的新生儿。

3）出生后感染性肺炎：病原体以细菌为主，致病菌种类多，以金黄色葡萄球菌、大肠埃希菌、深部真菌感染多见，但如克雷白菌、假单胞菌、表皮葡萄球菌等机会致病菌感染增多，呼吸道合胞病毒、流感病毒、肠道病毒等病毒感染也常见。

（3）发病情况和症状：宫内感染性肺炎通常在生后 3 天内起病，而分娩时或出生后感染要有一定潜伏期才出现症状。临床表现有体温不升或发热、反应低下、拒奶、气急、呻吟、发绀、呼吸暂停及进行性呼吸困难等。宫内感染患儿同时伴有全身感染症状，肺部体征出现较晚。产后感染性肺炎多以呼吸道症状首发。

（二）查体要点

1. 胎粪吸入性肺炎　患儿可有气促、呻吟、鼻翼翕动、皮肤发绀和三凹征现象，胸廓隆起，两肺呼吸音减低，可闻及湿啰音。脐带、皮肤、指（趾）甲被胎粪所黄染。重者可并发气漏或持续性肺动脉高压（PPHN）。

2. 感染性肺炎　患儿可有呼吸频率增快、呼吸困难或呼吸暂停、鼻扇、面色青紫、口吐白沫、严重者伴有吸气三凹征、黄疸、肝脾大、抽搐、昏迷等。听诊两肺呼吸音改变，可闻及干啰音、水泡音。

（三）辅助检查

1. 常规检查

（1）胎粪吸入性肺炎

1）血常规中白细胞增高提示并发细菌感染。

2）血生化及电解质紊乱提示病情严重。

3）血气分析可有不同程度的低氧血症、酸中毒（呼吸性、代谢性或混合性）。

4）X 线检查表现多样化，肺野密度增高，可见粗颗粒或片状、团块状、云絮状阴影，或呈节段性肺不张，伴肺气肿。重者可发生纵隔积气或气胸。

（2）感染性肺炎

1）外周血白细胞计数升高，中性粒细胞比例升高，血沉增快提示细菌感染，沙眼衣原体感染者嗜酸粒细胞增多，弓形虫、部分巨细胞病毒感染者红细胞与血小板可降低。

2）C 反应蛋白（CRP）升高提示细菌感染。

3）有时气道吸出物涂片及培养或血培养可明确病原菌。

4）严重病例血气分析血 pH 下降、PaO_2 降低、$PaCO_2$ 升高。

5）血生化和电解质可异常。

6）血中可检出病原体特异性 IgM 或抗原。

7）细菌性肺炎者胸部 X 线片以支气管肺炎为主，可见两肺纹理增粗，边缘模糊，有斑片状或斑点状阴影，以两下肺多见。病毒性肺炎者胸片以间质性肺炎为主，肺纹理增多增粗，有网状阴影与小结节状阴影，可伴有肺气肿等。

2. 其他检查

（1）超声波检查：心脏彩色多普勒超声可确定 PPHN 的存在。

（2）有条件时可作病毒或病原体分离、用对流免疫电泳、乳胶凝集试验、酶联免疫吸附测定、放射免疫测定、聚合酶链反应等等方法快速正确做出病原学诊断。

（四）诊断标准

1. 胎粪吸入性肺炎

（1）病史中多有宫内窘迫史和羊水胎粪污染史，常为足月产儿或过期产儿。

（2）皮肤、指（趾）甲常被胎粪所污染，出生后不久或复苏后立即出现呼吸困难，表现为气促、呻吟、发绀和三凹征。重者发展至呼吸衰竭。

（3）体检胸廓隆起，呼吸音减低或有湿啰音，重者可并发气漏或持续性肺动脉高压（PPHN）。

（4）X线表现为肺气肿、肺不张和斑片状的实变阴影或弥散性渗出影，10%～20%可出现气胸、纵隔积气。

（5）血气分析可有低氧血症、酸中毒（呼吸性、代谢性或混合性）。

2. 感染性肺炎

（1）母亲有妊娠晚期感染史和（或）有羊膜早破史，患儿有吸入污染羊水、脐带或皮肤等感染史，或有感染接触史。

（2）体温不升或发热、反应低下、拒奶、气急、口吐白沫、鼻翼翕动、呻吟、发绀、呼吸暂停及进行性呼吸困难等。

（3）肺部闻及干、湿啰音，这在疾病早期可以阴性，常生后12～48小时后开始出现。

（4）宫内和分娩过程中感染发生的肺炎，胸部X线检查在出生后第1天表现可不明显，第2天或第3天才出现明显改变。X线表现以支气管肺炎为主，呈点状或斑片状渗出阴影，大小不等，以两下肺、心膈角、左心后区多见。少数严重病例X线表现的小片状阴影可融合成大片状阴影，并可合并肺不张及肺气肿。

（5）白细胞计数和分类、血沉、CRP等对评价新生儿感染性肺炎病原学有参考价值，如沙眼衣原体感染可有嗜酸粒细胞升高，细菌感染者白细胞、中性粒细胞、CRP升高。

（6）气道吸出物培养或血培养阳性，病原体抗原或特异性IgM阳性。

3. 分型诊断

（1）产前感染性肺炎：出生后24小时内发病，多有窒息史，窒息复苏后可见呼吸快、呻吟、反应差、体温不稳定，逐渐出现肺部湿啰音等表现。血行感染者缺乏肺部体征。血白细胞计数多正常。母有产前发热、胎膜早破等史。

（2）产时感染性肺炎：出生后数日至数周后发病，临床表现因感染的病原体不同而差别较大，且容易发生全身感染。脐血特异性IgM增高，或胃液及气管分泌物涂片、培养可阳性。

（3）产后感染性肺炎：起病较缓慢，常先有上呼吸道感染症状，继之出现呼吸急促、鼻扇、口吐白沫、发热、肺部湿啰音等表现。鼻咽分泌物培养、病毒分离或抗原检查可阳性，血特异性IgM可阳性。胸部X线表现为局灶性或弥散性炎症。

（五）诊断步骤

诊断步骤见图5-1。

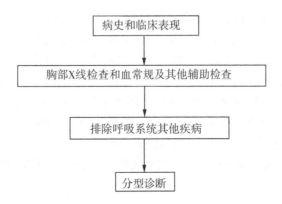

图5-1 新生儿肺炎诊断流程图

（六）鉴别诊断

1. 新生儿呼吸窘迫综合征　以早产儿多见，无明显的羊水或胎粪污染史及吸入史。胸部 X 线呈肺野透亮度减低及支气管充气征象，无肺气肿表现。

2. 新生儿湿肺　无羊水污染史及吸入史。症状轻，胸部 X 线片显示肺泡、叶间或胸膜腔积液。

3. 胎粪吸入综合征　常与产时感染性肺炎合并存在，两者不易严格区别。前者有宫内窘迫、羊水污染史，出生后即出现呼吸困难。胸部 X 线片表现肺纹理增粗、斑点状阴影或肺气肿。后者可有体温波动，气道分泌物培养阳性，胸部 X 线呈小灶性或斑片状阴影。

4. 先天性心脏病　孕母常有妊娠期病毒感染史。体检心前区可闻及收缩期或（和）舒张期杂音。二维超声心动图可明确诊断。

5. 膈疝　出生后即出现阵发性呼吸急促及发绀。但腹部凹陷，患侧胸部呼吸音减弱甚至消失，闻及肠鸣音，胸部 X 线见患侧胸部有充气的肠曲或胃泡影及肺不张时明确诊断。

三、治疗措施

（一）经典治疗

1. 胎粪吸入性肺炎

（1）清理呼吸道，保持气道通畅：见到胎粪污染羊水时，应在胎头刚娩出而肩尚未娩出时，迅速吸净口腔、鼻咽部分泌物，并立即评价新生儿有无活力，有活力（心率 >100 次/min、哭声响亮、肤色红润、肌张力好）者先观察，必要时复苏，若无活力者，胎儿娩出后不要急于刺激呼吸，助手应双手限制胸廓，不使之呼吸，抢救者迅速行直接喉镜行气管内吸引，深入地吸出气管内分泌物，直到吸清为止。在气道未吸清之前，切勿做正压通气，以免将胎粪污染物压向肺内。

（2）氧疗及机械通气：根据血气分析供氧，轻症者清理呼吸道后经面罩吸氧或用持续气道正压通气（CPAP）治疗数天可恢复。严重病例须机械通气，并根据胸片情况调节呼吸机参数，如胸片以肺不张为主，血气分析 PaO_2 明显降低时，选较高的最大吸气压力（PIP）25 ~ 30cmH_2O，呼气末正压（PEEP）不超过 5cmH_2O；如胸片以肺气肿为主或血气分析以 $PaCO_2$ 增高为主，则 PIP 应稍降低至 20 ~ 25cmH_2O，PEEP 为 3cmH_2O，呼吸频率稍快，40 ~ 50 次/min，并适当延长呼气时间，以维持 $PaO_2$60 ~ 80mmHg 或 $TcSO_2$90% ~ 95%。少数重度患儿常频通气无效或已发生气漏时，可改用高频通气有效。

（3）抗生素治疗：继发感染时，可根据气道吸出物、血培养结果选用有效抗生素治疗。

（4）对症治疗

1）肺表面活性物质（PS）应用：肺内胎粪抑制 PS 合成，在生后 6 小时内气道内注入 PS，每次 150mg/kg，每 6 ~ 12 小时 1 次，可用 3 ~ 4 次。大量胎粪吸入者可用生理盐水肺灌洗，然后用 PS 治疗。

2）纠正酸中毒：改善通气后，用碳酸氢钠纠正酸中毒。碳酸氢钠 mL 数 = - BE×体重×0.5。轻度酸中毒时可通过改善循环加以纠正。

3）PPHN 治疗：可用酚妥拉明，首剂 1 ~ 2mg/kg 静脉滴注，然后以每小时 0.5 ~ 1mg/kg 维持。前列环素每分钟 20ng/kg 静脉滴注维持，如无效可逐渐增至每分钟 60ng/kg。也可氧化亚氮（NO）吸入，先用 $5×10^{-6}$ppm，如疗效不好可逐渐增至（10 ~ 20）$×10^{-6}$ppm，然后逐渐减少，维持 3 ~ 4 天。也可应用硫酸镁，浓度 5%，首剂 200mg/kg，在 30 分钟内静脉滴注，然后以每小时 20 ~ 50mg/kg 维持，注意心率、呼吸、血压。另外，机械通气的快频率可使血 pH 值升高，用于降低肺动脉高压，治疗 PPHN。对机械通气失败者国外应用高频震荡通气（HFOV）体外膜肺（ECMO）或液体通气（LV）等治疗。

4）护理：注意保暖，供给营养和液量，水的需要量约 80 ~ 100mL/（kg·d），保证内环境稳定。不能经口喂养者可鼻饲或静脉滴注营养液，维持血压、血糖、血气正常。严密观察病情进展。

5）并发气胸或纵隔积气时，轻者可等待其自然吸收，重者应立即穿刺抽气或胸腔插管闭式引流。

2. 感染性肺炎

（1）呼吸道管理：气管分泌物多时给予雾化吸入、吸痰、定期翻身拍背等胸部物理治疗，保持呼吸道通畅。

（2）供氧：有低氧血症时可根据病情选择不同方式给氧，呼吸衰竭时行机械通气，使 PaO_2 维持在 $50 \sim 80mmHg$。

（3）抗病原体治疗：应及时做痰培养，根据药敏选用抗生素。宫内或分娩过程中感染的肺炎，多为大肠杆菌等感染所致，选用针对革兰阴性杆菌的抗生素，如氨苄西林、头孢噻肟等。产后感染者多为金黄色葡萄球菌、大肠杆菌等所致，选用广谱抗生素如头孢呋辛、头孢曲松。获得药敏试验结果后可进行调整。医院内感染者耐药菌株较多，应根据药敏试验结果选用。沙眼衣原体或解脲支原体肺炎可用大环内酯类抗生素。病毒感染者可用抗病毒药物，如利巴韦林雾化吸入，或 α 干扰素 20 万 ~ 100 万 U/d，肌内注射，连用 5 ~ 7 日。

（4）对症治疗

1）注意保暖，合理喂养，供给足够的营养与液体，常用血浆、氨基酸、脂肪乳等供应热量及营养，总液量控制在每日 60 ~ 100mL/kg，保持水、电解质及酸碱平衡。有酸中毒时须测血气分析，予以监控。呼吸性酸中毒在供氧后可以纠正，代谢性酸中毒须补充碳酸氢钠予以纠正。

2）免疫疗法：重症肺炎及极低出生体重儿可辅以免疫疗法，如静脉滴注免疫球蛋白 400mg/（kg·d），连用 3 ~ 5 日，或应用重组粒细胞集落刺激因子，提高患儿的抗病能力。

3）出现胸腔积液、脓气胸时可立即行闭式引流、抽气排脓等。

（二）治疗措施

1. 胎粪吸入性肺炎　治疗措施见图 5 - 2。

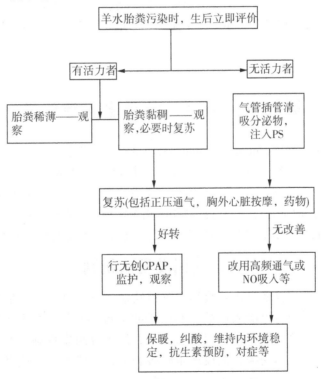

图 5 - 2　胎粪吸入性肺炎治疗流程

2. 感染性肺炎 治疗措施见图 5 - 3。

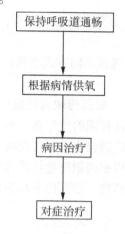

图 5 - 3 感染性肺炎治疗流程

四、预后

新生儿肺炎目前根据临床实践，将其分为吸入性肺炎和感染性肺炎两大类，两类肺炎可独立存在，也可先后发生或同时并存。在吸入性肺炎中，以胎粪吸入性肺炎为重，预后差。其预后与出生时窒息程度、复苏措施是否得当、吸入胎粪的多少、有否发生大量气胸和纵隔气肿，以及炎症及肺不张范围的大小、治疗措施是否得当有力有关。国内报道胎粪吸入性肺炎发病率为 0. 2% ～2. 2% ，病死率 7% ～15. 2% ，国外报道发病率为 1% ～9. 2% ，病死率 4. 2% ～28% 。感染性肺炎，其疾病严重程度与感染的时间有关，感染时间越早，预后越差。出生前感染性肺炎比较严重，有的出生时即为死胎。出生后感染性肺炎发生率在新生儿肺炎中却最高，亦是新生儿死亡的重要原因。据统计，围生期感染性肺炎病死率约为 5% ～20% 。

（安莉莉）

第三节 新生儿胎粪吸入综合征

胎粪吸入综合征 （meconium aspiration syndrome，MAS） 据统计占活产新生儿的 1. 2% ～1. 6% ，本病发生于足月儿、小于胎龄儿及过期产儿；早产儿（尤其胎龄 <34 周者）虽有严重窒息，在宫内也不排胎粪。此类婴儿病史中，常有围生期窒息史，母亲常有产科并发症，分娩时常有产程延长及羊水胎粪污染史，如在妊娠末期或产时能作好胎心监护，产房能作好吸引，常可避免大量胎粪吸入，急慢性缺氧（或）感染均可造成宫内排出胎粪，在应激状态下宫内产生喘气可吸入大量胎粪污染羊水。

一、病因及发病机制

急、慢性宫内缺氧可导致肠系膜血管收缩，肠道缺血，肠蠕动亢进，肛门括约肌松弛而引起宫内排胎粪，宫内缺氧胎儿呼吸时可吸入已被胎粪污染的羊水，婴儿前几次呼吸可将在上呼吸道含胎粪小颗粒的羊水吸入细支气管，产生小节段性肺不张，局限性阻塞性肺气肿及化学性肺炎，使肺的通气、血流比例失调，影响气体交换，造成严重呼吸窘迫，甚或并发气胸及持续肺动脉高压，胎粪吸入综合征患儿约有 1/3 并发肺动脉高压，在宫内脐带长时间受压可导致肺血管重构造成持续肺动脉高压 （图 5 - 4）。

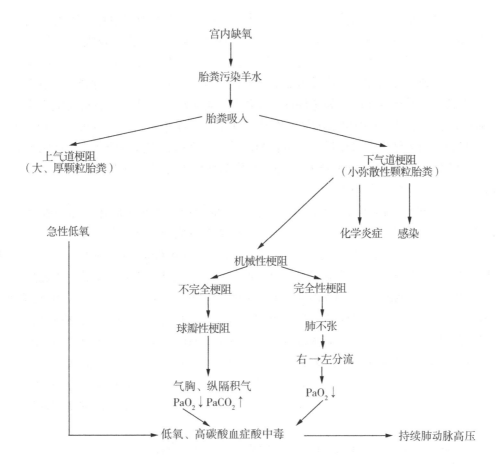

图 5-4 胎粪吸入综合征的病理生理

二、临床表现

婴儿出生时皮肤常覆盖胎粪，指、趾甲及脐带为胎粪污染呈黄、绿色，经复苏，建立自主呼吸后不久即出现呼吸困难、青紫。当气体滞留于肺部时，因肺部过度扩张可见胸廓前、后径增宽呈桶状，听诊可闻粗大啰音及细小捻发音；出生时有严重窒息者可有苍白和肌张力低下，由于严重缺氧可造成心功能不全、心率减慢，末梢循环灌注不足及休克表现。10%~20% 可伴有气胸及纵隔积气，严重病例当并发持续胎儿循环时呈严重青紫。多数病例于 7~10 天恢复。

三、X 线表现

1. 轻型　肺纹理增粗，呈轻度肺气肿，横膈轻度下降，诊断需结合病史及临床，常仅需吸入低于 40% 氧，吸氧时间 <48 小时。

2. 中型　肺野有密度增加的粗颗粒或片状、团块状、云絮状阴影；或有节段肺不张及透亮充气区，心影常缩小，常需吸入 > 40% 氧，持续吸氧时间 >48 小时，但无气漏发生。

3. 重型　两肺有广泛粗颗粒阴影或斑片云絮状阴影及肺气肿现象，有时可见肺不张和炎症融合形成大片状阴影，常并发气胸或纵隔积气，需机械通气治疗，持续通气时间常超过 48 小时，常伴肺动脉高压。

四、治疗

1. 清理呼吸道　见到胎粪污染羊水时，于婴儿胸部娩出前清理口、鼻、咽分泌物，用大口径吸管吸出含胎粪的黏液、羊水，窒息如无活力婴儿出生时立即在喉镜下用胎粪吸引管作气管内吸引，然后再按复苏步骤处理，必要时需再次气管插管吸引。如自主呼吸有力可拔除气管插管，继续观察呼吸症状，同时摄胸片了解肺部吸入情况。生后的头 2 小时内，每 30 分钟行胸部物理治疗及吸引一次，如有呼吸道症状出现，胸部 X 线片有斑片阴影时，以后每隔 3~4 小时做胸部物理治疗及吸引一次。

2. 一般处理及监护　应注意保温，需将患儿置于合适的中性环境温度中；有呼吸系统症状者应进行血氧监测，可作血气或以经皮测氧仪或脉搏血氧饱和度仪监测氧合状态，及时处理低氧血症，如有严重低氧血症疑并发持续肺动脉高压时，如条件许可应作脐动脉插管。严重窒息者应每隔 2 小时监测血压 1 次，当有低血压，灌流不足及心搏出量不足表现时，可输入生理盐水，必要时可考虑血浆或 5% 白蛋白；对于严重窒息患儿尚需精确记录尿量，为防止脑水肿及肾衰竭，需限制液体，生后第 1 天给液量为 60mL/kg，第 2 天根据尿量可增加至 60~80mL/kg，有代谢性酸中毒者应以碳酸氢钠纠正。此外尚须监测血糖及血钙，发现异常均应及时纠正。

3. 氧疗　物理治疗过程中需同时供氧，证实有低氧血症时应给予头罩湿化、加湿吸氧，随时调整吸入氧浓度，使血氧分压保持在 6.65kPa 以上，因持续低氧会造成肺血管痉挛并发持续肺动脉高压。

4. 机械通气　严重病例当吸入氧浓度增加至 60%，而 $PaO_2 < 6.65kPa$ 或 $PaCO_2 > 7.98kPa$ 时需机械通气治疗，呼吸机应用参数各家报道并不完全一致，但为防止空气进一步滞留于肺内不能用太高呼气末正压，推荐用 $0.196~0.39kPa$（$2~4cmH_2O$，$1cmH_2O = 0.098kPa$），有人认为可用较高吸气峰压 $2.94~3.43kPa$（$30~35cmH_2O$），呼吸频率 20~25 次/分，吸气时间 0.4~0.5 秒，应有足够呼气时间；也有人认为开始呼吸机设置可为：吸入氧浓度 0.8，呼吸频率 60 次/分，吸气峰压 2.45kPa，呼气末正压 0.29kPa。某些患儿对较快的通气频率及较短的吸气时间（每次 0.2 秒）反应良好，常规呼吸机治疗失败或并发气漏时，改用高频振荡通气常能取得良好效果。呼吸机应用过程中如有躁动需同时用镇静剂或肌肉松弛剂，胎粪吸入综合征患儿在机械通气时，随时应警惕气胸之发生，需准备好抽气注射器及排气设备。

5. 药物治疗　胎粪会加速细菌生长，故当 X 线胸片显示肺部有浸润变化时应常规给予广谱抗生素治疗，必要时作气管分泌物细菌培养。

6. 严重低氧血症病例　经上述处理不能使低氧改善时，常并发持续肺动脉高压。

五、预防

对于有胎盘功能不良的孕妇如妊娠毒血症或高血压等，或已确诊为小于胎龄儿及过期产儿时，在妊娠末近分娩期应做胎心监护，发现胎粪污染羊水时，应作好吸引胎粪及复苏准备，力争建立第 1 次自主呼吸前，吸出咽喉部及气管内胎粪。

（安莉莉）

第四节　新生儿呼吸窘迫综合征

一、概述

新生儿呼吸窘迫综合征（neonatal respiratory distress syndrome，NRDS）又称为新生儿肺透明膜病（hyaline membrane disease，HMD），是由于肺表面活性物质不足而引起的新生儿疾病，在我国其发病率约为 1%，较欧美国家低。本病多发生在胎龄小于 35 周的早产儿，尤以胎龄小于 32 周、出生体重低于 1 500g 者为多见，病死率可达 25%。胎龄越小发病率越高。近年来由于诊断技术的进步、表面活性物质替代物质的应用，病死率已逐年下降。其发病是由于早产、缺氧、低体重、孕妇患糖尿病等多种因素造成肺表面活性物质不足，加之低氧血症造成血管痉挛，使肺血液灌注量不足，血管通透性增加，最终促使肺透明膜形成所致。而低体重儿由于其肺的成熟度差，母亲糖尿病时其血中高浓度胰岛素能拮抗肾上腺皮质激素的，可延迟胎儿的肺成熟，造成表面活性物质不足而引起本病。其发病率比正常高 5~6 倍。

二、诊断思路

（一）病史要点

1. 出生史 肺表面活性物质在胎龄 20 ~ 24 周时初现，35 周后始迅速增加，故本病多见于早产儿，出生时胎龄越小，发病率越高。在围生期窒息，急性产科出血如前置胎盘、胎盘早剥、双胎第二婴和母亲低血压时，肺透明膜病的发生率均显著增高。糖尿病母亲，婴儿由于胰岛素拮抗肾上腺皮质激素对卵磷脂的合成作用，肺成熟延迟，其肺透明膜病的发生率可增加 5 ~ 6 倍。剖宫产婴儿因减除了正常分娩时子宫收缩使肾上腺皮质激素分泌增加而促进肺成熟的作用，故肺透明膜病的发生率亦明显高于正常产者。

2. 发病情况与症状 NRDS 患儿出生时或生后不久（4 ~ 6 小时内）即出现呼吸急促（呼吸频率 > 60 次/min）、呼气呻吟声、鼻翼动和吸气性三凹征等典型体征；由于低氧血症，表现为发绀，严重时面色青灰，并常伴有四肢松弛；心音由强转弱，有时在胸骨左缘可听到收缩期杂音；肝可增大；肺部听诊早期多无阳性发现，以后可闻及细湿啰音。

（二）查体要点

（1）出生时哭声正常，约 4 ~ 6 小时后出现呼吸频率增快（> 60 次/min）、呼气性呻吟、吸气性三凹征、鼻翼翕动、青紫及呼吸不规则，并呈进行性加重。两肺呼吸音减低，四肢肌张力降低。

（2）常伴有四肢松弛。

（3）心音由强转弱，有时在胸骨左缘可听到收缩期杂音。

（4）肺部听诊早期多无阳性发现，以后可闻细湿啰音。

（5）肝脏可增大。

（三）辅助检查

1. 常规检查

（1）血常规检查。

（2）血气分析：PaO_2 下降，$PaCO_2$ 升高，酸中毒时碱剩余（BE）减少。

（3）X 线检查：两侧肺野普遍性透光度下降，呈毛玻璃状（称为"白肺"），有支气管充气征。

2. 其他检查 胃液振荡试验：患儿检查结果为阴性，提示肺表面活性物质缺乏。

（四）诊断标准

根据生后 24 小时胸片特点即可诊断，必要时可做胃液振荡试验。还应注意可能有肺部感染同时存在。出生后 12 小时候开始出现呼吸困难者一般不考虑本病；但轻症患儿也可较晚起病，有迟至 24 ~ 48 小时者。

具有下述第（1）、（2）、（3）、（4）项，伴或不伴第（5）项，可诊断为新生儿呼吸窘迫综合征。

（1）多见于早产儿、剖宫产儿、窒息新生儿、低体重儿或母亲为糖尿病的新生儿。

（2）出生时正常，约 4 ~ 6 小时后出现呼吸频率增快（> 60 次/min），出现呼气性呻吟、吸气性三凹征、鼻翼扇动、青紫及呼吸不规则，并呈进行性加重；两肺呼吸音减低，四肢肌张力降低。

（3）血气分析 PaO_2 下降，$PaCO_2$ 升高，酸中毒时碱剩余（BE）减少。胃液振荡试验阴性。

（4）X 线检查两侧肺野普遍性透光度下降，呈毛玻璃状，有支气管充气征。

（5）排除其他原因或疾病引起的新生儿呼吸增快或不规则，如新生儿湿肺、肺炎等。

（五）诊断步骤

诊断步骤见图5-5。

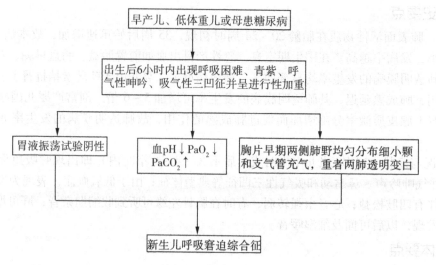

图5-5 新生儿呼吸窘迫综合征诊断流程

（六）鉴别诊断

1. 湿肺 多见于足月儿或剖宫产儿，其症状轻、病程短、预后好，胃液振荡试验阳性，胸片无肺透明膜病的表现，肺瘀血和叶间积液较常见。

2. 颅内出血 缺氧引起者多见于早产儿，产伤引起者多见于足月儿，表现为呼吸抑制或不规则，神经系统症状抑制或兴奋。头颅CT检查可确诊。

3. B族β溶血性链球菌感染 本病极似呼吸窘迫综合征，但本病患儿有胎膜早破或产程延长史，或妊娠后期母亲有感染史，母亲宫颈拭子培养示B族β溶血性链球菌阳性。只要及时做血培养、患儿胃液或气管分泌物镜检或培养，可发现链状排列的革兰阳性球菌。

4. 胎粪吸入性肺炎 多见于足月儿和过期产儿，有窒息史和胎粪吸入史，胃液振荡试验阳性，胸片有不规则的斑片状阴影，肺气肿明显。

三、治疗措施

应及早治疗，进行呼吸支持以纠正低氧血症，同时纠正酸碱平衡紊乱，保证营养的供给，使用肺泡表面活性物质，保证患儿安全度过72小时危险阶段。

（一）经典治疗

1. 一般治疗 注意保暖与能量供应，应行静脉营养。

2. 基本治疗

（1）呼吸支持：患儿在出生后不久出现呼吸困难与呼吸性呻吟时，常可发展为呼吸衰竭，为此须进行呼吸支持。

1）持续气道正压呼吸（CPAP）给氧：一旦发生呼吸性呻吟应给予CPAP，CPAP可使肺泡在呼气末保持一定的压力，以增加功能残气量，防止肺泡萎缩，增加肺泡气体交换面积，减少肺内分流，从而改善缺氧状态。

2）机械通气：对反复性呼吸暂停、自主呼吸较表浅、CPAP压力超过7cmH$_2$O仍无效或PaCO$_2$仍升高者，应及时使用机械通气。

（2）表面活性物质（PS）替代治疗：表面活性物质一般每次用100~200mg/kg，早期给药是治疗成功的关键，约需使用2次，间隔时间为10~12小时。将表面活性物质经气管插管注入肺内，分仰卧、左侧位和右侧位等不同体位均等注入。

（3）抗生素治疗：若与肺部B族β溶血性链球菌感染不易鉴别时可加用青霉素治疗。

（4）保持内环境稳定：由于本病均存在严重缺氧、高碳酸血症等因素，可引起水、电解质紊乱和酸碱平衡失调，应及时纠正，纠正代谢性酸中毒可给予5%碳酸氢钠溶液，所需量（mL）＝BE（负值）×体重（kg）×0.5。

（5）并发症的治疗

1）动脉导管未闭：可用吲哚美辛（消炎痛），首剂0.2mg/kg，第2剂和第3剂则改为0.1mg/kg，每剂间隔12小时，静脉滴注或栓剂塞肛。

2）持续肺动脉高压：可用酚妥拉明、妥拉唑林、前列环素及吸入氧化亚氮（NO）等治疗。

3）低血压、少尿：可静脉滴注多巴胺每分钟3~5μg/kg，或多巴酚丁胺每分钟8~10μg/kg维持。

（二）治疗措施

治疗措施见图5-6。

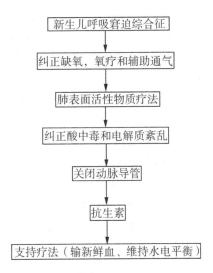

图5-6 新生儿呼吸窘迫综合征治疗流程

四、预后

新生儿呼吸窘迫综合征的病情重，病死率较高。近年来由于机械通气技术的改善，加上PS、NO吸入以及ECMO、LV等技术的应用，发达国家新生儿呼吸窘迫综合征的病死率已明显下降，一般为20%~30%，国内病死率较前也有所下降，但仍达50%~60%。如机械通气技术使用得当，使患儿能度过呼吸衰竭关，则病死率可明显下降。X线胸片提示病变为Ⅰ~Ⅱ级即给予积极治疗，则预后较好，如果已发生严重的呼吸衰竭，且X线胸片提示为"白肺"方开始治疗，则病死率很高。

（安莉莉）

第五节　新生儿持续肺动脉高压

出生后胎儿心血管系统必须很快适应宫外生活的新需求，其循环的转换（circulation transition）障碍在新生儿肺动脉高压的发生中起重要作用。如果不能顺利实现出生后肺血管阻力（pulmonary vascular resistance，PVR）的持续下降，可引起持续肺动脉高压（pulmonary hypertension of the newborn，PPHN）。PPHN指生后肺血管阻力持续性增高，肺动脉压超过体循环动脉压，使由胎儿型循环过渡至正常"成年人"型循环发生障碍，而引起的心房和（或）动脉导管水平血液的右向左分流，临床出现严重低氧血症等症状。PPHN多见于足月儿、近足月或过期产儿，但是早产儿亦可出现肺血管阻力的异常增高。该病已成为新生儿监护病房（NICU）的重要临床问题，可出现多种并发症，包括死亡、神经发育损伤和其他问题。

一、生后循环转换的生理

生后循环转换指生后数分钟至数小时的循环调整，也是生后生理变化最明显的时期。当肺血管阻力（pulmonary vascular resistance，PVR）由胎儿时期的高水平降至生后的低水平时，肺血流可增加 8～10 倍，以利于肺气体交换。相关促进生后肺阻力降低的事件包括：

（1）肺的通气扩张。

（2）氧的作用：生后血氧分压的增加可进一步降低肺血管阻力。

（3）脐带的结扎：脐带结扎使新生儿脱离了低血管阻力的胎盘，使体循环阻力增加。

二、病因

1. 宫内慢性缺氧或围生期窒息 是最常见的相关发病因素；慢性缺氧可致肺小动脉的重塑和异常机化；生后急性缺氧可致缩血管介质的释放以对抗生后肺血管的扩张。

2. 肺实质性疾病 常见有呼吸窘迫综合征（RDS）、胎粪吸入综合征（MAS）和肺炎等，它们可因低氧而出现肺血管收缩、肺动脉高压。

3. 肺发育不良 包括肺实质及肺血管发育不良，如肺泡毛细血管发育不良（alveolar capillary dysplasia）、肺实质发育低下和先天性膈疝。

4. 心功能不全 病因包括围生期窒息、代谢紊乱、宫内动脉导管关闭等；母亲在产前接受非类固醇类抗感染药物如布洛芬、吲哚美辛和阿司匹林等，使宫内动脉导管过早关闭，致外周肺动脉的结构重塑，肺动脉肌化（muscularization）、肺血管阻力增高。

5. 肺炎或败血症 由于细菌或病毒、内毒素等引起的心脏收缩功能抑制、内源性 NO 的抑制、血栓素和白细胞三烯的释放、肺微血管血栓，血液黏滞度增高，肺血管痉挛等。

6. 其他 遗传因素、母亲在孕期使用选择性 5 羟色胺再摄取抑制药、孕妇甲状腺功能亢进等。

三、病理

1. 肺血管适应不良（maladaptation） 指肺血管阻力在生后不能迅速下降，而其肺小动脉数量及肌层的解剖结构正常。肺血管阻力的异常增加是由于肺实质性疾病如胎粪吸入综合征（MAS）、RDS、围生期应激、如酸中毒、低温、低氧、高碳酸血症等引起；这些患者占 PPHN 的大多数，其改变是可逆的，对药物治疗常有反应。

2. 肺血管发育不良（maldevelopment） 慢性宫内缺氧可引起肺血管重塑（remodeling）和中层肌肥厚；宫内胎儿动脉导管早期关闭（如母亲应用阿司匹林、吲哚美辛等）可继发肺血管增生；对于这些患者，治疗效果较差。

3. 肺血管发育不全（underdevelopment） 指呼吸道、肺泡及相关的动脉数减少，血管面积减小，使肺血管阻力增加。该型 PPHN 的病理改变可见于先天性膈疝、肺发育不良等，其治疗效果最差。

四、临床表现

患者多为足月儿或过期产儿，可有羊水被胎粪污染、围生期窒息、胎粪吸入等病史。生后除短期内有窘迫外，在生后 24 小时内可发现有发绀，如有肺部原发性疾病，患儿可出现气急、三凹征或呻吟，动脉血气显示严重低氧，二氧化碳分压相对正常。应强调在适当通气情况下，任何新生儿早期表现为严重的低氧血症与肺实质疾病的严重程度或胸部 X 线表现不成比例、并除外气胸及先天性心脏病时均应考虑 PPHN 的可能。

PPHN 患儿常表现为明显发绀，一般吸氧不能缓解；通过心脏听诊可在左或右下胸骨缘闻及三尖瓣反流所致的收缩期杂音。因肺动脉压力增高而出现第二心音增强。

当新生儿在人工呼吸机应用时，呼吸机参数未变而血氧分压不稳定（libility of oxygenation）应考虑有 PPHN 可能。

五、诊断

1. 诊断试验

（1）高氧试验：新生儿发绀可由多种原因引起。高氧吸入试验的目的是将 PPHN 或发绀型先天性心脏病与肺部疾病所致的发绀进行鉴别。肺部疾病所出现的发绀在高氧浓度（如100%）吸入后可出现血氧分压的显著上升。如缺氧无改善提示存在 PPHN 或发绀型心脏病所致的右向左血液分流。如血氧分压大于150mmHg，则可排除大多数发绀型先天性心脏病。

（2）高氧高通气试验：PPHN 或发绀型先天型心脏病在一般吸氧后血氧分压常无明显改善。在 PPHN，如能使肺血管阻力暂时下降则右向左分流可显著减少，血氧改善；而在发绀性先天性心脏病，血氧分压不会改善。高氧高通气试验的具体方法是：对高氧试验后仍发绀者在气管插管或面罩下行皮囊通气，频率为 100~150/min，持续 5~10 分钟，使血二氧化碳分压下降至"临界点"（30~20mmHg），此时血氧分压可显著上升，可大于100mmHg，而发绀型心脏病患者血氧分压增加不明显。

2. 辅助检查

（1）动脉导管开口前后血氧分压差：PPHN 患者的右向左分流可出现在心房卵圆孔水平或动脉导管水平，或两者均有。当存在动脉导管水平的右向左分流，动脉导管开口前的血氧分压高于开口后的血氧分压（图5-7）。可同时检查动脉导管开口前（常取右桡动脉）及动脉导管开口后的动脉（常为左桡动脉、脐动脉或下肢动脉）血氧分压，当两者差值大于 15~20mmHg 或两处的经皮血氧饱和度差 >5%~10%，又同时能排除先天性心脏病时，提示存在动脉导管水平的右向左分流。当只存在心房水平的右向左分流时，上述试验的血氧差别可不出现，但此时也不能排除 PPHN 可能。

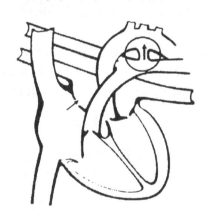

图5-7 PPHN 心房和动脉导管水平的分流

（2）胸部 X 线片：常为正常或与肺部原发疾病有关。心胸比例可稍增大，肺血流减少或正常。

（3）心电图：可见右心室占优势，也可出现心肌缺血表现。

（4）超声多普勒检查：该项检查已作为 PPHN 诊断和评估的主要手段。可排除先天性心脏病的存在；证实心房或动脉导管水平右向左分流；提供肺动脉高压程度的定性和定量证据。

常利用肺动脉高压患者的三尖瓣反流，以连续多普勒测定反流速度，以简化柏努利（Bernoulli）方程，计算肺动脉压：肺动脉收缩压 $= 4 \times$ 反流血流速度$^2 +$ CVP（假设 CVP 为 5mmHg）。当肺动脉收缩压 $\geqslant 75\%$ 体循环收缩压时，可诊断为肺动脉高压。

六、治疗

1. 一般治疗 包括治疗原发病，给予镇静、必要时用肌松药等。

2. 人工呼吸机治疗 气管插管人工呼吸机进行高通气以降低肺动脉压力一直是治疗 PPHN 的主要方法之一。通过机械通气使血氧分压维持正常或偏高，同时使血二氧化碳分压降低，以利于肺血管扩张和肺动脉压的下降。

高通气治疗：将 PaO_2 维持在大于 80mmHg，$PaCO_2$ 30～35mmHg。但近年来也有采用较温和的通气治疗方式，将 PaO_2 维持在正常范围，将 $PaCO_2$ 维持在 35～45mmHg。当有肺实质性疾病时，可试用高频震荡人工呼吸机。

3. 纠正酸中毒及碱化血液　可通过高通气、改善外周循环及使用碳酸氢钠方法，使血 pH 增高达7.45～7.55。但近年来也有采用较温和的方式，将 pH 维持在 7.35～7.45。

4. 维持体循环压力　当有容量丢失或因血管扩张药应用后血压降低时，可用5%的白蛋白、血浆、输血或生理盐水补充容量；也可使用正性肌力药物，如多巴胺 2～10μg/（kg·min），或多巴酚丁胺 2～10μg/（kg·min）。

5. 扩血管药物　除吸入一氧化氮外，至今尚无十分理想的选择性扩张肺血管的药物。近年来 5 - 型磷酸二酯酶抑制药（phosphodiesterase inhibitor）西地那非被试用于新生儿 PPHN，且显示出能较选择性地降低肺血动脉压力。西地那非口服参考剂量为 0.3～1mg/kg，每 6～12 小时 1 次。其他药物如前列腺素 E_1、前列环素（prostacyclin）等也有试用于 PPHN。

6. 一氧化氮吸入（inhaled nitric oxide，iNO）　一氧化氮吸入是目前唯一的高度选择性的肺血管扩张药。NO 通过激活鸟苷酸环化酶，使 cGMP 产生增加，后者可能通过抑制细胞内钙激活的机制，使血管平滑肌舒张。

常用治疗 PPHN 的 iNO 剂量开始用 20ppm 浓度，可在 4 小时后降为 5～6ppm 维持；一般持续 24 小时，也可以用数天或更长。

（安莉莉）

第六节　新生儿惊厥

新生儿惊厥是中枢神经系统疾病或功能失常的一种临床表现，是新生儿期常见急症之一，常提示存在严重的原发病，需要迅速的诊断和处理。足月儿中新生儿惊厥的发生率为 2%～3%，早产儿中为10%～15%。新生儿惊厥的病因复杂，临床表现多样，其诊断和治疗大不一样，预后也各异。

一、诊断

1. 病因诊断　新生儿惊厥的病因广泛、复杂，且多种病因同时存在，以围生期并发症如缺氧缺血性脑病、脑损伤、颅内出血、脑积水，各种病原体所致的脑炎、脑膜炎、感染中毒性脑病、破伤风，代谢异常如低血钙、低血镁、低血钠、高血钠、低血糖、碱中毒、核黄疸、甲状旁腺功能低下、维生素 B_6 缺乏症及各种心肺疾病、红细胞增多症所致的脑缺氧为最常见。颅脑异常、先天性酶缺陷、基因缺陷，及一些药物如呼吸兴奋剂、氨茶碱、异烟肼局麻药、有机磷的撤药综合征等都可引起新生儿惊厥。值得注意的是，同一惊厥患儿可以有多种病因，如缺氧缺血性脑病可同时有低血钙、低血镁、低血钠、低血糖，败血症患儿可并发脑膜炎、中毒性脑病、低血糖，在有电解质和酸碱失衡、血糖异常的惊厥患儿中绝大部分存在更主要的病因。

（1）应着重询问以下病史：惊厥家族史和父母是否近亲婚配，有助评估先天性或遗传性疾病可能性；母药瘾史或吸毒史有助诊断撤药综合征；母亲孕期妊高征、胎儿宫内窘迫、产程延长、难产、羊水胎粪污染、产伤、产时窒息史，对判断缺氧缺血性脑病和颅内出血极为重要；有旧法接生史要警惕破伤风；喂养史有助于判断低血糖、电解质紊乱；母儿感染史和胎膜早破史有助于判断颅内感染、败血症等。出生 3 日内出现惊厥，最常见的病因是缺氧缺血性脑病、颅内出血，可并发低血糖、低血钙、低血钠；先天性弓形体、TORCH 感染，维生素 B_6 依赖症也可在出生后不久发生惊厥；出生 4 日后出现的惊厥，以脑膜炎、败血症、破伤风和低血钙、低血镁较多见。

（2）体检：除全面体检外，应着重以下检查：①精神、意识：嗜睡、昏迷常提示大脑受损；②四肢运动和肌张力异常：提示中枢神经系统损害；③原始反射：如吸吮、觅食、拥抱、握持等反射异常，表明脑干受损；④囟门和颅缝：增宽和饱满示颅内压增高；⑤瞳孔：应注意瞳孔大小、两侧是否对称和对光反应；⑥皮肤和脐部：皮肤重度黄染注意核黄疸，肤色深红注意红细胞增多症，严重发绀需考虑脑缺氧，皮肤和脐部的感染需警惕败血症、脑膜炎，脐部不洁加旧法接生史应警惕破伤风；⑦抽血部位不易止血：注意弥散性血管内凝血致颅内出血；⑧心肺情况和血压：有助判断是否脑缺氧；⑨体温：新生儿发热、早产儿可表现为体温不升，多由感染引起；⑩特殊气味：伴呕吐、进行性神志障碍，应想到先天性代谢缺陷病。

（3）辅助检查：是确定新生儿惊厥的重要手段。新生儿惊厥病因多，给临床病因诊断带来困难，应有选择有步骤地进行。寻找病因的一个逻辑顺序：血氧、血糖、血清钙钠镁、血 pH 值、脑脊液、血培养、母亲和新生儿的宫内感染、头颅 B 超、MRI 或计算机体层扫描（CT）、脑电图（EEG）、尿液有机酸、血清和脑脊液的氨基酸等检查。若仍未找到明显病因，可考虑试验性吡哆醇治疗等。

（4）特别注意的是以前认为新生儿脑梗死是少见的致病因素，但近来发现新生儿脑梗死的发生率约为1/4 000 活产足月新生儿。本病临床表现多变，体征不明显，易漏诊，因此对有高危因素的新生儿应高度警惕脑梗死的发生。对临床出现神经系统异常表现者，无论其表现程度是否严重均应常规做进一步的影像学检查。头颅 B 超筛查脑梗死有效、方便、经济。弥散加权和磁共振成像（DW - MRI）诊断脑梗死敏感且快速，可在发病后数小时以内明确诊断。联合应用超声和磁共振血管（MRA），发现12%的脑梗死病灶局限在左大脑中动脉。

（5）良性家族性新生儿惊厥（benign familial neonatal convulsions，BFNC）：较罕见，国外发病率约为1/10 万，是常染色体显性遗传病。近年对该病研究较深入，研究显示 BFNC 是由于钾离子通道基因 KCNQ2 和 KCNQ3 突变引起的，常表现为先前正常的新生儿，出生后 2～3 天出现强直性和阵挛性惊厥，几周后自行停止，预后好。对 BFNC 家系的基因诊断显示 KCNQ2 基因突变为 1931delG。

2. 新生儿惊厥发作的临床表现形式和分类　新生儿惊厥发作的临床表现不典型，发作症状往往是片段性的，且常与正常活动不易区分，因此新生儿惊厥发作难以诊断和分类。根据临床表现分以下几种。

（1）轻微性发作（微小型）：是新生儿期最常见的惊厥表现形式，早产儿多见，临床表现为：①面、口、舌的异常运动：眼皮颤动，反复眨眼，皱眉，面肌抽动，咀嚼，吸吮，咂嘴，伸舌，吞咽，打哈欠等动作。②眼部异常运动：凝视，眼球上翻，眼球偏向一侧，眼球颤动。③四肢的异常运动：上肢划船样、击鼓样、游泳样动作，下肢踏步样、蹬车样动作，肢体的旋转运动。④自主神经性发作：呼吸暂停，屏气，呼吸增强，鼾样呼吸，心率增快，血压升高，阵发性面红或苍白，流涎，出汗，瞳孔扩大或缩小。足月儿和早产儿均常见的临床表现为眼部表现，足月儿为持续的水平斜视，早产儿为无反应的持续睁眼伴眼球固定。微小型常见缺氧缺血性脑病、严重颅内出血和感染患儿。在新生儿缺氧缺血性脑病的研究中，数字视频脑电图（video electroencephalogram，VEEG）监测发现轻微性发作有 3 多种形式的皮层脑电变化，可以出现节律性的脑电发作活动。呼吸暂停作为一种发作形式需要特别注意，在未成熟新生儿，呼吸暂停很少是癫痫发作症状，这些新生儿呼吸暂停的病因主要是发育未成熟、脓毒症和呼吸疾病。在晚期新生儿中，发作性呼吸暂停常常与其他轻微性发作表现相联系，如眼球震颤、咀嚼或睁眼动作。

（2）局灶阵挛发作：表现为一个肌肉群阵发性节律性的抽动，常见于单个肢体或一侧面部，有时可扩散到同侧的其他部位。通常神志清醒。此型大部分伴有大脑皮质的异常放电，主要脑电图表现为局灶性尖波通常包括棘波，有时可扩散到整个半球。常提示脑局部损伤如出血或梗死，蛛网膜下腔出血，以及代谢异常。

（3）多灶阵挛发作：表现为多个肌肉群阵发性节律性的抽动，常见多个肢体或多个部位同时或先后交替地抽动，常伴有意识障碍，脑电图表现为多灶性地尖波或慢节律电波由皮层的一个区游走到另一个区。本型常见于缺氧缺血性脑病、颅内出血和感染。

（4）强直发作：表现为单个肢体或四肢强直性伸展，或双下肢强直而双上肢屈曲，全身强直型可有躯干的后仰或俯屈，常伴有眼球偏移和呼吸暂停，除破伤风外一般神志不清。脑电图主要为高幅慢波，有时出现在暴发抑制的背景上。常见于早产儿脑室内出血、破伤风、核黄疸等。

（5）肌阵挛发作：表现为肢体或某个孤立的部位1次或多次短促的屈曲性制动，也可涉及双上肢或双下肢。全身性肌阵挛型四肢和躯干均可同样痉挛，类似婴儿痉挛症。脑电图常见暴发抑制。常示存在明显的脑损害。足月儿和早产儿均可见，局灶和多灶性发作与EEG多不一致，全身性发作多与EEG一致。一些缺氧缺血性损害的新生儿出现肌阵挛发作时，提示脑干受损。

3. 脑电图诊断　脑电图（EEG）可记录脑细胞群的自发性、节律性电活动，是新生儿惊厥的重要辅助检查。惊厥的婴儿大多数有着严重的异常电背景活动。足月儿和早产儿最常见的惊厥发作部位在颞叶。足月儿在发作的起始阶段通常有棘波、尖波、尖慢波和棘慢波，早产儿中delta节律最多见。早产儿或足月儿放电发作的形式和胎龄有联系，并且EEG的阳性率随着胎龄的增加而增加。但是新生儿惊厥的临床表现与脑电图之间的联系少，特别是应用抗癫痫药物后。因此并不是所有的发作都能通过EEG显示，特别是一些轻微发作、大多数的一般强直发作、局灶性及多灶性肌阵挛发作。新生儿发作可表现为几种不同性质的电－临床分离，根据临床惊厥和脑电信号之间的关系分以下三类：第一，临床惊厥发作伴皮质异常放电，包括局灶阵挛型、局灶强直型、肌阵挛型和呼吸暂停。第二，临床惊厥发作不伴皮质异常放电，包括肌阵挛型，全身强直型，不自主动作如口－颊－舌部的异常动作、眼部征象等，复杂的无目的动作和自主神经性发作。第三，有皮质异常放电，无临床惊厥发作，包括皮质异常放电未达到引起临床发作的阈值，用抗惊厥药后临床惊厥停止而皮质异常放电存在和用肌肉松弛剂后惊厥动作消失皮质异常放电。

二、新生儿惊厥的治疗

1. 病因治疗　依原发病而异。有些病因如低血钙、低血糖、维生素B6缺乏、急性脑缺氧、高热、高血压等，重点是处理病因。如情况紧急，应立即给氧，在抽血备检后，先静脉缓慢注射25%葡萄糖和10%葡萄糖酸钙各2mL/kg，对维生素B6依赖症家族史者，可加用维生素B6100mg，如惊厥未控制，立即使用抗惊厥药。

2. 控制惊厥

（1）苯巴比妥：苯巴比妥是治疗新生儿惊厥的一线药物。苯巴比妥负荷剂量20~40mg/kg，它可以在很短的时间内达到血浆中的治疗浓度（20~40mol/L，注意监测血压和呼吸）。分次给予，首次量10~15mg/kg静脉注射，如未控制惊厥，每隔10分钟加注5mg/kg，直至惊厥停止，24小时后改用维持量3~5mg/（kg·d），静脉或口服，可一次给予。如累积负荷剂量达30~40mg/kg仍未控制惊厥，可改用苯妥英钠。苯巴比妥仅对1/3~1/2的新生儿惊厥有效。

（2）苯妥英钠：苯妥英钠作为治疗新生儿惊厥的二线药物，推荐负荷剂量是15~20mg/kg，以每分钟不超过1mg/kg的速度静脉注射（注意监测心率和心律）。首次10mg/kg静脉注射，如未控制惊厥，每隔10分钟加注5mg/kg，直至惊厥停止，维持量5mg/（kg·d）（常改为苯巴比妥维持）。如累积负荷剂量达20mg/kg仍未控制惊厥，可改用地西泮。有人研究在以苯巴比妥作为一线药物治疗的29例新生儿中，13例有效。然而以苯妥英钠为二线药物治疗的15例新生儿中，只有4例有效。且苯妥英钠对缺血缺氧性脑病伴隐匿性心肌受损的患儿可造成低血压和心律失常等。

（3）苯二氮䓬类药物：地西泮在体内的半衰期接近30~75小时，由于药物的蓄积作用可发生呼吸抑制，不适合长期静脉应用，可以1次以0.3~1mg/kg静脉注射，止住惊厥后，可用苯巴比妥维持。对于破伤风引起的惊厥，地西泮为首选药，且需较大剂量。劳拉西泮在新生儿体内的半衰期较长，接近40小时，作用时间为4~6小时，静脉用量为0.05~0.15mg/kg，其不良反应为明显的呼吸抑制，在新生儿中应用的报道较少。氯硝西泮也常静脉给予，剂量以100μg/（kg·d）较合适，但常引新生儿多涎和支气管分泌物增加。咪达唑仑是新型的苯二氮䓬类药物，是治疗儿童癫痫持续状态的安全有效药物。但目前发现应用咪达唑仑治疗新生儿惊厥的不良反应较多，可导致新生儿脑电图出现暴发抑制现象；用于早产儿镇静时，可导致肌阵挛性痉挛和强直姿势，多不主张应用。

（4）利多卡因：利多卡因的治疗范围很窄，静脉输液必须限制在48小时内。

（5）其他药物：副醛（三聚乙醛）治疗新生儿惊厥的不良反应多，已很少应用于新生儿。丙戊酸钠对苯巴比妥无效的新生儿惊厥可能有效，但由于其严重的肝脏损害也很少用于新生儿。拉莫三嗪对于1岁以下的顽固性部分性发作和婴儿痉挛有效，对新生儿应用的报道还很少，在新生儿应用受到限制是由于它需要缓慢滴注，如快速静滴导致变态反应性皮疹。氨己烯酸不能静脉应用，而且它可以导致婴儿期不能被监测到的复视等不良反应。托吡酯和唑尼沙胺是需要继续临床试验的新药物。托吡酯的肝代谢率很快，新生儿需要的剂量达到30~40mg/（kg·d），每日3次，但在新生儿中的有效性和安全性尚未证实。唑尼沙胺在日本应用15年，证实了在新生儿的安全性。

（安莉莉）

第六章

呼吸系统疾病

第一节 急性上呼吸道感染

急性上呼吸道感染即普通感冒，是指喉部以上呼吸道的鼻和咽部的急性感染，国际上通称急性鼻咽炎，俗称伤风或感冒，是小儿时期最常见的疾病，有一定的传染性，主要是鼻咽部黏膜炎的局部症状及全身感染症状。婴幼儿患感冒后，往往全身症状重而局部症状轻，炎症易向邻近器官扩散而引起中耳炎、肺炎等并发症，故需及早诊治。

一、病因

1. 常见病原体　各种病毒和细菌均可引起，但90%以上为病毒，主要有鼻病毒、RSV、FluV、para FluV、ADV等。病毒感染后易继发溶血性链球菌、肺炎链球菌、流感杆菌等细菌感染。近年来MP亦不少见。

2. 诱因　过敏体质、先天性免疫缺陷或后天性免疫功能低下及受凉、过度疲劳、居室拥挤、大气污染、直接或间接吸入烟雾、呼吸道黏膜的局部防御能力降低时容易发病。婴幼儿时期由于上呼吸道的解剖和免疫特点而易患本病。营养不良性疾病，如维生素D缺乏性佝偻病、亚临床维生素A、锌或铁缺乏症等，或护理不当，气候改变和环境不良等因素则易发生反复上呼吸道感染或使病程迁延。

二、临床表现

由于年龄大小、体质强弱及病变部位的不同，病情的缓急、轻重程度也不同。一般年长儿症状较轻，婴幼儿重症较多。轻者只有鼻部症状，如流涕、鼻塞、喷嚏等，也可有流泪、轻咳、咽部不适，可在3~4天内自然痊愈。如炎症涉及鼻咽部，常有发热（持续3~7天），咽部肿痛，扁桃体、颌下或颈部淋巴结肿大，恶心、呕吐、腹泻等。重者可突然高热达39~40℃或以上，发冷、头痛、全身乏力、精神不振、食欲减退、睡眠不安、咳嗽频繁、咽部红肿或有疱疹及溃疡。有的扁桃体肿大，出现滤泡和脓性渗出，咽痛和全身症状均加重，鼻咽分泌物由稀薄变黏稠。热重者可出现惊厥等。临床上可见两种特殊类型：①疱疹性咽峡炎：病原体为柯萨奇A组病毒。好发于夏秋季。起病急骤，临床表现为高热、咽痛、流涎、厌食、呕吐等。体检可发现咽部充血，在咽腭弓、软腭、腭垂的黏膜上可见数个至十数个2~4mm大小灰白色的疱疹，周围有红晕，1~2天后破溃形成小溃疡。疱疹也可发生于口腔的其他部位。病程为1周左右。②结合膜热：以发热、咽炎、结膜炎为特征。病原体为腺病毒3、7型。好发于春夏季，散发或发生小流行。临床表现为高热、咽痛、流泪、眼部刺痛，有时伴消化道症状。体检发现咽部充血，可见白色点块状分泌物，周边无红晕，易于剥离。一侧或双侧滤泡性眼结合膜炎，可伴球结合膜出血，颈及耳后淋巴结增大。病程1~2周。

三、诊断与鉴别诊断

（一）实验室检查

病毒感染者白细胞计数正常或减少，中性粒细胞减少，淋巴细胞计数相对增多。病毒分离和血清学检查可明确病因，近年来免疫荧光、免疫酶学及分子生物学技术可做出早期诊断。细菌感染者白细胞总数、中性粒细胞增多，CRP 阳性。在使用抗菌药物前行咽拭子培养可发现致病菌。链球菌引起者于 2 ~ 3 周后 ASO 效价可增高。

（二）鉴别诊断

根据临床表现一般不难诊断，但应尽量判明是病毒性或细菌性，以便指导治疗。常需与以下疾病鉴别。

1. 流行性感冒　由 FluV、para FluV 引起。有明显的流行病史，局部症状较轻，全身症状较重。常有高热、头痛、四肢肌肉酸痛等，病程较长，并发症较多。

2. 急性传染病早期　上感常为各种传染病的前驱表现，如麻疹、流脑、百日咳、猩红热等。应结合流行病史、临床表现及实验室资料等综合分析，并观察病情演变加以鉴别。

3. 消化道疾病　婴幼儿感冒往往有呕吐、腹痛、腹泻等消化系统症状，可误诊为胃肠道疾病，必须慎重鉴别。伴腹痛者应注意与急性阑尾炎鉴别。后者腹痛常先于发热，腹痛部位以右下腹为主，呈持续性，有固定压痛点、反跳痛及腹肌紧张、腰大肌试验阳性等，白细胞及中性粒细胞增多。

4. 过敏性鼻炎　常打喷嚏、流清涕，但不发热，咽常痒而不痛，鼻黏膜苍白水肿，鼻腔分泌物涂片示嗜酸性粒细胞增多，支持过敏性鼻炎的诊断。

四、治疗

1. 一般治疗　病毒性上感，应告诉患者该病的自限性和治疗的目的；防止交叉感染及并发症。注意休息，给予有营养而易消化的食物，多饮水和补充大量维生素 C，保持室内空气新鲜和适当的温度与湿度等。

2. 抗感染治疗　①抗病毒药物：大多数上呼吸道感染由病毒引起，可试用利巴韦林（病毒唑）10 ~ 1.5mg/（kg·d），口服或静脉滴注；或 20mg 含服，每 2 小时/1 次，3 ~ 5 天为一疗程。亦可试用双嘧达莫 5mg/（kg·d），分 2 ~ 3 次口服，3 天为一疗程，或用麻甘颗粒、金振口服液、清热解毒软胶囊、黄栀花口服液或正柴胡饮等治疗；②抗生素类药物：细菌性上感或病毒性上感继发细菌感染者可选用抗生素治疗。小婴儿、持续高热、中毒症状明显者指征可以放宽。常选用青霉素类、第 1、第 2 代头孢、复方甲基异噁唑及大环内酯类抗生素等。咽拭子培养阳性结果有助于指导抗菌治疗。若证实为链球菌感染，或既往有风湿热、肾炎病史者，青霉素疗程应为 10 ~ 14 天。

3. 对症治疗　①发热：体温 38℃ 以内，一般可不处理。高热或有热惊厥史者应积极降温。可以乙醇擦浴，头部冷敷，冷水灌肠，推拿按摩。高热时可口服泰诺、托恩、巴米尔或来比林等注射、安乃近滴鼻、小儿解热栓肛门塞入，均有良好的降温作用。一般不常规用激素类药物治疗；②镇静止痉：发生高热惊厥者可予以镇静、止惊等处理；烦躁时苯巴比妥每次 2 ~ 3mg/kg，口服，或异丙嗪每次 0.5 ~ 1mg/kg，口服或肌内注射；抽搐时可用 10% 水合氯醛每次 40 ~ 60mg/kg 灌肠，或苯巴比妥钠每次 5 ~ 8mg/kg，肌内注射；③鼻塞：轻者不必处理，影响哺乳时，可于授乳前用稀释后 0.5% 麻黄碱 1 ~ 2 滴滴鼻；④止咳化痰：可用小儿伤风止咳糖浆、复方甘草合剂、金振口服液、消积止咳口服液、肺热咳喘口服液、强力枇杷露、百部止咳糖浆、止咳桃花散、蛇胆川贝液、急支糖浆、鲜竹沥、枇杷露等口服；咽痛可含服银黄含片、含碘喉片等；⑤中药：辨证施治，疗效可靠。风寒感冒：多见于较大儿童的感冒初期。证见恶寒、发热、无汗、鼻流清涕、全身疼痛、咳嗽有痰、舌质淡红、舌苔薄白、脉浮紧等。宜辛温解表。用藿香 9g、菊花 9g、苏梗 6g、荆芥穗 6g、连翘 9g、生石膏 15g，水煎服，或用小青龙汤、清热解毒口服液、麻甘颗粒等。风热感冒：多见于婴幼儿，发热重，出汗而热不退，鼻塞、流黄涕、面红、咽肿、咳嗽有痰，舌苔薄白或黄白，脉浮数或滑数。宜辛凉解表、清热解毒。表热重者用双花9个、连翘9g、薄荷6g、板蓝根9g、牛蒡子9g、生石膏15g；里热重者用双花9g、连翘9g、菊花9g、青黛3g、地骨皮9g、白薇9g、生地9g、板蓝根9g、生石膏15g。水煎后分2~3次口服，服药困难者可鼻饲，亦可直肠灌注，每日3次，每次30~40mL。轻症可用银翘散，复方犀羚解毒片、维C银翘片、桑菊感冒片、板蓝根冲剂、金振口服液、肺热咳喘口服液、清热解毒口服液等中成药。

五、预防

①加强体育锻炼，多做户外活动，保持室内空气新鲜，增强身体抵抗力，防止病原体入侵；②根据气候适当增减衣服，加强护理，合理喂养，积极治疗佝偻病和营养不良；③感冒流行时不带孩子去公共场所。托儿所或家中，可用食醋5~10mL/m³加水1~2倍，加热熏蒸至全部气化，每日一次，连续5~7天；④药物：感冒流行期或接触感冒患者后可用病毒唑滴鼻或/和口服大青叶合剂、返魂草、犀羚解毒片等预防。平时应用免疫调节剂提高机体抗病能力。

（安莉莉）

第二节　急性感染性喉炎

一、概述

急性感染性喉炎（acute infectious laryngitis）为喉部黏膜急性弥散性炎症。可发生于任何季节，以冬春季为多。常见于婴幼儿，多为急性上呼吸道病毒或细菌感染的一部分，或为麻疹、猩红热及肺炎等的前驱症或并发症。病原多为病毒感染，细菌感染常为继发感染。多见于6个月至4岁小儿。由于小儿喉腔狭小，软骨支架柔软，会厌软骨窄而卷曲，黏膜血管丰富，黏膜下组织疏松等解剖特点，所以炎症时局部易充血水肿，易引起不同程度的喉梗阻；部分患儿因神经敏感，可因喉炎刺激出现喉痉挛。严重喉梗阻如处理不当，可造成窒息死亡，故医生及家长必须对小儿喉炎引起重视。

二、诊断

（一）病史要点

有无发热，咳嗽是否有犬吠样声音，有无声音嘶哑，有无吸气性喉鸣、呼吸困难及青紫等。有无异物吸入。有无佝偻病史，有无反复咳喘病史，有无支气管异物史。有无先天性喉喘鸣（喉软骨软化病），询问生长发育情况，是否接种过白喉疫苗。父母有无急慢性传染病史，有无过敏性疾病家族史。

（二）查体要点

检查咽喉部是否有明显充血，有无白膜覆盖。注意呼吸情况，有无吸气性呼吸困难、三凹征、鼻翼翕动、发绀，有无心率加快。肺部听诊可闻及吸气性喉鸣声，但重度梗阻时呼吸音几乎消失。检查有无先天性喉喘鸣的表现，先天性喉喘鸣的患儿吸气时喉软骨下陷，导致吸气性呼吸困难及喉鸣声，在感染时症状加重，可伴有颅骨软化等佝偻病的表现。

（三）辅助检查

1. 常规检查　血常规中白细胞计数可正常或偏低，CRP正常。细菌感染者血白细胞升高，中性粒细胞比例升高，CRP升高。咽拭子或喉气管吸出物做细菌培养可阳性。

2. 其他检查　间接喉镜检查可见声带肿胀，声门下黏膜呈梭形肿胀。

（四）诊断标准

（1）发热、声嘶、犬吠样咳嗽，重者可致失音和吸气时喉鸣。体检可见咽喉部充血，严重者有面色苍白、发绀、烦躁不安或嗜睡、鼻翼翕动、心率加快、三凹征，呈吸气性呼吸困难，咳出喉部分泌物后可稍见缓解。

（2）排除白喉、喉痉挛、急性喉气管支气管炎、支气管异物等所致的喉梗阻。

（3）间接喉镜下可见声带肿胀，声门下黏膜呈梭形肿胀。

（4）细菌感染者咽拭子或喉气管吸出物做细菌培养可阳性。

具有上述第（1）、（2）项可临床诊断为急性感染性喉炎，如同时具有第（3）项可确诊，如同时具有第（4）项可做病原学诊断。

（5）喉梗阻分度诊断标准

Ⅰ度：患者安静时无症状体征，仅于活动后才出现吸气性喉鸣及呼吸困难，肺呼吸音清晰，心率无改变。三凹征可不明显。

Ⅱ度：患儿在安静时出现喉鸣及吸气性呼吸困难，肺部听诊可闻喉传导音或管状呼吸音，心率较快120～140次/分。三凹征明显。

Ⅲ度：除Ⅱ度喉梗阻症状外，患儿因缺氧而出现阵发性烦躁不安、口周和指端发绀或苍白、双眼圆睁、惊恐万状、头面出汗。肺部听诊呼吸音明显降低或听不到，心音较钝，心率加快140～160次/分以上，三凹征显著。血气分析有低氧血症、二氧化碳潴留。

Ⅳ度：经过对呼吸困难的挣扎后，患儿极度衰弱，呈昏睡状或进入昏迷。由于无力呼吸，表现呼吸浅促、暂时安静、三凹征反而不明显，面色苍白或青灰，肺部听诊呼吸音几乎消失，仅有气管传导音。心音微弱、心率或快或慢或不规律。血气分析有低氧血症、二氧化碳潴留。

（五）诊断步骤

诊断步骤：犬吠样咳嗽等临床症状→询问病史：有无发热、声音嘶哑、异物吸入、哮喘史→体格检查：吸气性三凹征、表紫等症状→辅助检查：血常规、CRP、喉镜→确诊急性喉炎。

（六）鉴别诊断

根据病史、体征排除白喉、喉痉挛、急性喉气管支气管炎、支气管异物等所致的喉梗阻。

三、治疗

（一）经典治疗

1. 一般治疗　保持安静及呼吸道通畅，轻者进半流质或流质饮食，严重者可暂停饮食。缺氧者吸氧。保证足量液体和营养，注意水电解质平衡，保护心功能，避免发生急性心力衰竭。

2. 药物治疗　如下所述。

（1）对症治疗：每2～4小时做1次雾化吸入，雾化液中加入1%麻黄碱10mL、庆大霉素4万U、地塞米松2～5mg、盐酸氨溴索15mg。也可雾化吸入布地奈德2～4mg、肾上腺素4mg。痰黏稠者可服用或静脉滴注化痰药物如沐舒坦。高热者予以降温。烦躁不安者宜用镇静剂如苯巴比妥、水合氯醛、地西泮、异丙嗪等。异丙嗪不仅有镇静作用，还有减轻喉头水肿的作用，氯丙嗪则使喉肌松弛，加重呼吸困难，不宜使用。

（2）控制感染：对起病急，病情进展快，难以判断系病毒感染或细菌感染者，一般给予全身抗生素治疗，如青霉素类、头孢菌素类、大环内酯类抗生素等。

（3）糖皮质激素：宜与抗生素联合使用。Ⅰ度喉梗阻可口服泼尼松，每次1～2mg/kg，每4～6h 1次，呼吸困难缓解即可停药。大于Ⅱ度喉梗阻用地塞米松，起初每次2～5mg，静脉推注，继之按每日1mg/kg静脉滴注，2～3日后症状缓解即停用。也可用氢化可的松，每次5～10mg/kg静脉滴注。

3. 手术治疗　对经上述处理仍有严重缺氧征象，有大于Ⅲ度喉梗阻者，应及时做气管切开术。

（二）治疗步骤

治疗步骤：保证呼吸道畅通→吸氧→激素吸入或静脉使用抗感染→气管切开。

四、预后评价

多数患儿预后良好，病情严重、抢救不及时者，可造成窒息死亡。

五、最新进展与展望

近年来，随着儿科气管插管机械通气技术的成熟，气管插管机械通气也渐成为治疗该病的一个手段。儿科气管术前准备简单，便于急诊室或病房操作，操作时间短、创伤小、不留瘢痕。

（乌日娜）

第三节　毛细支气管炎

毛细支气管炎是一种婴儿期常见的下呼吸道疾病，好发于 2 岁以内，尤其是 6 个月内的婴儿。致病原主要是呼吸道合胞病毒，其他为副流感病毒、腺病毒、呼肠病毒等，亦可由肺炎支原体引起。以喘憋为主要临床特征，好发于冬春两季。

一、诊断步骤

（一）病史采集要点

1. 起病情况　起病急，在 2~3 天内达高峰。在起病初期常有上呼吸道感染症状。
2. 主要临床表现　剧咳，轻~中度发热，发作性呼吸困难，阵发性喘憋。
3. 既往病史　既往是否有喘息病史。此外，为判断以后是否会发展为哮喘，应询问患儿有无湿疹、过敏性鼻炎病史；家族中有无哮喘、过敏性鼻炎患者。

（二）体格检查要点

1. 一般情况　可有烦躁不安。
2. 呼吸困难情况　呼吸快而浅，有明显鼻翕及三凹征，严重病例出现苍白或发绀。
3. 肺部特征　叩诊呈过清音，听诊呼气延长，可闻及哮鸣音。喘憋时常听不到湿啰音，趋于缓解时可闻中、小水泡音、捻发音。严重时，毛细支气管接近完全梗阻，呼吸音明显减低甚至听不到。
4. 其他　由于过度换气引起不显性失水增加及液体摄入不足，可伴脱水，酸中毒。严重病例可并发心力衰竭、脑水肿、呼吸暂停及窒息。

（三）门诊资料分析

血常规：白细胞总数及分类大多在正常范围内。

（四）进一步检查项目

1. 病原学检查　采集鼻咽拭子或分泌物，使用免疫荧光技术、ELISA 等检测病毒抗原。肺炎支原体可通过检测血肺炎支原体 – IgM 确定。
2. CRP　通常在正常范围。
3. 胸部 X 线检查　可见不同程度肺气肿或肺不张，支气管周围炎及肺纹理增粗。
4. 血总 IgE 及特异性 IgE 检查　了解患儿是否为特应性体质。
5. 辅助检查　如 PPD 皮试、血生化检查等，以利于鉴别诊断和了解是否存在电解质、酸碱平衡紊乱。
6. 血气分析　对存在呼吸困难患儿应行血气分析以了解有无呼吸功能障碍及有无呼吸性/代谢性酸中毒等情况。

二、诊断对策

（一）诊断要点

根据患儿主要为小婴儿，冬春季节发病，具有典型的喘憋及呼气相哮鸣音，呼气延长，可考虑诊断。

（二）鉴别诊断要点

1. 支气管哮喘　哮喘患儿常有反复喘息发作，发作前可无前驱感染，对支气管扩张剂反应好，血嗜酸性粒细胞增高。此外，多有哮喘家族史。

2. 呼吸道异物　有异物吸入史及呛咳史。必要时经胸部 CT 及支气管纤维镜检查可确定。

3. 粟粒型肺结核　可有结核中毒症状，PPD 试验阳性，结合胸部 X 线检查可以鉴别。

4. 其他疾病　如充血性心力衰竭、心内膜弹力纤维增生症等，应结合病史、体征及必要的检查做出鉴别。

三、治疗对策

（一）治疗原则

①对症支持治疗。②控制喘憋。③控制感染。

（二）治疗计划

1. 一般治疗　如下所述。

（1）环境及体位：增加环境空气湿度极为重要，一般保持在 55%～60%。对喘憋较重者应抬高头部及胸部，以减轻呼吸困难。

（2）吸氧：轻症患儿可以不吸氧，有缺氧表现时，可采用鼻导管、面罩或氧帐等方式给氧。

（3）液体疗法：一般先予口服补液，不足时可以静脉补充 1/5 张液体。有代谢性酸中毒时，可以根据血气检查结果补碱。

2. 药物治疗　如下所述。

（1）镇静：由于镇静剂有呼吸抑制作用，是否使用有争议。

（2）平喘：可用异丙嗪，1mg/（kg·次），肌内注射或口服，具有止喘、镇咳和镇静作用，但少数患儿可有烦躁、面部潮红等不良反应。沙丁胺醇加溴化异丙托品气雾吸入治疗也常常使用，对是否有效有不同看法，如果试用后病情改善，则应继续使用。糖皮质激素用于严重的喘憋发作或其他治疗不能控制者，可采用甲基泼尼松龙 1～2mg/（kg·d）或琥珀酸氢化可的松 5～10mg/（kg·d），加入 10% GS 中静脉滴注。但有人认为激素对治疗毛细支气管炎无效。

（3）抗病毒治疗：较重者可用利巴韦林、阿昔洛韦等雾化吸入治疗，也有采用雾化吸入 α-干扰素，但疗效均不肯定。

（4）免疫治疗：对于重症病毒感染可考虑应用静脉注射免疫球蛋白（IVIG），400mg/（kg·d），连用 3～5d。静脉注射抗合胞病毒免疫球蛋白（RSV-IVIG），一般用于 RSV 感染的高危人群。预防方法为在 RSV 流行季节，每月 RSV-IVIG 750mg/kg，约 3～5 次；治疗方法为每次 1 500mg/kg。最近生产的抗 RSV 单克隆抗体（Palivizumab）多用于高危婴儿（早产儿、支气管肺发育不良、先天性心脏病、免疫缺陷），并对毛细支气管炎后反复喘息发作预防效果确切。用法是每月肌内注射 1 次，每次 15mg/kg，用于 RSV 可能流行的季节。

3. 机械通气　对个别极严重病例，经以上方法处理仍不能纠正呼吸衰竭时，可行机械通气。

四、病程观察及处理

（一）病情观察要点

①密切观察呼吸、心率、鼻翕、三凹征及发绀情况。②观察双肺喘鸣音的变化。③记录经皮测血氧饱和度（TaO_2）的变化。④对病情危重者，应监测血气分析。

（二）疗效判断与处理

1. 疗效判断　如下所述。

（1）治愈：症状体征全部消失，胸部 X 线检查正常。

（2）好转：体温降低，咳嗽、肺部啰音减轻。

（3）未愈：症状体征及 X 线检查无好转或加重者。

2. 处理　如下所述。

（1）有效者应继续按原方案治疗，直至缓解或治愈。

（2）病情无变化或加重应调整治疗方案，必要时采用 IVIG 400mg/（kg·d），连用 3～5 天。

五、预后

病程一般为 5～10 天，平均为 10 天。近期预后多数良好。但是，22.1%～53.2% 毛细支气管炎患儿以后会发展为哮喘。影响因素包括：婴儿早期严重 RSV 感染、母亲患哮喘、母亲吸烟。

六、随访

①出院时带药 LP、Meptin 等。②定期呼吸专科门诊随诊。③出院应当注意的问题：避免呼吸道感染，观察日后是否反复喘息发作。

附：闭塞性细支气管炎

闭塞性细支气管炎（BO）是临床上较少见的与小气道炎症性损伤相关的慢性气流阻塞综合征。其病理类型主要分为缩窄性细支气管炎和增殖性细支气管炎两种。

（一）病因与发病机制

BO 可由多种原因引起，包括感染、异体骨髓或心肺移植、吸入有毒气体、自身免疫性疾病和药物不良反应等，也有部分 BO 为特发性。目前认为致 BO 病原体的靶点为呼吸道纤毛细胞，由于免疫反应介导，上皮细胞在修复过程中发生炎症反应和纤维化，从而导致 BO。已有研究发现，BO 与患儿年龄、性别、被动吸烟等因素无关。

1. 感染　BO 通常继发于下呼吸道感染，病毒感染最多见。腺病毒是 BO 的主要病原，病毒（腺病毒 3、7、21 型，呼吸道合胞病毒，副流感染病毒 2 和 3 型，流感病毒 A 和 B 型及麻疹病毒等），细菌（如百日咳杆菌、B 族链球菌和流感嗜血杆菌），支原体均有报道，病毒感染多见，其中腺病毒最常见。

2. 组织器官移植　BO 的发生与异体骨髓、心肺移植有很强相关性。急性移植物抗宿主反应是移植后 BO 发生的高危因素。免疫抑制剂的应用也参与 BO 的形成。

3. 吸入因素　有毒气体（包括氨、氯、氟化氢、硫化氢、二氧化硫等）、异物、胃食管反流等均可损伤气道黏膜，导致慢性气道阻塞性损伤，发展成 BO。

4. 结缔组织疾病　类风湿性关节炎、渗出性多型性红斑（Stevens - Johnson 综合征，SJS）、系统性红斑狼疮、皮肌炎等也与 BO 有关。

有研究发现，1/3 的 SJS 患儿有气道上皮受损，可进一步发展成 BO。

（二）目前 BO 的诊断主要依赖于临床表现、肺功能和 HRCT 改变

1. 临床诊断 BO 的条件　如下所述。

（1）急性感染或急性肺损伤后 6 周以上的反复或持续气促，喘息或咳嗽、喘鸣，对支气管扩张剂无反应。

（2）临床表现与 X 线胸片轻重程度不符，临床症状重，X 线胸片多为过度通气。

（3）胸部 HRCT 显示支气管壁增厚、支气管扩张、肺不张、马赛克灌注征。

（4）肺功能示阻塞性通气功能障碍。

（5）X 线胸片为单侧透明肺。

（6）排除其他阻塞性疾病，如哮喘、先天纤毛运动功能障碍、囊性纤维化、异物吸入、先天发育异常、结核、艾滋病和其他免疫功能缺陷等。

2. 临床诊断 BO 条件 如下所述。

（1）急性感染或急性肺损伤后 6 周以上的反复或持续气促、喘息、咳嗽，喘鸣对支气管扩张剂无反应。

（2）肺内可闻及喘鸣音和（或）湿啰音。

（3）临床表现重，胸部 X 线仅表现为过度通气和（或）单侧透明肺，症状与影像表现不符。

（4）肺 CT 示双肺通气不均，支气管壁增厚，支气管扩张，肺不张，马赛克灌注征。

（5）肺 X 线片为单侧透明肺。

（6）肺功能示阻塞性通气功能障碍，可逆试验为阴性。

（7）排除其他阻塞性疾病如先天性纤毛运动不良、哮喘、免疫功能缺陷、胰腺纤维囊性变。

（三）临床表现

BO 为亚急性或慢性起病，进展可迅速，依据细支气管及肺损伤的严重度、广泛度和疾病病程表现各异，病情轻重不一，临床症状和体征呈非特异性，临床表现可从轻微哮喘样症状到快速进行性恶化、死亡。患儿常在急性感染后持续出现慢性咳嗽、喘息和运动不耐受，达数月或数年，逐渐进展，并可因其后的呼吸道感染而加重，重者可在 1~2 年内死于呼吸衰竭。

（四）影像学及其他实验室检查

1. 胸部 X 线 BO X 线胸片表现无特异性，对诊断 BO 不敏感，40% BO 患儿 X 胸片正常。部分患儿 X 线胸片表现有肺透亮度增加，磨玻璃样改变，可有弥散的结节状或网状结节状阴影，无浸润影。X 线胸片表现常与临床不符。

2. 高分辨率 CT（HRCT） HRCT 的应用提高了儿童 BO 诊断的能力。HRCT 在各种原因引起的 BO 诊断中均有非常重要意义，具有特征性改变，可显示直接征象和间接征象。直接征象为外周细支气管壁增厚，细支气管扩张伴分泌物滞留，表现为小叶中心性支气管结节影；间接征象为外周细支气管扩张、肺膨胀不全、肺密度明显不均匀，高通气与低通气区混合（称马赛克灌注征）、气体滞留征。这些改变主要在双下肺和胸膜下。马赛克征（mosaic 征），即肺密度降低区与密度增高区镶嵌分布，是小气道损伤的最重要征象。马赛克征的出现高度提示 BO 的可能，但马赛克灌注并无特异性，在多种完全不同的弥漫肺部疾病中都是首要的异常征象。CT 呼气相上的气体滞留征诊断 BO 的敏感性及准确率最高，文献报道几乎 100% BO 患者有此征象。有报道，儿童患者可采用侧卧等方式代替动态 CT 扫描。

3. 肺功能 特异性表现为不可逆的阻塞性通气功能障碍，即呼气流量明显降低。气流受限是早期变化，用力肺活量 25%~75% 水平的平均呼气流量（FEF 25%~75%）在检测早期气道阻塞方面比第一秒用力呼气容积（FEV$_1$）更敏感，在 BO 患儿显示明显降低，可小于 30% 预计值。

4. 支气管激发试验 BO 与哮喘一样存在气道高反应性，但二者对醋甲胆碱和腺苷 – 磷酸（AMP）支气管激发试验的反应不同。哮喘对直接刺激剂醋甲胆碱、间接刺激剂 AMP 均阳性，而 BO 对醋甲胆碱只有部分阳性，而且是短暂的，对 AMP 呈阴性反应。

5. 动脉血气 严重者出现低氧血症，血气可用来评估病情的严重程度。

6. 肺通气灌注扫描 BO 患儿肺通气灌注扫描显示斑块状分布的通气、血流灌注减少。王维等对 11 例患儿进行肺通气灌注扫描显示，双肺多发性通气血流灌注受限，以通气功能受限为著，其结果与患儿肺 CT 的马赛克灌注征相对应，且较 CT 敏感，认为该测定是一项对 BO 诊断及病情评估有帮助的检查。

7. 纤维支气管镜及肺泡灌洗液细胞学分析 可利用纤维支气管镜检查除外气道发育畸形，也可进行支气管黏膜活检。有研究提示，BO 与肺泡灌洗液中性粒细胞升高相关，也有学者认为灌洗液中性粒细胞的增加为 BO 的早期标志，但还不能用于诊断 BO。

8. 肺活检 是 BO 诊断金标准，但由于病变呈斑片状分布，肺活检不但有创而且不一定取到病变部位，故其儿科应用受到限制。

（五）鉴别诊断

1. 哮喘 BO 和哮喘均有喘息表现，且 BO 胸片多无明显异常，易误诊为哮喘。哮喘患儿胸部

HRCT 可出现轻微的磨玻璃样影或马赛克征，易误诊为 BO，故可根据喘息对支气管扩张剂和激素的治疗反应、过敏性疾病史或家族史、HRCT 的表现等对这两种疾病进行综合判断鉴别。

2. 弥散性泛细支气管炎　绝大多数该病患儿有鼻窦炎，胸部 HRCT 显示双肺弥散性小叶中心性结节状和支气管扩张，而非马赛克征和气体闭陷征。

3. 特发性肺纤维化　特发性肺纤维化又称 Hamman - Rich 综合征。起病隐匿，多呈慢性经过，临床以呼吸困难、发绀、干咳较为常见，多有杵状指（趾）。X 线胸片呈广泛的颗粒或网点状阴影改变，肺功能为限制性通气障碍伴肺容量减少。

（六）治疗

目前还没有公认的 BO 治疗准则，缺乏特效治疗，主要是对症支持。

1. 糖皮质激素　对激素应用剂量、疗程和方式仍然存在争议。未及时使用激素的 BO 病例几乎均遗留肺过度充气、肺膨胀不全和支气管扩张，并且肺功能逐渐恶化。吸入激素可降低气道高反应，避免全身用药的副反应，但实际上如果出现了严重呼吸道阻塞，则气溶胶无法到达肺周围组织，故有人提议加大吸入剂量（二丙酸倍氯米松 >1 500g），但缺乏安全性依据。针对严重 BO 患儿，有研究静脉应用甲泼尼龙 30mg/（kg·d），连用 3 天，每月 1 次，可减少长期全身用药的副反应。9 例骨髓移植后 BO 患儿接受大剂量甲泼尼龙冲击治疗 10mg/（kg·d），连用 3 天，每月 1 次（平均 4 个月），辅以吸入激素治疗，临床症状消失，肺功能稳定。有学者建议口服泼尼松 1~2mg/（kg·d），1~3 个月后逐渐减量，以最小有效量维持治疗；病情较重者在治疗初期予甲泼尼龙 1~2mg/（kg·d）静脉滴注，3~5 天后改为口服；同时采用布地奈德雾化液 0.5~1.0mg/次，每日 2 次，或布地奈德气雾剂 200~400r/d 吸入治疗。

2. 支气管扩张剂　随 BO 病情进展，肺功能可由阻塞性通气功能障碍变为限制性或混合性通气功能障碍，对合并限制性通气功能障碍患儿，支气管扩张剂可部分减少阻塞症状，对肺功能试验有反应和（或）临床评估有反应患儿可应用。长效 β_2 受体激动剂可作为减少吸入或全身激素用量的联合用药，不单独使用。文献提出，对支气管扩张剂有反应是长期应用激素的指标。

3. 其他　如下所述。

（1）抗生素：BO 患儿易合并呼吸道细菌感染，应针对病原选择抗生素。对于伴广泛支气管扩张的 BO 患儿更需要抗生素治疗。大环内酯类抗生素，特别是阿奇霉素在抗菌活性之外，还有抗炎特性，对部分 BO 患者有效，可改善肺功能。

（2）氧疗：吸氧浓度要使氧饱和度维持在 0.94 以上（氧合指数 0.25~0.40）。

（3）纤支镜灌洗：有研究观察了 8 例 BO 患儿纤支镜灌洗效果，提出纤支镜灌洗对 BO 病情的恢复无帮助。

（4）肺部理疗：主要适应证是支气管扩张和肺不张，可降低支气管扩张相关问题的发生率，避免反复细菌感染。

（5）外科治疗：①肺或肺叶切除：对于伴局部支气管扩张或慢性肺叶萎陷的 BO 患儿，受累肺叶切除可避免肺部感染的频发和加重。文献报道 1 例累及单侧肺的 BO 患儿，在保守治疗无效后行单侧肺切除后效果较好。②肺移植：肺移植为处于终末阶段的 BO 患儿提供了长期存活的机会。持续存在的严重气流阻塞，伴有肺功能降低和越来越需要氧气支持的 BO 患儿可考虑肺移植。

（6）营养支持：提供足够热量和能量的支持疗法，尽可能让患儿身高、体重达到同年龄儿童的水平。

4. 纤支镜灌洗　有人观察了 8 例 130 患儿纤支镜灌洗的效果，提出纤支镜灌洗对 BO 病情的恢复没有帮助。

5. 肺部理疗　肺部理疗对于 BO 患儿主要的适应证是针对支气管扩张和肺不张的治疗。目的是为了减少支气管扩张相关问题的发生率和避免反复的细菌感染。

6. 外科治疗　如下所述。

（1）肺或肺叶切除：对于伴有局部支气管扩张或慢性肺叶萎陷的患儿，受累肺叶切除可避免肺部感染的频发和加重，减少理疗的需求。文献报道 1 例累及单侧肺的 BO，在保守治疗无效后行单侧肺切除后效果较好。

（2）肺移植：儿科肺移植的发展给一些处于终末阶段的肺疾病（包括 BO 在内）患儿提供了长期存活的机会。持续存在的严重的气流阻塞状态，伴有肺功能降低和越来越需要氧气支持的 BO 患儿可考虑肺移植。

（乌日娜）

第四节　支气管哮喘

支气管哮喘（简称哮喘）是一种常见的全球性小儿呼吸道变态反应性疾病，近年来对其病因、发病机制、病理改变及防治等方面的研究，都取得了较大进展，尤其 GINA 的制定和推广，使哮喘防治进一步规范化，并已见显著成效。但发病率仍呈上升趋势，全球已有 3 亿人患哮喘，死亡率徘徊不降，给儿童健康和社会造成严重危害和负担，成为全球威胁人类健康最常见的慢性肺部疾患之一，已引起社会各界关注。

哮喘是一种以嗜酸性粒细胞、肥大细胞等多种炎症细胞和细胞因子、炎性介质共同参与形成的气道慢性变应性炎症，对易感者，此类炎症使之对各种刺激物具有高度反应性，并可引起气道平滑肌功能障碍，从而出现广泛的不同程度的气流受限。临床表现为反复发作性喘息、呼吸困难、咳嗽、胸闷等，有的以咳嗽为主要或唯一表现，这些症状常在夜间或晨起发生或加剧。可经治疗缓解或自行缓解。

由于地区和年龄的不同及调查方法和诊断标准的差异，世界各地哮喘患病率相差甚大，如新几内亚高原几乎无哮喘，而特里斯坦 – 达库尼亚岛上的居民则高达 50%。从总体患病率来看，发达国家（如欧、美、澳等）患病率高于发展中国家（如中国、印度等）。一般在 0.1% ~ 14% 之间。据美国心肺血液研究所报道，1987 年哮喘的人群患病率较 1980 年上升了 29%，该时期以哮喘为第一诊断的病死率增加了 31%。国内 20 世纪 50 年代上海和北京的哮喘患病率分别为 0.46% 和 4.59%，至 80 年代分别增至 0.69% 和 5.29%。90 年代初期全国 27 省市 0 ~ 14 岁儿童哮喘患病率情况抽样调查结果，患病率为 0.11% ~ 2.03%，平均 1.0%。10 年后累计患病率达 1.96%（0.5% ~ 3.33%）增加 1 倍。山东省调查不同地理环境中 984 131 名城乡人群，儿童患病率为 0.80%，明显高于成人（0.49%），均为农村高于城市，丘陵地区 > 内陆平原 > 沿海地区，并绘出了山东省哮喘病地图。但 10 年后济南、青岛两市调查结果显示，患病率也升高 1 倍多。性别方面，儿童期男大于女，成人则相反。年龄患病率 3 岁内最高，随年龄增长逐渐降低。首次起病在 3 岁之内者达 75.69%。呼吸道感染是首次发病和复发的第一位原因。

一、病因

哮喘的病因复杂，发病机制迄今未全阐明，不同病因引起哮喘的机制不尽一致，现介绍如下。

（一）内因

哮喘患者多属过敏性体质（旧称泥膏样或渗出性素质），即特应性体质，存在气道高反应性，其特点是：体态肥胖，易患湿疹、过敏性皮炎和药物、食物过敏，婴儿期 IgA 较低，易患呼吸道感染或顽固性腹泻。血清 IgE 升高，嗜酸性粒细胞等有较多 IgE 受体。机体免疫功能，尤其是细胞免疫障碍，Ts 细胞减少，Th 细胞增多，尤其 Th_2 类细胞因子亢进。抗体水平失衡。微量元素失调，主要是 Zn 降低，使免疫功能下降。A 型血哮喘患儿明显高于其他型血者，乃由于其气道含较多 ABH 血型物质，易发生 I 型变态反应。此外哮喘患儿内分泌失调，雌二醇升高，皮质醇、黄体酮水平下降。有较高的阳性家族过敏史和过敏源皮试阳性率，迷走神经功能亢进，β_2 受体反应性下降，数量减少，β/α 比例紊乱等，这些内因是可以遗传的，其遗传因素在第 6 对染色体的 HLA 附近。近年研究发现尚与其他多种染色体有关。这是发生哮喘的先决条件。有人对 985 例哮喘儿童进行家系调查，64.68% 的患儿有湿疹等变应性疾病史；42.15% 有哮喘家族史，而且亲代愈近，患病率愈高，有家族聚集现象，属于多基因遗传病，

— 67 —

遗传度 80%。此外早期喘息与肺发育较小、肺功能差等有关。

（二）外因

也是哮喘发生的必备条件。

1. 变应原 变态反应学说认为，哮喘是由 IgE 介导的 I 型变态反应性疾病。变应原作用于机体后，使机体致敏，并产生 IgE，当再次接触相应抗原后，便与肥大细胞上的 IgE 结合，通过"桥联作用"，Ca^{2+} 流入细胞内，激活细胞内的酶，溶酶体膜溶解，使其脱颗粒，释放出组胺等过敏介质，发生哮喘。引起哮喘的变应原种类繁多，大体可分为吸入性、食物性和药物性等三类，如屋尘、螨、花粉、真菌、垫料、羽毛等吸入性变应原和奶、鱼、肉、蛋、瓜果、蔬菜等食物性过敏源及阿司匹林类解热镇痛药、青霉素类等药物，此外 SO_2、DDV、油漆、烟雾、环氧树脂等亦可诱发哮喘。近年房屋装修，甲醛、油漆等有害物质致空气污染，已成为哮喘发生的又一常见原因。饮食结构的变化、工业污染、汽车废气及生态环境的变化等与哮喘患病率增加也均有关系。

2. 呼吸道感染 是哮喘的又一重要原因，其发病机制复杂，病原体本身就是一种变应原，并且感染可以因为气道黏膜损伤，免疫功能低下，气道反复感染，形成恶性循环，导致气道反应性增高。据有学者对 2 534 例哮喘的调查，91.91% 的首次病因和 74.29% 的复发诱因是感染，尤其是呼吸道病毒感染。近年研究业已证明 RSV 毛支炎患儿，鼻咽部 RSV – IgE 和组胺水平及嗜碱性粒细胞脱颗粒阳性率均增高，其他如腺病毒、hMPV、麻疹病毒、副流感病毒、百日咳杆菌、肺炎支原体、衣原体、曲菌等真菌感染均可引起哮喘，鼻窦炎与哮喘关系也非常密切。

3. 其他 运动约 90% 的哮喘患儿由运动而激发，这可能系气道冷却或纤毛周围呈现暂时性高渗状态，促使炎症细胞产生并释放过敏性介质所致。大哭、大笑等剧烈情绪波动，精神过度紧张（如考试）或创伤及冷空气刺激、气候骤变、气压降低等及咸、甜饮食均可诱发哮喘。胃 – 食管反流是夜间哮喘发作的主要原因之一。

二、临床表现

轻重悬殊。夜间或晨起发作较多或加重。轻者仅咳嗽、喷嚏、流涕，年长儿可诉胸闷。重者则喘息，严重呼气性呼吸困难（婴幼儿呼气相延长可不明显）和哮鸣音。有的只有顽固性咳嗽，久治不愈。并发感染时可有发热，肺部水泡音（但咳黄痰不一定都是细菌感染）。喘息程度与气道梗阻程度并不平行，当严重气道狭窄时，因气流量减少，喘鸣及呼吸音反减弱，此乃危笃征兆，有时易被误认为减轻。哮喘可分为急性发作期、慢性持续期（指虽无急性发作，但在较长时间内总是不同频度和程度地反复出现喘息、咳嗽、胸闷等症状的状态）和缓解期（即症状体征消失，肺功能正常并维持 4 周以上）。

1. 典型哮喘 可分为三期。第一期为发作性刺激性干咳，颇似异物所致的咳嗽，但气道内已有黏液分泌物，可闻少量哮鸣音；第二期可见咳出白色胶状黏痰（亦可略稀带泡沫），患儿烦躁不安，面色苍白，大汗淋漓，可有发绀，气喘加重，呼气延长，哮鸣音多，可掩盖心音，远处可闻，三凹征（＋）。婴儿喜伏于家长肩头，儿童多喜端坐，胸廓膨满，叩诊过清音，膈肌下降，心浊音界不清；第三期呼吸困难更严重，呼吸运动弱，有奇脉，肝大、水肿，终致急性呼吸衰竭或窒息，甚至猝死，但绝大多数患儿上述三期表现是可逆的。

2. 病情严重程度分级 我们将国内标准略加补充更切实可行，即轻症：仅有哮鸣音且呼吸困难轻，每月发作 <1 次，摒除变应原或其他激发因素后，喘息可被一般支扩剂控制，不影响正常生活；中症：呼吸困难较重，一月发作 1 次左右；或轻度发作，但次数较频（几乎每天发作），排除变应原及其他激发因素后，用一般支扩剂喘息部分缓解，活动受限，有时需用激素改善症状；重症：呼吸困难严重，每月发作 1 次以上，或反复频繁的中度呼吸困难，排除变应原和其他激发因素后，哮喘无明显改善，一般支扩剂无效，严重影响正常生活，需经常住院或使用激素控制症状；危急：哮鸣音明显减少或消失，血压降低，奇脉，意识模糊，精神错乱，体力明显耗竭，有呼酸并代酸，心电图示电轴右偏或 P 波高尖，需要进行急救治疗。此外，无论发作次数多少，凡依赖激素改善症状者，均为中、重度，每日需泼尼松 10mg 以上的激素依赖者或发作时有意识障碍者均为重症。

三、诊断与鉴别诊断

（一）诊断

详尽的病史及典型症状不难诊断。轻症及不典型病例，可借助辅助检查确诊。

1. 病史采集　①询问是否有过典型哮喘表现，并除外其他喘息性疾患；问明首次发病的年龄、病情、持续时间、每次复发的诱因和居住环境是否阴暗、潮湿、空气污浊及生活习惯；家中是否养猫、狗、鸟等；发病先兆、起病缓急、持续时间、有无受凉、发热等上感表现；常用治疗措施及缓解方法；②特应症病史及 Ⅰ、Ⅱ 级亲属中过敏史：如湿疹、皮炎、过敏性鼻炎、咽炎、结膜炎，药物、食物过敏，反复呼吸道感染及慢性腹泻史；家族中有无上述疾病史和哮喘、气管炎史等；③发病诱因：何时、何种环境下发病，寻找环境中可疑变应原；与运动、情绪、劳累、冷空气、烟尘、DDV、油漆、食物及上感等的关系等。

2. 辅助检查　①血液：外源性哮喘血嗜酸性粒细胞数升高，常 $> 0.3 \times 10^9/L$，嗜碱性粒细胞 $> 0.033 \times 10^9/L$，嗜碱性粒细胞脱颗粒试验阳性，合并感染时可见中性粒细胞数升高。血电解质一般无异常；②痰液及鼻分泌物：多呈白色泡沫状稀黏痰或胶冻状痰，嗜酸性粒细胞明显增多，并发感染时痰成黄或绿色，中性粒细胞为主，大量嗜酸性粒细胞可使痰变棕黄色。显微镜下可见库什曼螺旋体和夏科-雷登晶体；③胸部 X 线片检查：少数可正常，多有肺纹理粗乱、肺门阴影紊乱、模糊，发作期可有肺不张、肺气肿，右心肥大等表现，并感染时可有点片状阴影；④肺功能：缓解期以小气道病变常见，发作期可见阻塞性通气功能障碍。肺活量降低，残气量增加等。峰流速仪测定 PEER 简单易行，实用价值大，可估计病情，判定疗效，自我监测，诊断轻型和不典型哮喘。正常或轻症的 PEF 应 > 预计值或本人最佳值的 80%，24h 变异率 < 20%；其 PEF 为预计值的 60%～80%，变异率为 20%～30% 为中症；PEF 和 FEV_1 有高度相关性，可代替后者；⑤血气分析：对估计气道梗阻程度及病情、指导治疗均有重大意义。轻度哮喘：血气正常，每分通气量稍增加（Ⅰ级），或 $PaCO_2$ 轻度下降，血 pH 轻度升高，每分通气量增加（Ⅱ级）；中度哮喘（Ⅲ级）：V/Q 比例失调，PaO_2 下降，$PaCO_2$ 仍略低；严重哮喘（Ⅳ级）：PaO_2 进一步下降，$PaCO_2$ "正常或略升高"，提示气道阻塞严重，易误认为病情好转；晚期哮喘（Ⅴ级）：出现Ⅱ型呼衰的血气表现和酸中毒。pH < 7.25 表示病情危笃，预后不良；⑥支气管激发或扩张试验或运动激发试验的测定；⑦变应原测定；⑧免疫功能检查示总 IgE 升高或特异性 IgE 升高；⑨其他：还可根据条件及病情测 ECP 等炎性介质及 CKs、IL-4、IL-5、β_2 受体功能、内分泌功能、血清前列腺素水平、微量元素及 cAMP/cGMP 等。

3. 诊断标准

（1）儿童哮喘：①反复发作喘息、气促、胸闷或咳嗽，多与接触变应原、冷空气、物理或化学刺激、呼吸道感染、运动及甜、咸食物等有关；②发作时双肺闻及弥散或散在哮鸣音，呼气多延长；③支气管扩张剂有显著疗效；④除外其他引起喘息、胸闷和咳嗽的疾病。

需要说明的是：①喘息是婴幼儿期的一个常见症状，故婴幼儿期是哮喘诊治的重点。但并非婴幼儿喘息都是哮喘。有特应质（如湿疹、过敏性鼻炎等）及家族过敏史阳性的高危喘息儿童，气道已出现变应性炎症，其喘息常持续至整个儿童期，甚至延续至成年后。但是无高危因素者其喘息多与 ARI 有关，且多在学龄前期消失；②不能确诊的可行：哮喘药物的试验性治疗，这是最可靠的方法；可用运动激发试验，如阳性，支持哮喘诊断；对于无其他健康方面问题的儿童出现夜间反复咳嗽或患儿感冒"反复发展到肺"或持续 10 天以上或按哮喘药物治疗有效者应考虑哮喘的诊断，而不用其他术语，这种可能的"过度"治疗远比反复或长期应用抗生素好；更要注意病史和 X 线排除其他原因的喘息，如异物、先天畸形、CHD、囊性纤维性变、先天免疫缺陷、反复牛奶吸入等。

（2）咳嗽变异性哮喘：即没有喘鸣的哮喘：①咳嗽持续或反复发作 > 1 月，常于夜间或清晨发作，运动、遇冷空气或特殊气味后加重，痰少；临床无感染征象或经较长期抗感染治疗无效；②平喘药可使咳嗽缓解；③有个人或家族过敏史或变应原试验阳性；④气道有高反应性（激发试验阳性）；⑤排除其他引起慢性咳嗽的疾病。

（二）鉴别诊断

1. **毛细支气管炎** 又称喘憋性肺炎，是喘息常见病因，可散发或大流行，多见于 1 岁内尤其 2 ~ 6 个月小儿，系 RSV 等病毒引起的首次哮喘发作，中毒症状和喘憋重，易并发心衰、呼衰等，对支扩剂反应差，可资鉴别。但在特应质、病理改变及临床表现方面与哮喘相似，且有 30% 以上发展为哮喘。我们曾长期随访 RSV 毛支炎，约 70% 发展为喘支，25% ~ 50% 变为哮喘，其高危因素为：较强的过敏体质和家族过敏史，血清 IgE 升高，变应原皮试阳性，细胞免疫低下和反复呼吸道感染等。

2. **喘息性支气管炎** 国外多认为喘支属于哮喘范围。其特点是：多见于 1 ~ 4 岁儿童，是有喘息表现的气道感染，有发热等表现，抗感染治疗有效，病情较轻，无明显呼吸困难，预后良好，多于 4 ~ 5 岁后发作减少，症状减轻而愈。因此与过敏性哮喘有显著区别。但在临床症状、气道高反应性、特应性及病理变化等多方面与哮喘，尤其感染性哮喘有共同之处，且有 40% 以上的患儿移行为哮喘。新近有人指出：3 岁内小儿感染后喘息，排除其他原因的喘息后，就是哮喘，是同一疾病在不同年龄阶段的表现形式。

3. **心源性哮喘** 小儿较少见。常有心脏病史，除哮鸣音外，双肺大量水泡音，咳出泡沫样血痰及心脏病体征，平喘药效果差，吗啡、哌替啶治疗有效。心电图、心脏彩色多普勒超声检查有的发现心脏异常。当鉴别困难时可试用氨茶碱治疗，禁用肾上腺素和吗啡等。

4. **支气管狭窄或软化** 多为先天性，常为出生后出现症状，持续存在，每于感冒后加重，喘鸣为双相性。CT、气道造影或纤支镜检查有助诊断。

5. **异物吸入** 好发于幼儿或学龄前儿童，无反复喘息史，有吸入史；呛咳重，亦可无，有持续或阵发性哮喘样呼吸困难，随体位而变化，以吸气困难和吸气性喘鸣为主。多为右侧，可听到拍击音，X 线可见纵隔摆动或肺气肿、肺不张等，若阴性可行纤支镜检查确诊。

6. **先天性喉喘鸣** 系喉软骨软化所致。生后 7 ~ 14 天出现症状，哭闹或呼吸道感染时加重，俯卧或抱起时可减轻或消失，随年龄增大而减轻，一般 2 岁左右消失。

7. **其他** 凡由支气管内阻塞或气管外压迫致气道狭窄者，均可引起喘鸣，如支气管淋巴结核、支气管内膜结核、胃食管反流、囊性纤维性变、肺嗜酸细胞浸润症、嗜酸细胞性支气管炎、原发性纤毛运动障碍综合征、支气管肺曲菌病、肉芽肿性肺疾病、气管食管瘘、原发免疫缺陷病、纵隔或肺内肿瘤、肿大淋巴结、血管环等。可通过病史、X 线、CT 等检查予以鉴别。

四、治疗

（1）治疗目的：缓解症状，改善生活质量，保证儿童正常身心发育，防止并发症，避免治疗后的不良反应。

（2）防治原则：去除诱（病）因，控制急性发作，预防复发，防止并发症和药物不良反应以及早诊断和规范治疗等。

（3）治疗目标：①尽可能控制哮喘症状（包括夜间症状）；②使哮喘发作次数减少，甚至不发作；③维持肺功能正常或接近正常；④β₂ 受体激动剂用量减至最少，乃至不用；⑤药物不良反应减至最少，甚至没有；⑥能参加正常活动，包括体育锻炼；⑦预防发展为不可逆气道阻塞；⑧预防哮喘引起的死亡。因此哮喘治疗必须坚持"长期、持续、规范和个体化"原则。

（一）急性发作期的治疗

主要是抗感染治疗和控制症状。

1. **治疗目标** ①尽快缓解气道阻塞；②纠正低氧血症；③合适的通气量；④恢复肺功能，达到完全缓解；⑤预防进一步恶化和再次发作；⑥防止并发症；⑦制定长期系统的治疗方案，达到长期控制。

2. **治疗措施**

（1）一般措施：①保持气道通畅，湿化气道，吸氧使 SaO₂ 达 92% 以上，纠正低氧血症；②补液：糖皮质激素和 β₂ 受体激动剂均可致使低钾，不能进食可致酸中毒、脱水等，是哮喘发作不缓解的重要原因，必须及时补充和纠正。

（2）迅速缓解气道痉挛：①首选氧或压缩空气驱动的雾化吸入，0.5% 万托林每次 0.5～1mL/kg（特布他林每次 300μg/kg），每次最高量可达 5mg 和 10mg。加生理盐水至 3mL，初 30 分钟至 1 小时 1 次，病情改善后改为 q6 小时。无此条件的可用定量气雾剂加储雾罐代替，每次 2 喷，每日 3～4 次。亦可用呼吸机的雾化装置。无储雾罐时可用一次性纸杯代替。②当病情危重，呼吸浅慢，甚至昏迷，呼吸心跳微弱或骤停时或雾化吸入足量 β_2 受体激动剂 + 抗胆碱能药物 + 全身用皮质激素未控制喘息时，可静滴沙丁胺醇 [0.1～0.2μg/（kg·min）]，或用异丙肾 ivdrip 代替。③全身用激素：应用指征是中、重度哮喘发作，对吸入 β_2 激动剂反应欠佳；长期吸激素患者病情恶化或有因哮喘发作致呼衰或为口服激素者，应及时、足量、短期用，一般 3～4 天，不超过 7 天，至病情稳定后以吸入激素维持。④中重度哮喘：用 β_2 激动剂 +0.025% 的异丙托品（每次 <4 岁 0.5mL，≥4 岁 1.0mL），q4～6h；⑤氨茶碱，3～4mg/kg，≯每次 250mg，加入 10% 葡萄糖中缓慢静脉注射（≮20 分钟），以 0.5～1mg/（kg·h）的速度维持，每天≯24mg/kg，亦可将总量分 4 次，q6 小时，静脉注射，应注意既往用药史，最好检测血药浓度，以策安全。⑥还可用 $MgSO_4$、维生素 K_1、雾化吸入呋塞米、利多卡因、普鲁卡因、硝普钠等治疗。

（3）人工通气。

（4）其他：①抗感染药仅在有感染证据时用；②及时发现和治疗呼衰、心衰等并发症；③慎用或禁用镇静剂；④抗组胺药及祛痰药无确切疗效。

（5）中医药：可配合中医辨证论治，如射干麻黄汤、麻地定喘汤等加减或用蛤蚧定喘汤、桂龙咳喘宁等。

（二）慢性持续期的治疗

按 GINA 治疗方案进行。①首先根据病情判定患者所处的级别，选用哪级治疗；②各级均应按需吸入速效 β_2 受体激动剂；③表中 ICS 量为每日 BDP 量，与其他 ICS 的等效剂量为：BDP250μg≈BUD200μg≈FP125μg；④起始 ICS 剂量宜偏大些；⑤每级、每期都要重视避免变应原等诱因。

（1）升级：如按某级治疗中遇变应原或呼吸道感染等原因，病情加重或恶化，经积极治疗病因，仍不见轻时，应立即升级至相应级别治疗。

（2）降级：如按某级治疗后病情减轻达到轻的一级时要经至少 3 个月维持并评估后（一般 4～6 个月），再降为轻一级的治疗。

（三）缓解期的防治（预防发作）

1. 避免接触变应原和刺激因素　对空气和食物中的变应原和刺激因素，一旦明确应尽力避免接触，如对屋尘过敏时可认真清理环境，避开有尘土的环境，忌食某些过敏的食物。对螨过敏者除注意卫生清扫外，可用杀螨剂、防螨床罩或威他霉素喷洒居室。阿司匹林等药物过敏者可用其他药物代替。对猫、狗、鸟等宠物或花草、家具过敏的，可将其移开或异地治疗。

2. 保护性措施　患儿应生活有规律，避免过劳、精神紧张和剧烈活动，进行三浴锻炼，尤其耐寒锻炼，积极防治呼吸道感染，游泳、哮喘体操、跳绳、散步等运动有利于增强体质和哮喘的康复，但运动量以不引起咳、喘为限，循序渐进，持之以恒。

3. 提高机体免疫力　根据免疫功能检查结果选用增强细胞、体液和非特异性免疫功能的药物，如普利莫（即万适宁）、斯奇康、乌体林斯、气管炎菌苗片、静注用丙种球蛋白、转移因子、胸腺肽、核酪、多抗甲素、复合蛋白锌等锌剂、胎盘脂多糖及玉屏风颗粒、黄芪颗粒、还尔金、儿康宁、固本咳喘片、组胺球蛋白（亦称抗过敏球蛋白）等。

4. 减敏疗法

（1）特异减敏疗法：旧称脱敏疗法，通过小剂量抗原反复注射而使机体对变应原的敏感性降低。需先进行皮试，根据阳性抗原种类及强度确定减敏液起始浓度。该疗法疗效肯定，但影响因素较多，且疗效长，痛苦大，有时难以坚持到底。目前已有进口皮试抗原和脱敏液，安全、有效可应用，但价格较高。新近还从国外引进百康生物共振变应原检测治疗仪，对哮喘等过敏性疾病有良好疗效。

（2）非特异减敏疗法：所用方法不针对某些具体抗原，但起到抗炎和改善过敏体质作用，常用的如细胞膜稳定剂色甘酸钠、尼多酸钠、曲尼斯特及抗组胺药氯雷他定（开瑞坦）、西替利嗪（仙特明）、阿伐斯汀（新敏乐）等及酮替芬、赛庚啶、特非那定等。甲氨蝶呤、雷公藤多苷、环胞素 A 对防治哮喘亦有较好效果，但因不良反应大，不常规应用。最重要和最常用的药物当属肾上腺皮质激素。主要是吸入给药。

五、预后

多数患儿经正规合理治疗可完全控制，像健康儿童一样生活。大部分婴幼儿哮喘随年龄增长逐渐减轻，至 4~5 岁后不再发作，其他患儿在青春期前后随着内分泌的剧烈变化，呈现一种易愈倾向，尤以男孩为著，故至成人期，两性差异不大或女多于男，因此总的预后是好的，但仍有部分患儿治疗无效或死亡。其病死率在日本为 1.3%~6.5%，美国儿童哮喘的死亡率为 1.1/10 万（1972 年），国内 10 年住院儿童哮喘病死率为 0.13%~0.44%。山东省儿童哮喘死亡率为 0.33/10 万。治疗失败的原因为：①医生及家长对哮喘的严重性估计不足，缺乏有效的监测措施；②肾上腺皮质激素用量不足或应用过晚；③治疗不当，如滥用 β_2 受体激动剂等。因此，死亡中的多数是可避免的。总之不积极治疗、等待自愈和悲观失望、放弃治疗的想法都是不可取的。

（乌日娜）

第七章

循环系统疾病

第一节　感染性心内膜炎

一、概述

感染性心内膜炎（infective endocarditis，IE）是致病微生物直接侵袭心内膜而引起的炎症性疾病，在心瓣膜表面形成的赘生物中含有病原微生物。引起心内膜感染的因素有：①病原菌侵入血流，引起菌血症、败血症或脓毒血症，并侵袭心内膜；②先天性或后天性心脏病患儿，尤其在心脏手术后，有人工瓣膜和心内膜补片者，有利于病原菌的寄居繁殖；③免疫功能低下如应用免疫抑制剂、器官移植应用细胞毒性药物者易发病。致病微生物主要为细菌，偶见霉菌、病毒、立克次体。近20年来，本病在小儿有显著增多的趋势。根据起病缓急和病情程度，本病可分2类：①急性感染性心内膜炎：原无心脏病，发生于败血症时，细菌毒力强，病程＜6周。②亚急性感染性心内膜炎：在原有心脏病的基础上感染毒力较弱的细菌，病程＞6周。随着抗生素的广泛应用和病原微生物的变化，前者已大为减少。

二、诊断思路

（一）病史要点

1. 现病史　询问患儿有无发热、乏力、食欲低下、全身不适、盗汗、关节痛、肌痛、皮肤瘀点、腹痛、恶心、呕吐、腰痛、血尿、便血、头痛、偏瘫、失语、抽搐、昏迷等。发病前有无扁桃体炎、龋齿、皮肤感染、败血症、拔牙等小手术、静脉插管、心内手术等。

2. 过去史　询问有无室间隔缺损、动脉导管未闭等先天性心脏病及后天性心脏病病史，有无心脏手术、人工瓣膜或心内膜补片等病史，询问患儿有无外伤史。

3. 个人史　询问出生时喂养及生长发育情况。

4. 家族史　询问家属中有无心脏病患者。

（二）查体要点

1. 一般表现　注意有无体温升高、苍白、精神不振。寻找各器官有无栓塞表现，如指、趾尖有无红色疼痛性 Osler 结，手、脚掌有无出血性红斑（Janeway 斑），有无指甲下条纹状出血，眼结膜出血，有无脾肿大及压痛等。有无杵状指、趾。有无肾区叩击痛、脑膜刺激征、偏瘫。视网膜有无卵圆形出血红斑。有无心力衰竭表现如肝大、水肿等。

2. 心脏检查　对原有先天性心脏病或风湿性心脏病等患者，听诊时注意心脏有无出现新杂音或心脏杂音性质改变。原有杂音可变响变粗，原无杂音者可出现乐鸣性杂音且易多变。

（三）辅助检查

1. 常规检查　如下所述。

（1）外周血常规表现为白细胞增多、中性粒细胞升高、进行性贫血，可有血小板减少。

（2）血沉增快，CRP升高。

（3）血培养阳性。

（4）特殊检查：原有心脏病者心电图、胸部X线片等有相应异常。超声心动图检查可确定赘生物的大小、数量、位置及心瓣膜损坏情况。

2. 其他检查　尿常规中可出现蛋白及红细胞。血清球蛋白、γ球蛋白可升高，循环免疫复合物、类风湿因子、抗心内膜抗体、抗核抗体可升高。

（四）诊断标准

1. 临床指标（2001年中华儿科学会心血管组制定）　如下所述。

（1）主要指标

1）血培养阳性：分别2次血培养有相同的感染性心内膜炎常见的致病菌（如草绿色链球菌、金黄色葡萄球菌、肠球菌等）。

2）心内膜受累证据：应用超声心动图检查有心内膜受累证据（有以下征象之一）：①附着于心脏瓣膜或瓣膜装置、心脏、大血管内膜、置入人工材料上的赘生物；②心内脓肿。③瓣膜穿孔、人工瓣膜或缺损补片有新的部分裂开。

3）血管征象：重要动脉栓塞，脓毒性肺梗死或感染性动脉瘤。

（2）次要指标

1）易感染条件：基础心脏疾病、心脏手术、心导管术或中心静脉内插管。

2）症状：较长时间的发热（≥38℃），伴贫血。

3）心脏检查：原有心脏杂音加重，出现新的反流杂音或心功能不全。

4）血管征象：瘀斑、脾肿大、颅内出血、结膜出血，镜下血尿或Janeway斑（手掌和足底有直径1~4mm的出血红斑）。

5）免疫学征象：肾小球肾炎，Osler结（指和趾尖豌豆大的红或紫色痛性结节），Roth斑（视网膜的卵圆形出血红斑，中心呈白色），或类风湿因子阳性。

6）微生物学证据：血培养阳性，但未符合主要指标中的要求。

2. 病理学指标　如下所述。

（1）赘生物（包括已形成的栓塞）或心内脓肿经培养或镜检发现微生物。

（2）存在赘生物或心内脓肿，并经病理检查证实伴活动性心内膜炎。

3. 诊断依据　如下所述。

（1）具备以下①~⑤项中任何之一者可确诊为感染性心内膜炎：①符合临床指标中主要指标2项。②符合临床主要指标1项和次要指标3项。③有心内膜受累证据并符合临床次要指标2项。④符合临床次要指标5项。⑤符合病理学指标1项。

（2）有以下情况时可排除感染性心内膜炎诊断：①有明确的其他诊断可解释临床表现。②经抗生素治疗≤4天临床表现消除。③抗生素治疗≤4天，手术或尸检无感染性心内膜炎的病理证据。

（3）临床考虑感染性心内膜炎，但不具备确诊依据时仍应进行治疗，根据临床观察及进一步的检查结果确诊或排除感染性心内膜炎。

（五）诊断步骤

诊断步骤见图 7 - 1。

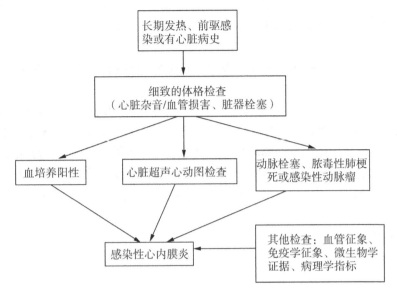

图 7 - 1　感染性心内膜炎诊断流程

（六）鉴别诊断

（1）本病如以发热为主要表现者，须与伤寒、败血症、结核、风湿热和系统性红斑狼疮等鉴别。

（2）本病如以心力衰竭为主要表现者，须与伴有低热者的先天性或后天性心脏病并发心力衰竭者相鉴别。

（3）与活动性风湿性心脏炎的鉴别比较困难，但感染性心内膜炎有栓塞、脾大、杵状指及血培养阳性，特别是二维超声心动图检查发现较大赘生物等均可与上述诸病相鉴别。

（4）手术后感染性心内膜炎须与心包切开综合征及术后灌注综合征鉴别，后二者均为自限性疾病，经休息、服用阿司匹林或糖皮质激素治疗后可痊愈。

三、治疗措施

（一）经典治疗

1. 一般治疗　卧床休息，加强营养，维持水、电解质平衡，补充维生素及铁剂，对病情严重或一般情况较差者可输血、血浆及静脉滴注免疫球蛋白等支持治疗。

2. 药物治疗　应尽早、足量、足疗程、联合、静脉应用具有杀菌作用的抗生素，然后再根据血培养结果及药物敏感情况改用敏感而有效的抗生素，最好选用药物敏感试验阳性的两种抗生素，疗程至少4～6周。对伴有严重并发症或病情顽固者疗程可达8周。

（1）致病菌不明者：青霉素与苯唑西林及奈替米星三者联用，前二者剂量、疗程见下述，奈替米星每日6～7.5mg/kg，每日静脉滴注1次，疗程为6～8周。根据原卫生部医政司建议，<6岁不用氨基糖苷类抗生素，≥6岁者应用时须监测听力或测定血药浓度。

（2）草绿色链球菌：青霉素与氨基糖苷类抗生素如奈替米星等联用，青霉素每日30万U/kg，每4小时静脉推注或静脉滴注1次，疗程4～6周。也可选用头孢菌素如头孢呋辛、头孢曲松。对青霉素耐药者应用万古霉素（或去甲万古霉素），但有较大不良反应，万古霉素剂量为每日40mg/kg，分2～4次静脉滴注。替考拉宁（壁霉素）不良反应少，每次12mg/kg，第1日每12小时1次，以后每次6mg/kg，每日1次。

（3）葡萄球菌：对青霉素敏感者用青霉素与利福平联用，青霉素剂量、疗程同前，利福平每日10mg/kg，分2次口服，疗程6～8周。对青霉素耐药者选用苯唑西林（新青霉素Ⅱ）或奈夫西林（新青霉素Ⅲ），均为每日 200mg/kg，分 4 ~ 6 次静脉推注或静脉滴注，疗程 4 ~ 6 周。耐甲氧西林金黄色葡萄球菌（MRSA）感染者可用万古霉素或去甲万古霉素、替考拉宁，与利福平联用。

（4）肠球菌：可应用青霉素、氨苄西林 + 舒巴坦，对青霉素耐药者选用头孢匹罗、亚胺培南、万古霉素，可与氨基糖苷类抗生素如奈替米星等联用。疗程 4 ~ 6 周。耐万古霉素肠球菌（VRE）感染者可用替考拉宁。

（5）真菌：两性霉素 B 每日 1mg/kg 静脉滴注，并用 5 - 氟胞嘧啶每日 150mg/kg，分 4 次口服，疗程 6 ~ 8 周。

3. 其他治疗　手术治疗指征：①瓣膜功能不全导致难治性心力衰竭。②主动脉瓣或二尖瓣人造瓣膜置换术后感染性心内膜炎，经内科治疗不能控制感染者，应手术切除感染的人造组织或瓣膜。③先天性心脏病患者，如动脉导管未闭、室间隔缺损等合并感染性心内膜炎经内科治疗无效者，应进行导管结扎或缺损修补术。④反复发生的严重或多发性栓塞，或巨大赘生物（直径 1cm 以上），或赘生物阻塞瓣口。⑤内科疗法不能控制的心力衰竭，或最佳抗生素治疗无效，或霉菌感染。⑥新发生的心脏传导阻滞。

（二）治疗步骤

治疗步骤见图 7 - 2。

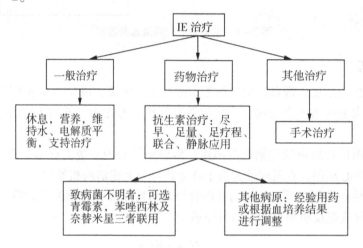

图 7 - 2　感染性心内膜炎治疗流程

四、预后

本病小儿的病死率约为 20% ~ 40%。预后取决于下列因素：①治疗的早晚，治疗越早，治愈率越高。②致病菌的毒性及破坏性，金黄色葡萄球菌及真菌性心内膜炎的预后较差。③免疫功能低下或经治疗后免疫复合物滴度不下降者预后差。④抗生素治疗后赘生物不消失者预后差。治愈者由于心内膜瘢痕形成而造成严重的瓣膜变形和腱索增粗、缩短，可导致瓣膜狭窄和（或）关闭不全。

用药后体温逐渐降至正常，心脏杂音减弱甚至消失，栓塞征减轻或消失，血沉常在治疗后 1 个月或疗程结束时恢复正常，停药后血培养 3 次均无菌生长，临床上即达到治愈标准可给予出院，定期随访。

五、预防

本病复发率达 10%，复发与下列情况有关：①治疗前病程长。②对抗生素不敏感或疗程不足。③有严重肺、脑或心内膜的损害。复发病例再治疗时应联合用药，加大剂量和延长疗程。故需积极治疗原发病，疗程要足。必要时使用长效青霉素预防性治疗。

（乌日娜）

第二节 病毒性心肌炎

心肌炎（myocarditis）是指心肌局灶性或弥漫性炎性病变，其特征为间质炎性细胞浸润以及心肌细胞的变性和坏死。炎症可累及心肌细胞、间质组织、血管成分及心包。心肌炎可由多种病因引起，感染性心肌炎最常见，其中最主要的病原为病毒感染，其他如细菌、支原体、寄生虫、真菌、衣原体等病原的感染也可导致心肌炎。此外，免疫介导疾病、中毒和过敏等因素也可引起心肌炎。本章介绍病毒性心肌炎。

病毒性心肌炎（viral myocarditis）是指病毒感染心肌后，通过对心肌细胞产生直接损伤和（或）通过自身免疫反应引起的心肌细胞坏死、变性和间质炎性细胞及纤维素渗出过程。有时病变也可累及心内膜或心包。临床可呈暴发性、急性和慢性过程。大多预后良好，少数可转为慢性，发展为扩张性心肌病。

一、流行病学

儿童期病毒性心肌炎的发病率尚不确切，由于到目前为止没有统一的病毒性心肌炎临床诊断标准，而病理组织学检查敏感性又有不同，病毒性心肌炎的发病率的统计差异很大。并且由于心肌炎临床表现差异很大，许多患者隐匿起病，甚至临床没有表现，故临床检出的心肌炎和病理诊断的心肌炎发病率差异很大。国外资料显示，对因意外事故死亡的年轻人进行尸检心肌炎的检出率为 4% ~ 5%，6% ~ 21% 猝死儿童尸检有心肌炎表现。有研究者认为临床诊断的心肌炎发病率约 0.012%。柯萨奇病毒感染后心肌炎在男性比女性更常见。

二、病因

许多病毒都可以引起病毒性心肌炎，其中肠道病毒是最常见的病毒，尤其是柯萨奇病毒 B_1 ~ B_6 型多见。最近研究资料表明，腺病毒也是病毒性心肌炎的主要病因之一。其他还包括细小病毒 B_{19}、人类疱疹病毒6、呼吸道流感病毒、巨细胞病毒、EB 病毒、轮状病毒、丙型肝炎病毒、HIV 等。近年，日本学者连续报道，感染在心肌炎中也起重要作用。此外的感染与心肌疾病的发生也有关联。

三、发病机制

病毒性心肌炎的发病机制尚未完全阐明。目前认为病毒性心肌炎的发病机制主要包括病毒直接损伤心肌；病毒触发机体免疫反应损伤心肌细胞；可能与遗传有关。

1. 病毒心肌的直接损伤作用 病毒与心肌细胞膜上的病毒受体结合，进入心肌细胞进行复制，通过损伤心肌细胞膜功能、干扰心肌代谢等导致心肌细胞溶解。此外，柯萨奇病毒还能够产生蛋白酶溶解细胞 - 细胞间或者细胞 - 基质间连接，导致心肌细胞完整性破坏，促进病毒进入宿主心肌细胞进行复制，也促进病毒从心肌细胞释放，并导致心肌细胞损伤。

2. 病毒对心肌的间接免疫损伤作用 病毒感染后触发的自身免疫反应是把"双刃剑"。一方面，免疫系统的适当激活可增强机体清除病毒的能力，病毒感染后 NK 细胞和巨噬细胞被激活，清除病毒感染的心肌细胞并且抑制病毒复制；另一方面，免疫系统过度激活能够导致炎症浸润，反而破坏心肌细胞。

（1）体液免疫：目前研究已从病毒性心肌炎患者和动物体内检测出多种抗心肌成分的自身抗体，包括抗肌球蛋白抗体、抗心磷脂抗体、抗肌凝蛋白抗体等。目前一般认为抗心肌肌凝蛋白等自身抗体的产生可能主要通过抗原模拟机制，即病毒与心肌肌凝蛋白等有相同的抗原表位，病毒感染刺激产生的抗病毒抗体也可作用于肌凝蛋白等自身抗原，从而造成心肌损伤。

（2）细胞免疫：在病毒性心肌炎发病中具有重要作用。T 细胞过度激活，CD_4/CD_8 T 细胞比例失调、Th1/Th2 细胞比例失调。细胞毒性 T 细胞通过穿孔素 - 颗粒酶介导的细胞毒作用和 Fas/FasL 途径介导的细胞毒作用损伤心肌细胞。

（3）细胞因子：由巨噬细胞、NK 细胞和 T 细胞等分泌的细胞因子是体液免疫和细胞免疫的介质，研究证实肿瘤坏死因子、白介素和干扰素等多种细胞因子在病毒诱发的炎症和感染后免疫反应的产生及进展过程中起重要作用。此外，激活的免疫细胞产生细胞因子，引起诱导型 NO 合成酶产生 NO 增加，促进心肌损伤。

3. 遗传因素　具有遗传易感性的患者容易发生心肌炎。不同研究发现 HLA－DR4、DR12、DR15 和 DQ8 阳性可能与心肌炎发生相关。此外，具有特殊遗传背景的心肌炎患者易发生 DCM，如 CD_{45} 和编码心肌蛋白的基因可能也与慢性心肌炎/扩张性心肌病的发生有关。

四、病理

心脏可显示不同程度的扩大，心肌苍白松弛。心肌纤维之间和血管周围的结缔组织中有单核细胞、淋巴细胞等炎性细胞浸润。心肌纤维不同程度变性、横纹消失、肌浆溶解，呈小灶性、斑点性或大片状坏死。可伴浆液纤维素性心包炎和心内膜炎。慢性病例晚期除心肌纤维变性坏死外，可见纤维细胞增生，胶原纤维增多，瘢痕形成。

五、临床表现

病毒性心肌炎的临床表现轻重不一，有无任何临床表现隐性发病者，也有重症暴发起病者，还有猝死者。取决于病变的范围和严重程度。起病前常有呼吸道感染或消化道感染等前驱病毒感染史。

症状轻重相差悬殊。轻型可无自觉症状或表现为心悸、胸痛、胸闷、心前区不适、乏力、多汗、气短、头晕、面色苍白、腹痛、恶心、呕吐等。体检心脏大小正常或轻微扩大，常有窦性心动过速、第一心音低钝，时有奔马律或各种心律失常（以期前收缩多见）。

重型起病较急，可表现为：①心力衰竭：呼吸急促，呼吸困难，肺底部可闻及细湿啰音，肝脏增大，水肿。②心源性休克：四肢发冷，脉搏细弱，血压下降，面色青灰。③严重心律失常：听诊心动过缓（完全性房室传导阻滞或病态窦房结综合征）或心动过速（室上性心动过速或室性心动过速）。临床常表现为突然晕厥，重者意识完全丧失，面色苍白，常伴有抽搐及大、小便失禁，阿－斯综合征发作。也可发生猝死。

部分患儿呈慢性过程，演变为扩张性心肌病，临床表现为心脏扩大、心力衰竭和心功能减低等。

新生儿病毒性心肌炎病情严重，进展迅猛，死亡率高，预后差，易有流行倾向。多在生后 10d 内发病，部分患儿起病前可先有发热、腹泻、呕吐和拒食等前驱症状。临床表现多为非特异症状，病情进展很快发展为心力衰竭和心源性休克。并累及多个脏器，累及神经系统引起惊厥和昏迷，累及肝引起肝增大、肝功能损害和黄疸，累及肺引起肺炎和呼吸衰竭。还可出现类似重症败血症的表现。新生儿心肌炎易有流行倾向，多个国家报道过柯萨奇 B 病毒引起新生儿心肌炎的流行。

六、辅助检查

1. 胸部 X 线片　心脏大小正常或不同程度增大。有心力衰竭时心脏明显增大，肺瘀血，心脏搏动减弱。

2. 心电图　急性期心电图多有异常改变，①窦性心动过速：很常见。②ST－T 改变：ST 段偏移，T 波平坦、双向或倒置。有时 ST－T 形成单向曲线，酷似急性心肌梗死。③心律失常：期前收缩常见，尤其室性期前收缩最常见。亦可见室上性及室性心动过速、心房扑动和颤动等。传导阻滞可为窦房阻滞、房室传导阻滞、左或右束支阻滞、双束支阻滞甚至 3 束支阻滞，其中以三度房室传导阻滞最重要。④其他：尚可见 QRS 波群低电压（新生儿除外），Q－T 间期延长及异常 Q 波等。

但是心电图改变缺乏特异性，强调动态观察的重要性。

3. 超声心动图　超声心动图检测不能特异性诊断心肌炎，但可除外先天性心脏病和瓣膜性心脏病、心脏肿瘤等心脏结构改变。急性心肌炎超声心动图最常见的表现是非特异性的节段性室壁运动异常。可因室壁水肿而表现一过性心室壁肥厚，但与肥厚性心肌病不同，心肌肥厚于数周或数月内恢复。可有少量心包积液和瓣膜关闭不全。慢性心肌炎可表现为类似扩张性心肌病改变，心腔扩大，心室收缩功能减低。

4. 心肌损伤的血清生化指标 如下所述。

（1）心肌酶谱：心肌受损时，血清中有十余种酶的活力可以增高，临床用于诊断病毒性心肌炎的酶主要为肌酸激酶（creatine kinase，CK）及其同工酶 CK - MB。CK 主要存在于骨骼肌、心肌及脑组织中。心肌受损时，一般在起病 3 ~ 6h CK 即可出现升高，2 ~ 5d 达高峰，多数病例在 2 周内恢复正常。现已知 CK 有 4 种同工酶，即 CK - MM（骨骼肌型）、CK - MB（心肌型）、CK - BB（脑型）和线粒体同工酶 Mt。CK - MB 主要来源于心肌，对早期诊断心肌炎价值较大。由于血清总 CK 活力值、CK - MB 活力值与小儿年龄相关，因此，一般以血清 CK - MB 活性与 CK 总活性之比≥6% 作为心肌损伤的特异性指标（正常人血清中 CK - MB 占 CK 总活性的 5% 以下）。CK - MB 的定量分析（CK - MB 质量，单位 ng/mL）较活力分析（单位为 U/mL）更为精确，且小儿正常参考值不受年龄因素的影响，≥5ng/mL 为阳性，提示心肌损伤。

（2）心肌肌钙蛋白（cardiac troponin，cTn）：是心肌收缩和舒张过程中的一种调节蛋白，由 3 种亚单位（cTnT、cTnI 和 cTnC）组成。当心肌细胞受损时，cTnT（或 cTnI）易透过细胞膜释放入血，使血中 cTnT（或 cTnI）明显升高。近年来发现，cTn 这种非酶类蛋白血清标志物对于评价心肌损伤具有高度特异性和敏感性，并且出现早，持续时间长。

5. 抗心脏抗体 以免疫荧光或者 Western 等方法检测外周血或者心肌活检标本中的心脏抗体，如抗肌球蛋白抗体、抗肌凝蛋白抗体、抗线粒体腺苷酸转移酶抗体、抗心肌 G 蛋白偶联受体抗体、抗 β_1 受体抗体、抗热休克蛋白抗体等，如阳性支持心肌炎的诊断。如心脏抗体持续滴度升高，高度提示发展成扩张性心肌病（炎症性心肌病，慢性心肌炎）的可能。

6. 放射性核素心肌显像 如下所述。

（1）^{67}镓 - 心肌炎症显像：^{67}镓（^{67}Ga）具有被心肌炎症细胞（T 淋巴细胞及巨噬细胞等）摄取的性能，^{67}Ga 以离子或转铁蛋白结合形式易聚集到炎症部位（血管通透性增强）而显影。^{67}Ga 心肌显像对心肌炎有较高的诊断价值，特异性高，但敏感性差。

（2）^{111}铟 - 抗肌球蛋白抗体心肌坏死灶显像：心肌细胞坏死时，肌球蛋白轻链释放血循环中，而重链仍残留心肌细胞内。^{111}铟（^{111}In）标记的单克隆抗肌球蛋白抗体可与重链特异性结合使心肌坏死灶显像。结合量多少与坏死灶大小及程度成正比，与局部心肌血流量成反比。研究显示 ^{111}In - 抗肌球蛋白显像对心肌炎的特异性较高为 86%，敏感性为 66%。但需注射后 48 小时后延迟显像，放射性核素暴露时间长。

（3）^{99m}锝 - MIBI（甲氧基异丁基异腈）心肌灌注显像：^{99m}锝（Tc）- MIBI 静脉注射后能被正常心肌细胞摄取使心肌显影。心肌聚集放射性药物的量与该区冠状动脉血流灌注量呈正相关。心肌炎时，由于炎性细胞浸润，间质纤维组织增生，退行性变等，致使心肌缺血，正常心肌细胞减少，故核素心肌显像呈正常与减淡相间的放射性分布（呈花斑样改变），可做出心肌炎倾向性诊断，但特异性差。

7. 心脏磁共振显像 近十余年来，心脏磁共振显像（cardiac magnetic resonance imaging，CMR）以其安全、无创、准确、全面等优点在心血管系统疾病诊断中的应用越来越广泛。CMR 除能显示心脏的形态（心腔大小、室壁厚度、心包积液）和心脏功能（收缩功能和舒张功能）外，还能显示心肌损伤的组织病理学特征改变。CMR 显示心肌炎的组织病理学特征主要有 3 种表现。①水肿信号：炎症细胞损伤的重要特征是细胞膜通透性的增加，从而导致细胞内水肿。T_2 加权像对于组织水肿很敏感，水肿部位呈现高信号。②早期增强（充血和毛细血管渗漏）：血管扩张是组织炎症的特征。由于炎症部位血容量增加，注射轧喷酸葡胺（Gd - DTPA）增强造影剂后在早期血管期（增强 T_1 像）其摄取增加。造影剂快速分布到间质，故早期增强仅持续几分钟。③晚期增强（坏死和纤维化）：晚期增强反映心肌坏死和纤维化等不可逆心肌损伤，可用于心肌梗死不可逆心肌损伤的诊断。晚期增强对于心肌炎的诊断特异性也很高。但是心肌梗死和心肌炎二者 CMR 显示的损伤部位不同：缺血损伤（心肌梗死）主要位于心内膜下；非缺血损伤（心肌炎）主要位于心外膜下，并且心室外侧游离壁更为常见。CMR 早期增强、晚期增强和水肿信号相结合，对心肌炎诊断的敏感性、特异性和准确性大大提高，可清楚显示感染的位置、范围及严重程度，并且可长期随访观察严重的活动变化情况。

8. 心内膜心肌活检　心内膜心肌活检目前仍为病毒性心肌炎诊断的金标准。但由于炎症可呈局灶分布，取样部位的局限性使阳性率不高，而假阴性率高。并且心内膜心肌活检系有创性检查，有一定的危险性，在国内很难作为常规检查项目。美国心脏病学会推荐 11 种临床情况可以考虑行心内膜心肌活检，主要包括以下 2 种情况。①近 2 周内新出现的心力衰竭，伴左心室大小正常或扩张，血流动力学稳定；②近 2 周至 3 个月内新出现的心力衰竭，左室扩张，出现新的室性心律失常，二至三度房室传导阻滞或经 1~2 周常规治疗反应差者。

心内膜心肌活检主要包括 3 项。

（1）病理组织学诊断：目前仍沿用 1984 年 Dallas 病理组织学诊断标准，拟定心肌炎形态学的定义为：心肌炎性细胞浸润，并伴邻近心肌细胞坏死和（或）退行性病变。可分成以下 3 种。

1）活动性心肌炎：炎性细胞浸润和邻近心肌细胞不同程度损害和坏死。

2）临界心肌炎：有炎性细胞浸润，但无心肌细胞损害或坏死。需要心内膜心肌活检复查确认。

3）无心肌炎：组织学正常。

病理组织学诊断心肌炎阳性率很低，约 10%，而且病理观察容易受主观因素影响。

（2）免疫组织学诊断：近年来免疫组织学检查已成功应用于心肌炎的诊断。免疫组织学法是应用各种特异免疫组织学标志物的单克隆抗体来检测心肌组织中的炎症浸润淋巴细胞。由于炎症免疫组织学标记物分布于整个心肌，不易出现假阴性，因此，明显提高了诊断阳性率（50% 以上）。并且有助于分辨炎症浸润细胞（T 细胞，B 细胞和巨噬细胞等）的类型和活性。免疫组织标记物包括主要组织相容性复合体（MHC）、人类白细胞抗原（HLA）、细胞黏附分子和 CD_2、CD_3、CD_4 和 CD_8 等。

采用特异单克隆抗体直接结合人淋巴细胞细胞表面抗原对心肌组织浸润炎症细胞做定量分析。淋巴细胞数 >2.01 高倍视野（×400），即相当于淋巴细胞数 >14.0/mm^2 为阳性。

（3）病毒检测：目前应用最多的为病毒基因检测，即应用原位杂交或 PCR 法检测病毒核酸，从而明确有无病毒感染和感染病毒的类型。

9. 病毒学检查　如下所述。

（1）病毒分离：在急性期从心内膜心肌活检或心包穿刺液中可分离出病毒，但检出率极低。

（2）病毒基因检测：应用原位杂交或 PCR 法检测病毒核酸，从而明确有无病毒感染和感染病毒的类型，意义最大，应用最多。

（3）血清学检查：病程早期血清特异性病毒 IgM 阳性或者恢复期血清抗体滴度较急性期升高 4 倍以上有意义，但只能说明近期有该型病毒感染，而不能将其定位在心脏。

七、诊断

病毒性心肌炎缺乏特异性诊断方法，主要依靠综合临床资料，并须排除其他疾病。心内膜心肌活检的病理组织学及免疫组织学诊断，提供了可靠的病理诊断依据，但系创伤性检查，一般不作为常规检查。目前国际上没有统一的诊断标准。

中华医学会儿科学分会心血管学组修订的病毒性心肌炎诊断标准供临床诊断参考。

附：病毒性心肌炎诊断标准

中华医学会儿科学会心血管学组
中华儿科杂志编辑委员会

1. 临床诊断依据　如下所述。

（1）心功能不全、心源性休克或心脑综合征。

（2）心脏扩大（X 线、超声心动检查具有表现之一）。

（3）心电图显示以 R 波为主的 2 个或 2 个以上主要导联（Ⅰ、Ⅱ、aVF、V_5）的 ST－T 改变持续 4

天以上伴动态变化，窦房传导阻滞、房室传导阻滞、完全性右或左束支阻滞，成联律、多形、多源、成对或并行性期前收缩，非房室结及房室折返引起的异位心动过速，低电压（新生儿除外）及异常 Q 波。

（4）CK－MB 升高或心肌肌钙蛋白（cTnI 和 cTnT）阳性。

2. 病原学诊断依据　如下所述。

（1）确诊指标：自患儿心内膜、心肌、心包（活检、病理）或心包穿刺液检查，发现以下之一者可确定心肌炎由病毒引起。

1）分离出病毒。

2）用病毒核酸探针查到病毒核酸。

3）特异性病毒抗体阳性。

（2）参考依据：有以下之一者结合临床可考虑心肌炎系病毒引起。

1）自患儿粪便、咽拭子或血液中分离到病毒，且恢复期血清同型抗体滴度较第一份血清升高或降低 4 倍以上。

2）病毒早期患儿血中特异性 IgM 抗体阳性。

3）用病毒核酸探针自患儿血中查到病毒核酸。

3. 确诊依据　如下所述。

（1）具备临床诊断依据 2 项，可临床诊断为心肌炎。发病同时或发病前 1～3 周有病毒感染的证据更支持诊断。

（2）同时具备病原学确诊依据之一，可确诊为病毒性心肌炎。具备病原学参考依据之一，可临床诊断为病毒性心肌炎。

（3）凡不具备确诊依据，应给予必要的治疗或随诊，根据病情变化，确诊或除外心肌炎。

（4）应除外风湿性心肌炎、中毒性心肌炎、先天性心脏病、结缔组织病以及代谢性疾病的心肌损害、甲状腺功能亢进症、原发性心肌病、原发性心内膜弹性纤维增生症、先天性房室传导阻滞、心脏自主神经功能异常、β 受体功能亢进及药物引起的心电图改变。

八、分期

1. 急性期　新发病，症状及检查阳性发现明显且多变，一般病程在半年以内。
2. 迁延期　临床症状反复出现，客观检查指标迁延不愈，病程多在半年以上。
3. 慢性期　进行性心脏增大，反复心力衰竭或心律失常，病情时轻时重，病程在 1 年以上。

九、鉴别诊断

病毒性心肌炎主要需与以下疾病进行鉴别。

1. 扩张性心肌病　多隐匿起病，临床上主要表现心脏扩大、心力衰竭和心律失常，超声心动图显示为左心扩大为主的全心扩大，心脏收缩功能下降。心脏扩大和心脏收缩功能下降的程度较病毒性心肌炎严重。心肌酶谱多正常。多预后不良。但应注意病毒性心肌炎如不能痊愈后期将表现扩张性心肌病，即炎症性心肌病。

2. 风湿性心脏病　多有发热、关节炎等风湿热的病史，心脏表现以心脏瓣膜尤其二尖瓣和主动脉瓣受累为主，心电图 P－R 间期延长最常见，ASO 多升高。

3. 冠状动脉性心脏病　儿童少见，在儿童多为川崎病合并冠状动脉损害，少数为遗传性高胆固醇血症导致的冠状动脉粥样硬化性心脏病和先天性冠状动脉发育异常。心电图上具有异常 Q 波的病毒性心肌炎尤其需注意鉴别诊断。通过超声心动图、冠状动脉 CT，必要时冠状动脉造影可确诊。

4. 心包炎　心电图会显示肢导低电压，超声心动图发现中到大量心包积液。

5. 先天性心脏病　多出生后即发现器质性心脏杂音和（或）发绀，超声心动图可发现心脏结构改变。

6. 功能性心血管疾病　包括 β 受体功能亢进和血管迷走性晕厥、体位性心动过速综合征等直立不耐受在内的一类疾病。这类疾病以学龄期儿童最常见，女孩多见，常常可以出现胸痛、胸闷、乏力、头晕、头痛等非特异症状，多有长时间直立、情绪激动、闷热环境等诱因。体检常常无阳性发现。心电图、超声心动图和生化心肌酶电解质等检查常常无阳性发现。部分 β 受体功能亢进症的儿童心电图可表现 T 波倒置，运动后或者给予普萘洛尔可使 T 波直立。直立试验或者直立倾斜试验有助于诊断，确诊前需除外器质性疾病。

十、治疗

本病目前尚无特效治疗，应结合患儿病情采取有效的综合措施，可使大部分患儿痊愈或好转。

1. 休息　卧床休息是心肌炎最重要的治疗。卧床休息可以减轻心脏负荷及减少心肌氧耗量。动物实验证实，运动可使病毒感染力增强，加重心肌损害。急性期至少卧床休息 3 ~ 4 周。有心功能不全或心脏扩大者更应强调绝对卧床休息 3 个月。恢复期也要避免剧烈运动。

2. 抗病毒治疗　对处于病毒血症阶段的早期患儿或者心肌活检证实有病毒复制的患儿，可选用抗病毒治疗。但病毒感染存在与否以及感染病毒的类型临床有时很难确定。干扰素（INF）对病毒性心肌炎有较好的疗效，它可以选择性抑制病毒 mRNA 与宿主细胞核蛋白体的结合，阻断病毒的复制，同时可抑制抗心肌抗体的产生，增强巨噬细胞的功能，调节机体免疫。利巴韦林与 INF － α 合用是 HCV 感染的标准治疗方案，并且对柯萨奇病毒感染有效。巨细胞病毒也是引起心肌炎的常见病毒，更昔洛韦对此病毒有效。pleconaril 是一种能够与柯萨奇病毒 B 直接结合，并阻止其与靶细胞结合并感染靶细胞的药物，早期的小样本研究疗效满意，大规模临床研究正在进行。

3. 改善心肌营养与代谢药物　如下所述。

（1）大剂量维生素 C：缓慢静脉推注，对促进心肌病变的恢复、改善心肌代谢、减轻症状和纠正心源性休克有一定疗效。研究表明，大剂量维生素 C 治疗心肌炎的机制可能与清除自由基有关。用法每次 100 ~ 200mg/kg，每天一次，2 ~ 4 周 1 个疗程。

（2）辅酶 Q_{10}：参与氧化磷酸化及能量的生成过程，并有抗氧自由基及膜稳定作用，改善心肌的收缩力，保护缺血心肌。

（3）1，6 二磷酸果糖：可改善心肌细胞线粒体能量代谢，能稳定细胞膜和溶酶体膜，抑制氧自由基生成，减轻组织损伤，保护心肌。

（4）磷酸肌酸：能够更直接地提供能量，改善心肌代谢。

4. 免疫抑制药　一直以来，应用免疫抑制药治疗病毒性心肌炎是有争议的，免疫抑制药对于心肌炎的疗效还没有定论。免疫抑制药一方面可以抑制病毒诱导的对心肌组织造成损伤的自身免疫反应，但另一方面也会抑制机体对病毒的免疫反应，引起机体免疫力下降及病毒扩散，不恰当的使用有可能会加剧病情。因此，应把握好时间和剂量，不可盲目滥用。

一般病例不宜常规应用，主要用于暴发起病有心力衰竭、心源性休克或高度房室传导阻滞、室性心动过速、室颤等严重心律失常的危重患者，或者慢性持续性心功能不全、心肌活检证实慢性心肌炎伴免疫激活而病毒检测阴性的患者。

免疫抑制药常用甲泼尼龙或泼尼松，少数病例加用硫唑嘌呤。泼尼松开始剂量 1 ~ 2mg/（kg·d），分 3 次口服，2 ~ 4 周后逐渐减量，至 8 周左右减至 0.3mg/（kg·d），维持 2 ~ 3 个月后再逐渐减量停药，总疗程根据患者具体情况确定，约半年左右。硫唑嘌呤2mg/（kg·d），分 2 次口服，疗程同前。对于危重病例可采用冲击疗法，甲泼尼龙 10 ~ 30mg/（kg·d），于 1 ~ 2h 内静脉滴注，连用 3 天，然后渐减量改为口服泼尼松。

5. 大剂量丙种球蛋白　疗效还没有定论，但多数研究显示静脉注射大剂量丙种球蛋白用于急性病毒性心肌炎有良好疗效。目前多用于急性起病有心力衰竭、心源性休克或高度房室传导阻滞和室性心动过速等严重心律失常的重症患儿，对于慢性心肌炎心肌活检证实伴免疫激活的患儿也可试用。总剂量为 2g/kg，于 2 ~ 3d 内静脉滴注。治疗机制可能为：①直接提供针对病毒的中和抗体；②阻断了 IgFc 段与心肌细胞上的病毒抗原 FcR 结合可改变免疫反应；③抑制炎症性细胞因子的产生，减轻补体介导的组织损伤；④影响细胞凋亡及调节细胞周期。

6. 对症治疗 如下所述。

（1）控制心力衰竭：心肌炎使心肌应激性增高，对强心苷耐受性差，易出现中毒而发生心律失常。一般病例用地高辛口服，饱和量用常规的 2/3 量。心力衰竭不重，发展不快者，可用每日口服维持量法。

（2）抢救心源性休克：及时应用血管活性药物，如多巴胺、多巴酚丁胺、氨力农、米力农等加强心肌收缩力，维持血压及改善微循环。必要时使用体外模式氧合。

（3）心律失常的治疗：仅有期前收缩而无明显症状者，可先观察而不一定给予抗心律失常药物治疗。快速型心律失常可选用抗心律失常药物，要注意选择对心肌收缩力影响不大的药物。室上性心动过速无血流动力学障碍者可静脉注射腺苷，血流动力学不稳定者应直接电转复。室性心动过速者应用胺碘酮临床有效并且提高了存活率。但对心率缓慢的三度房室传导阻滞，QRS 宽或出现阿－斯综合征者需要安装临时人工心脏起搏器，如心脏阻滞 2 周不恢复可考虑安装永久起搏器。

7. 中医中药 黄芪、麦冬、人参等具有抗病毒和调节免疫功能的作用，临床上可根据病情选择应用。

十一、预后

绝大多数患者预后良好，经适当治疗后可痊愈。少数患儿可发展成扩张性心肌病。极少数暴发起病者由于心肌弥散性炎症和坏死，发生心力衰竭、心源性休克或者严重心律失常，在早期死亡。暴发起病者如能存活，多数预后良好，很少会发展成扩张性心肌病。新生儿病毒性心肌炎往往病情重，死亡率可高达75%。

（乌日娜）

第八章

消化系统疾病

第一节 小儿腹泻

小儿腹泻或称腹泻病，是一组由多病原、多因素引起的以大便次数增多和大便性状改变为特点的消化道综合征，是我国婴幼儿最常见的疾病之一。该病80%由病毒感染引起，常见有轮状病毒、肠道病毒等；也可由细菌，如致腹泻大肠杆菌、空肠弯曲菌、鼠伤寒杆菌等致病；真菌感染多发生于长期用激素、广谱抗生素及免疫抑制剂或免疫功能低下的患儿，以白色念珠菌感染最常见；此外，肠道寄生虫，肠道外感染亦可引起腹泻；非感染因素，如喂养不当、气候变化等均可引起小儿腹泻。本病以6个月至2岁婴幼儿发病率高，1岁以内占半数，是造成小儿营养不良、生长发育障碍的主要原因之一。该病连续病程在2周以内为急性腹泻，病程在2周至2个月为迁延性腹泻，病程在2个月以上为慢性腹泻。根据病情分为轻型腹泻和重型腹泻。

一、诊断依据

（一）病史、发病诱因

小儿腹泻是儿科最常见的消化道疾病。接诊后应仔细了解以下情况：了解患儿是母乳喂养还是人工喂养，辅食添加情况等。了解患儿使用的乳具、食具、便器、玩具等消毒情况，有无不洁饮食史；腹部是否受凉、天气是否炎热、居室通风情况等。了解腹泻是否影响患儿生长发育状况，是否有湿疹等过敏性皮肤症状。

了解患儿近期有无全身感染，特别是上呼吸道感染等；近期有无消化道流行病及消毒隔离情况等。了解患儿是否患有免疫缺陷病、营养不良、慢性消耗性疾病或先天性畸形等，有无长期服用广谱抗生素或激素等免疫抑制药等。

（二）临床表现

1. 急性腹泻 按程度有轻重之分，有着共同的临床表现。

（1）轻型腹泻：常由饮食因素及肠道外感染引起。起病可急可缓，以胃肠道症状为主，食欲缺乏，偶有溢乳或呕吐，大便次数增多，但每次大便量不多，稀薄或带水，呈黄色或黄绿色，有酸味，常见白色或黄白色奶瓣和泡沫。无脱水及全身中毒症状，多在数日内痊愈。

（2）重型腹泻：多由肠道内感染引起。常急性起病，亦可由轻型逐渐加重、转变而来，除有较重的胃肠道症状外，还有较明显的脱水、电解质紊乱和全身感染中毒症状，如发热、烦躁或萎靡、嗜睡，甚至昏迷、休克。

（3）胃肠道症状：食欲低下，常有呕吐，严重者可吐咖啡色液体；腹泻频繁，大便每日十余次至数十次，多为黄色水样或蛋花汤样便，含有少量黏液，少数患儿可有血便。

（4）水、电解质及酸碱平衡紊乱：由腹泻引起体液的电解质丢失所致。

1）脱水：由于水分摄入不足或吐泻丢失所引起的体液总量尤其是细胞外液量的减少，脱水除水分丢失外同时伴有钠、钾和其他电解质的丢失。

2）脱水程度：按患病后累积的体液丢失量分为轻度、中度和重度3度。轻度脱水表示有3%～5%体重减少或相当于体液丢失30～50mL/kg；中度脱水表示有5%～10%的体重减少或相当于体液丢失50～100mL/kg；重度脱水表示有10%以上体重减少或相当于体液丢失100～120mL/kg。

3）脱水性质：按现存体液渗透压改变分为等渗性脱水，是指血清钠为130～150mmol/L，水和电解质成比例丢失，血浆渗透压正常，丢失的体液主要是细胞外液，多见于急性腹泻，临床表现见表8-1。低渗性脱水，是指血清钠<130mmol/L，电解质的丢失量比水多，多见于营养不良伴慢性腹泻。临床脱水症状较其他2种严重，较早发生休克。高渗性脱水，是指血清钠>150mmol/L，电解质的丢失比水少，血浆渗透压增高，丢失的体液主要为细胞内液，多见于腹泻伴高热，主要表现为烦渴、高热、烦躁不安、皮肤黏膜干燥，还可出现中枢神经系统症状。

表8-1 等渗性脱水的临床表现与分度

脱水程度	轻度	中度	重度
失水量%（mL/kg）	<5%（50）	5%～10%（50～100）	>10%（100～120）
精神	稍差，略烦躁	萎靡，烦躁	淡漠，昏迷
眼泪	哭时有泪	哭时泪少	哭时无泪
口渴	轻	明显	烦渴
尿量	稍减少	减少	极少或无尿
皮肤	稍干燥，弹性可	干燥，苍白，弹性差	干燥，花纹，弹性极差
黏膜	口唇黏膜略干燥	口唇黏膜干燥	口唇黏膜极干燥
眼窝	稍凹陷	凹陷	明显凹陷，眼闭不合
前囟	稍下陷	下陷	明显下陷
四肢	温暖	稍凉	厥冷
休克征	无	不明显	有，脉速细，血压下降

酸中毒：原因有腹泻使大量碱性物质丢失；进食少，肠吸收不良，脂肪分解增加，产生大量酮体。血容量减少，血液浓缩导致无氧糖酵解增多，乳酸堆积。肾血流减少，酸性代谢产物滞留体内。根据血液 HCO_3^- 测定结果，临床将酸中毒分为轻度（18～13mmol/L）、中度（13～9mmol/L）、重度（<9mmol/L）3度。患儿可出现精神不振，口唇樱红，呼吸深快，呼出气体有丙酮味等，小婴儿症状不典型。

低钾血症：当血清钾低于3.5mmol/L时称为低钾血症。多由于吐泻丢失大量钾盐，进食少，钾摄入不足，肾脏保钾功能比保钠差等引起。腹泻时常有体内缺钾。表现为精神不振、无力、腹胀、心律失常、碱中毒等。

低钙、低镁血症：多见于腹泻伴活动性佝偻病和营养不良患儿。表现为手足搐搦、惊厥、震颤等。

2. 几种常见类型肠炎的临床特点　按致病因素主要有6种。

（1）轮状病毒肠炎：是秋、冬季小儿腹泻最常见类型。潜伏期1～3天，经粪-口或呼吸道传播，多发生在6个月至2岁婴幼儿。起病急，常伴有发热和上呼吸道感染症状，无明显感染中毒症状。病初1～2天常发生呕吐，随后出现腹泻。大便次数多、量多、水分多，黄色水样或蛋花汤样便带少量黏液，无腥臭味。常并发脱水、酸中毒及电解质紊乱。该病亦可侵犯中枢神经系统和心肌等。本病为自限性疾病，不喂乳类的患儿恢复更快。大便镜检偶有少量白细胞或脂肪球。血清抗体一般在感染后3周上升。

（2）诺沃克病毒肠炎：发病季节为9月至第2年4月，多见于年长儿。潜伏期1～2天，起病可急可缓。可有发热、呼吸道症状。腹泻和呕吐轻重不等，大便量中等，为稀便或水样便，伴有腹痛。病情重者体温高，伴有乏力、头痛、肌肉痛等。该病为自限性疾病，症状持续1～3天。大便和周围血常规检查一般无特殊发现。

（3）产毒性大肠杆菌引起的肠炎：多发生在夏季。潜伏期 1~2 天，起病较急。轻症仅大便次数稍多，性状轻微改变。重症腹泻频繁，量多，呈水样或蛋花汤样混有黏液，镜检无白细胞。可伴呕吐，常发生脱水、电解质和酸碱平衡紊乱。自然病程一般 3~7 天。

（4）出血性大肠杆菌肠炎：其中以 O157：H7 所致者最多见。好发于夏秋季节，可通过食物、水源及接触传播。典型病儿有 3 大临床特征：特发性、痉挛性腹痛；血性粪便；低热或不发热。严重者导致溶血尿毒综合征和血栓性血小板减少性紫癜。

（5）侵袭性细菌性肠炎：全年均可发病，多见于夏季。起病急，腹泻频繁，大便呈黏液状，带脓血，有腥臭味。常伴恶心、呕吐、腹痛和里急后重，可出现严重的中毒症状如高热、意识改变，甚至感染性休克。大便镜检有大量白细胞和数量不等的红细胞。大便培养可找到致病菌。

（6）抗生素诱发的肠炎：按致病因素分为 3 种。金黄色葡萄球菌肠炎：多继发于使用大量抗生素后，病程与症状跟菌群失调的程度有关，有时继发于慢性疾病的基础上。表现为发热、呕吐、腹泻、不同程度中毒症状、脱水和电解质紊乱，甚至发生休克。典型大便为暗绿色，量多带黏液，少数为血便。大便镜检有大量脓细胞和成簇的 G⁺ 球菌，培养有葡萄球菌生长，凝固酶阳性。伪膜性小肠结肠炎：由难辨梭状芽孢杆菌引起。除万古霉素和胃肠道外用的氨基糖苷类抗生素外，几乎各种抗生素均可诱发本病。可在用药 1 周内或停药 4~6 周发病。表现为腹泻，轻症大便次数增加，停用抗生素后很快痊愈。重症频泻，黄绿色水样便，可有伪膜排出，大便可带血，可合并脱水、电解质紊乱和酸中毒。亦可伴有腹痛、腹胀和全身中毒症状，甚至发生休克。

真菌性肠炎：多为白色念珠菌所致，2 岁以下婴儿多见。常并发于其他感染，或肠道菌群失调时。病程迁延，常伴鹅口疮。大便次数增多，黄色稀便，泡沫较多带黏液，有时可见豆腐渣样菌落。大便镜检可见真菌孢子和菌丝。

3. 迁延性腹泻、慢性腹泻　病因复杂，感染、营养物质过敏、酶缺陷、免疫缺陷、药物因素、先天性畸形等均可引起。以急性腹泻未彻底治疗或治疗不当、迁延不愈最为常见。人工喂养、营养不良小儿患病率高。患儿大便次数增多，多为稀水便，食欲差，腹泻持续时间长。可出现营养不良、消瘦、贫血、继发感染、甚至多脏器功能异常。

（三）并发症

小儿迁延性及慢性腹泻可出现消瘦、营养不良、贫血、生长发育迟缓等并发症，以婴幼儿多见。

（四）辅助检查

1. 大便常规检查　对病毒性、非侵袭性细菌、肠道外因素等所致腹泻，大部分患儿大便常规检查无异常，部分患儿可见少量白细胞或脂肪球，一般无红细胞。对侵袭性细菌所致腹泻，大便检查可见白细胞或脓细胞，并有数量不等的红细胞。

2. 大便培养　对迁延性腹泻及慢性腹泻患儿应进行大便培养，并进行药物敏感试验。根据培养及药敏结果合理应用抗生素。

3. 肠道菌群及大便酸度分析　适用于迁延性及慢性腹泻患儿。

4. 十二指肠液检查　适用于迁延性及慢性腹泻。

5. 小肠黏膜活检　了解慢性腹泻病理生理最可靠的方法。

6. 全消化道 X 线及钡剂造影检查　排除消化道器质性疾病引起腹泻。

7. 结肠镜检查　以排除结肠息肉、溃疡性结肠炎等所致大便性状改变。

二、诊断中的临床思维

（1）WHO 腹泻组提出 90% 的腹泻不需要抗生素治疗。国内学者根据我国腹泻病原谱的组成及临床观察，证明我国不需要用抗生素治疗的腹泻病约占 70%。该类病例病初表现为"上感"症状，而后出现腹泻，考虑腹泻的病因多可能为：上呼吸道感染，病毒性肠炎以呼吸道症状为先驱症状，治疗"上感"使用抗生素后引起肠道菌群失调。

（2）慢性迁延性腹泻有时为母乳不足或喂养不当（水多、乳少）饥饿所致。特点是喂哺时患儿饥饿感强，腹部肠鸣音强，大便量少，绿色稀便，小便次数多，体重不增。

（3）可根据大便常规有无白细胞将腹泻分为两组：大便无或偶见少量白细胞者，需与下列疾病进行鉴别：①生理性腹泻：多见于6个月以内婴儿，外观虚胖，常有湿疹，生后不久即发生腹泻，除大便次数增多外，无其他症状，食欲好，不影响生长发育。可能与乳糖不耐受有关，添加辅食后，大便即逐渐转为正常。②导致小肠消化吸收功能障碍的各种疾病：如乳糖酶缺乏、葡萄糖 – 半乳糖吸收不良、失氯性腹泻、原发性胆酸吸收不良、过敏性腹泻等，可根据各病特点进行大便酸度、还原糖试验等检查加以鉴别。

大便有较多白细胞者，需与下列疾病鉴别：①细菌性痢疾：常有流行病史，起病急，全身症状重。大便次数多，量少，排脓血伴里急后重，大便镜检有较多脓细胞、红细胞和吞噬细胞，大便培养有志贺痢疾杆菌生长可确诊。②坏死性肠炎：中毒症状重，腹痛、腹胀、频繁呕吐、高热，大便略红色糊状，渐出现典型的赤豆汤样血便，常伴休克。腹部立位、卧位X线平片可见小肠呈局限性充气扩张，肠间隙增宽，肠壁积气等。

三、治疗

（一）治疗原则

小儿腹泻病的治疗原则为调整饮食，预防和纠正脱水，合理用药，加强护理，预防并发症。急性腹泻多注意维持水、电解质平衡及抗感染，迁延性及慢性腹泻则应注意肠道菌群失调问题及饮食疗法。

（二）急性腹泻治疗

1. 饮食疗法　应强调继续饮食，满足生理需要，补充疾病消耗，以缩短腹泻后康复时间。以母乳喂养的婴儿继续哺乳，暂停辅食；人工喂养儿可喂等量米汤或稀释的牛奶或其他代乳品，由米汤、粥、面条等逐渐过渡到正常饮食；有严重呕吐者可暂禁食4～6天（不禁水），待好转后继续喂食，由少到多，由稀到稠；病毒性肠炎多有继发性双糖酶（主要是乳糖酶）缺乏，对疑似病例可暂停乳类喂养，改为豆制代乳品或发酵奶，或去乳糖配方奶粉以减轻腹泻，缩短病程；腹泻停止后逐渐恢复营养丰富的饮食，并每日加餐1次，共2周。

2. 纠正水、电解质紊乱及酸碱失衡　即液体疗法，是通过补充不同种类的液体来纠正水、电解质和酸碱平衡紊乱的治疗方法。包括补充累积损失量、继续异常损失量和生理需要量3部分。补充液体的方法包括口服补液和静脉补液两种。

（1）口服补液：适用于腹泻时脱水的预防及纠正轻、中度脱水无严重呕吐者。新生儿和有明显呕吐、腹胀、休克、心肾功能不全等患儿不宜采用口服补液。常用制剂：口服补液盐（ORS液）：WHO推荐的ORS液中各种电解质浓度为 Na^+ 90mmol/L，K^+ 20mmol/L，Cl^- 80mmol/L，HCO_3^- 30mmol/L，葡萄糖111mmol/L。可用 NaCl 3.5g，$NaHCO_3$ 2.5g，枸橼酸钾1.5g，葡萄糖20.0g，加水到1 000mL配成。其电解质的渗透压为220mmol/L（2/3张），总渗透压为310mmol/L。此液中葡萄糖浓度为2%，有利于 Na^+ 和水的吸收；Na^+ 的浓度为90mmol/L，适用于纠正电解质丢失量；含有一定量的钾和碳酸氢根，可补充钾和纠正酸中毒。米汤加盐溶液：米汤500mL + 细盐1.75g（一啤酒瓶盖的一半）；糖盐水：白开水500mL + 蔗糖10g + 细盐1.75g。

用量：轻度脱水口服补液量为50～80mL/kg，中度脱水80～100mL/kg；患儿每腹泻1次给ORS液或米汤加盐溶液50～100mL，或能喝多少给多少，或每5～10min喂1次，每次10～20mL，ORS液为2/3张，应注意另外补充白开水。

（2）静脉补液：适用于新生儿、中度以上脱水、吐泻严重、腹胀、休克或心肾功能不全的患儿。常用溶液有非电解质溶液：常用5%和10%葡萄糖注射溶液。电解质溶液：常用0.9%氯化钠注射液（生理盐水，1张），3%氯化钠溶液，5%碳酸氢钠溶液（3.5张），10%氯化钾溶液（8.9张）等。混合溶液：为适用不同情况的补液需要，可将各种不同渗透压的溶液按不同比例配成混合溶液使用。在静脉补液的实施过程中须做到三定（定量、定性、定速）、三先（先盐后糖、先浓后淡、先快后慢）及两补（见尿补钾、惊跳补钙）。

第 1 天补液：定量、定性、定速。

定输液总量（定量）：包括累积损失量、继续损失量和生理需要量，一般轻度脱水为 90～120mL/kg、中度脱水为 120～150mL/kg、重度脱水为 150～180mL/kg。先按 1/2～2/3 量给予，余量视病情决定取舍。营养不良小儿、肺炎、心肾功能不全者、学龄儿，补液总量应酌减 1/4～1/3。

定输液种类（定性）：原则为先盐后糖。低渗性脱水补给 2/3 张液，等渗性脱水补给 1/2 张液，高渗性脱水补给 1/3 张液。若临床判断脱水性质有困难时，可按等渗性脱水补给。脱水一旦纠正、电解质正常后不必将原计划张力液体全部输完，应当及时修正补液方案，改为 1/5～14 张液。

定输液速度（定速）：原则为先快后慢。补液总量的 1/2 应在头 8～12 小时内补完，输入速度为 8～12mL/kg。若有休克时应先扩容，用 2：1 等张含钠液或 1.4% 碳酸氢钠溶液 10～20mL/kg（总量＜300mL）于 30～60min 内静脉输入，以迅速改善有效循环血量和肾功能。扩容所用的液体和电解质包括在头 8～12 小时的补液内。余下的液体于 12～16 小时内补完，约 5mL/（kg·h）。对低渗性脱水的纠正速度可稍快，出现明显水中毒症状如惊厥等时，需用 3% 氯化钠液滴注，12mL/kg 可提高血清钠 10mmol/L，以纠正血清钠至 125mmol/L 为宜。高渗性脱水时补液速度宜放慢，总量宜在 24h 内均匀输入，纠正高钠血症以每日降低血清钠 10mmol/L 为度。

纠正酸中毒：轻、中度酸中毒，因输入的混合溶液中已含有一部分碱性溶液，输液后循环和肾功能改善，酸中毒即可纠正。一般当 pH 值＜7.3 时可静脉补给碱性液体，常用 1.4% 碳酸氢钠 3mL/kg 可提高 HCO_3^- 约 1mmol/L，可暂按提高 HCO_3^- 5mmol/L 给予。有血气测定结果时可按公式计算：碱剂需要量（mmol）=（22－测得 HCO_3^- mmol/L）×0.6×体重（kg）；或碱剂需要量=[－BE]×0.3×体重（kg）。一般首次给予计算量的 1/2，根据治疗情况决定是否继续用药。

纠正低钾血症：有尿或来院前 6h 内有尿即应补钾，静脉补入氯化钾为 0.15～0.3g/（kg·d），浓度不应超过 0.3%，每日静脉滴入的时间不应少于 8 小时，一般补钾需要 4～6 天，以补充细胞内钾的不足，能口服时改为口服补钾。纠正低钙、低镁：出现低钙惊厥症状时可用 10% 葡萄糖酸钙注射液，1～2mmol/kg，最大量＜100mL，加等量葡萄糖稀释后静脉注射或静脉滴注。低镁者用 25% 硫酸镁每次 0.1mL/kg，深部肌内注射，2～3 次/天，症状缓解后停用。

第 2 天及以后的补液：经第 1 天补液后，脱水和电解质紊乱已基本纠正，第 2 天及以后主要是补充继续损失量和生理需要量，继续补钾，供给热量。一般可改为口服补液。若腹泻频繁或口服不耐受者，仍需静脉补液。补液量根据吐泻和进食情况估算，一般生理需要量按每日 60～80mL/（kg·d），用 1/5～1/3 张含钠液补充；继续损失量按"丢多少补多少""随时丢随时补"的原则，用 1/3～1/2 张含钠液补充；将这两部分相加于 12～24 小时内均匀静脉滴注。还要注意补钾和纠正酸中毒等。

3. 药物治疗 据病情从 3 方面治疗。

（1）控制感染：水样便腹泻患儿多为病毒或非侵袭性细菌所致，一般不用抗生素，应合理使用液体疗法，选用微生态制剂和肠黏膜保护药。如伴有明显中毒症状不能用脱水解释者，尤其是重症患儿、新生儿、小婴儿和衰弱儿应选用抗生素治疗。黏液、脓血便患儿多为侵袭性细菌感染，应根据临床特点，针对病原选用抗菌药物，再根据大便细菌培养和药敏结果进行调整。大肠杆菌、空肠弯曲菌、耶尔森菌、鼠伤寒沙门菌等所致感染可选用氨苄西林、第三代头孢菌素、庆大霉素、诺氟沙星等。金黄色葡萄球菌肠炎、伪膜性肠炎、真菌性肠炎应立即停用原来使用的抗生素，根据症状选用万古霉素、新青霉素、甲硝唑或抗真菌药物治疗。婴幼儿选用氨基糖苷类及奎诺酮类抗生素应慎重。

（2）微生态疗法：有助于恢复肠道正常菌群的生态平衡，抑制病原菌定植和侵袭，有利于控制腹泻。常用双歧杆菌、嗜乳酸杆菌、粪链球菌、需氧芽孢杆菌等。

（3）肠黏膜保护药：能吸附病原体和毒素，维持肠细胞的吸收和分泌功能，与肠道黏液糖蛋白相互作用可增强其屏障功能，阻止病原微生物的攻击，如十六角蒙脱石粉。

（三）迁延性腹泻和慢性腹泻治疗

迁延性腹泻和慢性腹泻患儿常伴有营养不良和其他并发症，病情较为复杂，必须采取综合措施。

（1）积极寻找引起病程迁延的原因，针对病因治疗，切忌滥用抗生素，避免顽固的肠道菌群失调。

（2）预防和治疗脱水，纠正电解质和酸碱平衡紊乱。

（3）营养治疗：类患儿多有营养不良，禁食对机体有害，继续喂养对促进疾病恢复有利。继续母乳喂养。

人工喂养儿应调整饮食，小于6月婴幼儿用牛奶加等量米汤或水稀释，或用发酵奶，也可用奶－谷类混合物，每天喂6次，以保证足够热量。大于6个月婴儿可用已习惯的平常饮食，如选用加有少量植物油、蔬菜、鱼末或肉末的稠粥、面条等；由少到多，由稀到稠。

糖类不耐受患儿由于有不同程度的原发性或继发性双糖酶缺乏，其中以乳糖不耐受者最多，宜采用去乳糖或双糖饮食。

过敏性腹泻：有些患儿在无双糖酶饮食后腹泻仍不改善，需考虑对蛋白质过敏（牛奶或大豆蛋白），应改用其他饮食。

要素饮食：是肠黏膜受损患儿最理想的食物，是由氨基酸、葡萄糖、中链甘油三酯、多种维生素和微量元素组合而成。

静脉营养：少数严重患儿不能耐受口服营养物质者，可采用静脉高营养。推荐方案为：10%脂肪乳剂 $2\sim3g/(kg\cdot d)$，复方氨基酸 $2\sim2.5g/(kg\cdot d)$，葡萄糖 $12\sim15g/kg$，电解质及多种微量元素适量，液体每日 $120\sim150mL/(kg\cdot d)$。通过外周静脉输入，好转后改为口服。

（4）药物治疗：抗菌药物应慎用，仅用于分离出特异病原的感染患儿，并根据药敏选用。酌情补充微量元素和维生素，如锌、铁、烟酸、脂溶性（维他利匹特）和水溶性维生素（水乐维他）等。还可应用微生态制剂和肠黏膜保护药。

四、治疗中的临床思维

（1）提倡母乳喂养，及时添加辅食，避免夏季断奶，人工喂养者根据具体情况选择合适的代乳品，养成良好的卫生习惯，防止水源污染，加强粪便管理，灭蝇、灭蛆等，防止昆虫污染，病毒性腹泻给予接种疫苗，可大大减少腹泻的发生率。

（2）由气候变化或喂食喂养不当引起的腹泻，避免过热或受凉，合理饮食，绝大部分患儿可在 $3\sim5d$ 内痊愈。

（3）病毒性、肠道外因素或非侵袭性细菌性腹泻患儿多合并脱水和电解质紊乱，绝大多数通过补液、微生态疗法和饮食治疗痊愈，小部分患儿由于治疗不及时或不连续或体质较弱病情可反复或迁延，极少部分患儿可并发下呼吸道感染症状如支气管炎、肺炎等。

（4）侵袭性细菌性肠炎经选用敏感抗生素及其他治疗，绝大多数在 1 周内痊愈。若服用抗生素时间过短（少于3d）或不连续可造成病情迁延或反复并增加耐药机会。

（5）切忌滥用抗生素和长期使用皮质激素。对因其他疾病必须较长期使用激素或抗生素者，应给予微生态制剂，以防菌群失调。

（乌日娜）

第二节　急性阑尾炎

急性阑尾炎可发生于小儿各年龄组，最常见的是6～12岁的学龄儿童，年龄越小发病率越低，5岁以下明显减少。北京儿童医院的资料统计，5岁以下占15%，3岁以下占5%，1岁以下仅占0.2%，新生儿极为罕见。男孩发病率略高于女孩，男性占60%，女性占40%。

一、解剖生理

1. 阑尾解剖 小儿阑尾的粗细、长短差异较大。阑尾远端为盲端，近端与盲肠肠腔相通，二者交界处有黏膜皱襞成瓣，阻挡粪便进入阑尾腔内。不同年龄的小儿阑尾解剖发育有差异，新生儿和小婴儿的阑尾短粗，根部呈漏斗状，基底部宽大对引流有利，梗阻机会少，解剖特性是婴幼儿较少患阑尾炎的原因之一。学龄儿童阑尾腔渐变细呈管状，与成人的阑尾几乎无区别，内容物堵塞管腔不易排出。

阑尾为腹膜包裹，本身有系膜，呈三角形，其中有阑尾动脉、静脉、神经和淋巴。系膜一般较阑尾为短，因而易使阑尾呈弯曲状。当阑尾弯度过大，则阻碍远端腔内物排空，易成为炎症的诱因。

阑尾附于盲肠内后位，其根部与盲肠的相对位置恒定，位三条结肠带的会合部，阑尾远端游离于右下腹腔，其尖端可指向任何方向，常见的指向是盲肠内侧、盲肠外侧、盲肠后位、盆腔位、回肠前位、回肠后位，较少见的是腹膜后阑尾及盲肠壁内阑尾。阑尾在腹腔内的位置取决于盲肠的部位，多数位于右髂窝内，婴幼儿盲肠位置高，较为游动，阑尾位置也随之升高，压痛点可高于麦氏点。但是无论如何，阑尾与盲肠及回肠交接的位置关系永远不变，恰如人的右手，以三四五指握拳，则拇指为回肠，示指为阑尾，而握拳与腕则为盲肠与升结肠。偶尔开腹找不到阑尾时，可从右侧后腹壁摸到固定的升结肠，向下延续掀起盲肠。按右手握拳的部位关系，即可肯定回肠与阑尾的位置。即使阑尾在盲肠后甚至部分在盲肠壁内也能分出阑尾根部。如果确实找不到，可以宣布此人无阑尾。此法俗称为阑尾的"右手定律"。可以避免盲目分离，浪费时间，增加打击。

阑尾的血运系由阑尾动脉供给，阑尾动脉是回结肠动脉的分支，为一终末动脉。小儿阑尾动脉细小，因此血运障碍使阑尾更容易发生坏死。静脉血液通过阑尾静脉、回结肠静脉、肠系膜上静脉，汇入门静脉入肝。阑尾发炎时，感染可沿静脉而上，引起门静脉炎和肝脓肿。

阑尾淋巴引流经回盲肠淋巴结或盲肠后淋巴结至肠系膜上淋巴结。

阑尾受腹腔神经丛分出的迷走神经和交感神经支配，其传入神经与小肠、横结肠都是通过肠系膜上神经节及腹腔神经节经同一后根进入脊髓神经节。因此在阑尾炎症早期，疼痛开始于上腹部，仅是模糊的疼痛（内脏性痛）。随着病情进展，炎症波及壁层腹膜时，躯体神经受刺激产生疼痛（躯体性痛），才表现出明显的右下腹固定疼痛。

阑尾壁由黏膜、黏膜下层、肌层和浆膜层组成，小儿阑尾壁相对较薄，炎症侵犯容易造成穿孔。婴幼儿黏膜下层淋巴组织增生少，而学龄儿童黏膜下层有较丰富的淋巴滤泡。

2. 阑尾生理 阑尾是人类进化过程中的退化器官，阑尾黏膜具有分泌功能，使管腔润滑。阑尾壁具有蠕动功能，将阑尾腔内的食物碎屑或粪便排至盲肠。阑尾能吸收水分，粪便进入阑尾，水分被吸收则形成粪石，引起梗阻及损伤，而成为致病因素。

近年研究表明，阑尾是参与人体细胞免疫的中枢淋巴器官，具有免疫功能。阑尾在发育过程中经历低敏、高敏、成熟稳定的免疫反应阶段，新生儿缺乏局部细胞免疫因素，幼儿和儿童时期，回盲部肠壁淋巴滤泡增生显著，阑尾的淋巴免疫反应逐渐活跃，成为免疫器官之一。但多年来全世界的经验，阑尾切除后对人体的免疫功能无明显的影响。

近年来在治疗便秘时采用的 Malone 手术（阑尾造瘘，用以灌肠）又给阑尾开发了一个可利用的机会。"天生我才必有用"，阑尾是否有用，可能人们尚未认识。因此，预防性阑尾切除术或在腹部其他手术时随意将无病变的阑尾切除是不可取的。

二、病因

引起小儿阑尾炎的病因与成人基本一致，其病因无年龄的特点，其中阑尾腔梗阻和病原菌感染是造成阑尾炎的主要原因。

（一）阑尾腔梗阻学说

阑尾腔的机械性梗阻是诱发阑尾炎症的基本原因。小儿阑尾呈细管状结构，阑尾腔相对较细小，容易发生梗阻。阑尾一端为盲端，发生梗阻后在梗阻之远端部分形成一个两端闭合的管腔，而使分泌物积滞在此无效腔中，腔内压力不断增高使阑尾壁的血运发生障碍，造成局部组织的缺血和破坏，有利于阑尾腔内细菌繁殖，促进感染的发展。

引起阑尾腔梗阻最常见的原因是粪石阻塞。北京儿童医院收治的急性阑尾炎病例，经手术及病理证实38%的阑尾腔内有粪石梗阻。粪石形成是由于粪便进入阑尾腔，水分吸收，阑尾蠕动或痉挛的压迫，逐渐浓缩成小球形干燥粪块，当粪石嵌顿在阑尾腔的狭窄部分或阑尾壁有一时性的痉挛时，梗阻即可发生。淋巴组织增生是引起梗阻的又一因素。阑尾黏膜下有丰富的淋巴组织，当有全身感染时，淋巴组织普遍发生增殖性肿胀，阑尾腔发生梗阻。阑尾壁内的淋巴滤泡在青少年时期生长旺盛，故阑尾炎以青少年患者最多。阑尾梗阻的其他原因是阑尾先天性扭曲、阑尾腔狭窄、先天性或病理性粘连所引起的压迫和扭曲。阑尾腔内异物及寄生虫是引起阑尾梗阻的少见原因。

（二）细菌感染学说

1. 细菌侵入阑尾壁的方式

（1）肠道直接侵入：正常阑尾腔内含有各种肠道固有细菌，如大肠埃希菌、链球菌和厌氧菌等。在阑尾黏膜有溃破或损伤时，细菌可侵入阑尾壁引起急性炎症。

（2）血行感染：细菌可经血液循环到达阑尾壁内，遂发生急性炎症。小儿急性阑尾炎在春、夏季比较多见，而在此时期小儿上呼吸道感染，扁桃体炎及咽峡炎也较多见。

（3）邻近感染：急性阑尾炎可因阑尾周围脏器的急性化脓性感染而继发，如原发性腹膜炎，其脓液常浸渍阑尾，细菌自浆膜外侵入阑尾壁，炎症亦自浆膜层开始而后累及阑尾壁全层。

2. 致病菌　儿童阑尾炎致病菌主要为大肠埃希菌和厌氧菌（脆弱类杆菌多见）混合感染。其他如变形杆菌、铜绿假单胞菌、链球菌也可成为感染源。

（三）神经支配学说

阑尾的生理和病理变化与神经系统的活动有密切关系。当胃肠道功能障碍时（如便秘、腹腔等），使受神经支配的阑尾肌层和血管反射性痉挛，造成血运障碍，导致阑尾黏膜缺血，促使阑尾的损害或加重已存在的阑尾腔的梗阻，引起感染。

以上三方面原因可以相互影响相互作用。神经反射性肌肉、血管痉挛可以造成阑尾腔梗阻和血循环障碍，有利于细菌感染；管腔梗阻和局部感染也可以刺激阑尾神经感受器，引起神经反射性痉挛，如此遂成为一恶性循环。

三、病理

小儿阑尾炎病理特点是不同年龄具有不同的病理分型及病理分期。

（一）病理分型

小儿急性阑尾炎依其病理变化可分为三型，即单纯性、化脓性及坏疽性，与成人类似。北京儿童医院2 365例小儿急性阑尾炎的病理诊断结果显示，单纯性占27%，化脓性最多占66%，坏疽性少见仅占7%。因各年龄组小儿免疫反应不同，造成了不同年龄组的病理特点，如单纯性及坏疽性阑尾炎仅见于年长儿，化脓性可见于任何年龄，婴幼儿多为此类。

1. 单纯性阑尾炎　此型多见于年长儿阑尾炎早期，病变主要在黏膜层。大体所见阑尾轻度水肿、充血，周围稍有浆液性渗出。组织切片见黏膜水肿、充血黏膜下层有中性多核白细胞及嗜酸粒细胞浸润，并有淋巴滤泡增生。

2. 化脓性阑尾炎　此类型的阑尾炎发病率最高，可发生于任何年龄，婴幼儿多为此型。病变侵犯阑尾各层，早期即有腹膜感染及渗出，特别是婴幼儿阑尾本身化脓改变可以不重，而腹膜炎则已广泛蔓延。大体所见阑尾明显肿胀，周围有多量脓性渗液，阑尾腔内亦可积脓，而发生张力性穿孔，形成弥漫性腹膜炎。组织切片见阑尾各层组织均有多核白细胞浸润，黏膜溃疡坏死，呈蜂窝样炎性改变。

3. 坏疽性阑尾炎　此型多见于学龄儿童，病变主要为阑尾系膜血管栓塞和阑尾壁全层坏死。其特点为阑尾壁迅速广泛坏死，阑尾本身渗出不多，而周围组织粘连形成较早，局限而形成脓肿者较多。大体所见阑尾肿硬，暗红色的阑尾上散在黑紫色和黄绿色的坏死区。阑尾腔内积脓血，可发生坏死性穿孔，形成局限性腹膜炎。组织切片见阑尾壁血管栓塞，阑尾全层广泛坏死。

4. **梗阻性阑尾炎** 此型在病理组织学上并无特点，主要指阑尾腔内蛔虫、蛲虫、粪石引起的痉挛性病变与阑尾扭曲、解剖上的局部狭窄引起的机械性压迫。大体所见阑尾基本正常或轻度充血，周围少量清渗液，腔内有粪石、蛔虫、蛲虫，可发生机械性压迫穿孔。组织切片可见正常阑尾，早期仅有嗜酸粒细胞浸润及淋巴滤泡增生，晚期亦可发生化脓性及坏死性改变。

（二）病理分期

各型急性阑尾炎发展过程按不同阶段分为五期。小儿急性阑尾炎的病理分期可按一定的规律从临床上反映出来，治疗原则也随之不同。

1. **早期阑尾炎** 感染局限于阑尾内部，周围渗出少，反应轻微。北京儿童医院收治的 2 586 例阑尾炎资料分析，此期占 25%。

2. **局部腹膜炎期** 感染已扩散到周围腹膜，局限于右下腹腔，此期在小儿最为多见，占 40%。

3. **弥漫性腹膜炎期** 感染侵及全腹膜，此期占 25%。

4. **浸润期** 渗液中纤维蛋白沉积阑尾，与周围器官互相粘连，限制感染扩散。外围渗液开始吸收，阑尾周围形成浸润块。此期在小儿罕见，仅占 1%。

5. **脓肿期** 阑尾成为坏死异物或粪石存留腹腔，则成为感染核心，形成脓肿。此期患儿占 9%。

随着年龄的改变，病理分期具有差异。3 岁以下婴幼儿很少形成脓肿而多发展为腹膜炎，学龄前儿童则局部腹膜炎期不明显直接过渡为浸润期，学龄儿童多见坏疽型，阑尾坏死渗出不多，则易局部形成脓肿。

四、诊断

（一）临床表现

由于解剖、病理生理及免疫系统的特点，小儿阑尾炎的临床表现有别于成人，不同年龄组儿童有其各自的特点和规律，应予以区别对待。现代医疗技术的迅猛发展，多项检查手段的不断出现，为阑尾炎的诊断提供了多种检查方法，但小儿阑尾炎的最根本的诊断依据仍是持续性腹痛与右下腹压痛。

1. **儿童阑尾炎的临床表现** 从学龄期儿童开始其症状类似成人，表现为突发中上腹、脐周的疼痛，6～10 小时后转至右下腹，多伴有恶心呕吐、发热、精神食欲差。患儿行走缓慢，身体前屈，惧怕震动，活动减少，均为小儿腹痛的特殊表现。跳动震痛也是判断儿童腹痛的证据，通过观察患儿的自然活动如爬上跳下诊台、走路、下蹲等动作的速度及灵敏度，可以肯定腹内存在器质性病变。

腹部查体发现右下腹肌紧张、压痛、反跳痛及叩痛。右下腹固定压痛对于儿童阑尾炎的诊断具有决定性价值。而成人常用的一些检查方法如娄夫辛（Rovsing）征、腰大肌试验、闭孔内肌征象，由于儿童往往不能获得正确的判断，则意义不大。

2. **婴幼儿阑尾炎的临床表现** 婴幼儿系指 3 岁以内的小儿，此年龄阶段急性阑尾炎的发病率明显降低，3 岁以下小儿不能准确地叙述病情，临床表现又与年长儿有很大差异，因此婴幼儿阑尾炎误诊率高、穿孔率高。北京儿童医院 2000—2004 年收治 3 岁以内的阑尾炎 137 例，占小儿阑尾炎的 4.8%（137/2 867），穿孔率达 39%（53/137），误诊率达 46%（63/137）。在诊断时应注意下述几点：

（1）婴幼儿病史叙述不清，遇小儿有烦躁不安、哭闹不止，原因不明的发热、呕吐、拒食、精神萎靡，一旦腹部发现有可疑体征时，均应想到阑尾炎的可能。

（2）婴幼儿的腹痛以"颠簸痛"为特征，即在轻拍或颠簸时疼痛更明显。因患儿腹内有发炎的阑尾，因此越摇越闹，越拍越哭，这种异常的表现常为腹痛的线索。

（3）婴幼儿阑尾炎的恶心、呕吐、腹泻等胃肠道症状显著，且出现较早，甚或可发生于腹痛之前，成为最初的症状，易误诊为胃肠炎。与年长儿不同的是，婴幼儿在疾病早期全身反应即可很重，出现高热、精神差、反应淡漠、嗜睡、拒食等症状。

（4）婴幼儿叙述能力差，病史可靠性低：因此查体更为重要，一定要确定阑尾区的固定性压痛和肌紧张，固定性即固定的性质、固定的位置、固定的范围。婴幼儿腹部检查往往不配合，腹部触诊时患儿常哭闹不止、躁动不安，判断腹部有无阳性体征极为困难。三岁以下小儿只能依靠客观查腹，对不合作的小儿采取对比法、三层触诊法、三次检查法及镇静法，触诊时根据患儿哭声强弱变化、腹部按压深度、抵抗检查的动作可以推断有无压痛及肌紧张。婴幼儿盲肠位置较高，阑尾的压痛点偏上或靠近脐部。婴幼儿腹壁肌层发育薄弱，腹肌紧张不足以反映腹膜受刺激情况，即使阑尾穿孔肌紧张仍可不明显，故腹肌紧张的程度不能反映阑尾病变的严重性。至于反跳痛，在婴幼儿不易获得正确的检查，不作为诊断阑尾炎的主要标准。

3. 新生儿阑尾炎的临床表现　新生儿期阑尾炎极为罕见。北京儿童医院 2004—2008 年间仅收治 1 例，为年仅 13 天的女婴，占小儿阑尾炎的 0.003%（1/2 612），国内外文献报道亦很少。由于本病极罕见，多不为临床医生重视，故多在手术时才确诊。

新生儿阑尾炎无特异性的临床表现，常以腹胀、呕吐、烦躁就诊，腹部压痛、肌紧张均不明显，常误认为腹部压痛及肌紧张是胀气肠管所致。单纯依据临床表现难以诊断新生儿阑尾炎，需依靠腹腔穿刺、B 超检查协助诊断。

（二）小儿常用的辅助检查方法

1. 直肠指检　直肠指检对小儿阑尾炎及腹腔其他疾病的诊断具有价值，而双合诊较单纯直肠指检更为可靠。当腹部其他检查仍不能提供足够的诊断证据时，直肠指检常属必要，其阳性结果及阴性结果同等重要。

急性阑尾炎时，直肠指检可发现直肠右壁触痛敏感，阑尾在盆位时明显，甚至可能触及索条样肿胀的阑尾，更重要的是了解有无阑尾周围浸润或脓肿形成。女孩要注意除外内生殖器肿物。

2. 腹腔穿刺　腹腔穿刺是除手术以外最直接、最迅速获得腹腔内情况的简便手段，小儿因腹壁肌层薄弱，腹肌紧张不足以反映腹膜刺激情况，特别是婴幼儿往往渗出多，而腹部仍柔软，故腹腔穿刺常属必要。右下腹抽出脓性液体或腹腔液镜检发现 WBC 及脓细胞可明确阑尾炎的诊断。穿刺阳性往往为探查依据。

（三）实验室检查

1. 血常规　多数急性阑尾炎患儿 WBC 及中性粒细胞升高，且 WBC 及中性粒细胞的增高随着阑尾炎的病变轻重而变化，绝大多数 CRP 升高明显。少数病例 WBC 不升高，故不能单纯依据血常规作出阑尾炎的诊断。北京儿童医院统计 2 612 例阑尾炎病例，WBC 大于 10×10^9 者占 70%，小于 10×10^9 者占 30%。

2. 尿、便常规　一般无特殊改变，当阑尾位于输尿管和膀胱附近进，尿内有少量 WBC 和 RBC，当阑尾刺激直肠时，便内可有少量 WBC 或脓细胞。

（四）超声检查

超声检查已成为小儿阑尾炎首选的检查方法，对急性阑尾炎具有诊断价值，其诊断的敏感性为 80%～95%，特异性为 89%～100%，准确性为 90%～96%。被公认的急性阑尾炎超声诊断标准为：炎变的阑尾呈低回声的管状结构，压之形态不改变。阑尾直径 >6mm，横切面时呈同心圆的"靶"样图像。有时腔内可见强回声粪石，后曳声影。穿孔后的阑尾可不显影，盲肠周围出现局限性积液，阑尾如被显示，多呈不对称性阑尾管壁增厚。超声不但是诊断急性阑尾炎的一种较特异可行的影像学诊断方法，而且在其鉴别诊论方面也提供了图像诊断依据，特别是对于女孩的生殖系疾病的诊断是有助的。

五、治疗

（一）治疗原则

阑尾炎总的治疗方案从三方面考虑，第一是处理病灶；第二是控制症状；第三是抗菌治疗。处理病灶牵涉到非手术治疗和手术治疗的指征问题，确定手术治疗和保守治疗方案必须根据患儿年龄、病变类型、病理分期、病情程度、全身情况及家长需求进行综合评价。决定手术与否应考虑以下几方面因素。

1. 影响预后因素　小儿阑尾炎较成人炎症不易局限，穿孔率高，易引起腹膜炎，小儿阑尾继发腹膜炎迅速产生比成人严重得多的全身中毒症状，甚至威胁生命。若保守治疗，日后阑尾炎反复发作及肠粘连、盆腔炎的概率大，给儿童的生长发育、生活学习造成不利影响。因此，小儿急性阑尾炎主张早期手术治疗。

晚期的小儿阑尾炎，周围浸润较重，感染已开始粘连，此时组织充血、水肿、分离困难，有造成医源性穿孔污染腹腔及重新扩散感染的危险，应予以非手术治疗。

2. 年龄因素　5 岁以内，特别是 3 岁以内小儿，阑尾壁薄，大网膜短，感染扩散变化快，腹膜局限能力差，应该优先选择手术治疗方案。

年长儿病变发展动态相对缓慢，腹膜具有一定的局限能力。早期非梗阻型阑尾炎，有手术禁忌时，可予以保守治疗。

3. 病变类型因素　单纯性阑尾炎可先暂予以保守治疗，经抗生素治疗有效，则可维持保守治疗，如感染仍有扩散趋势，则宜中转手术。化脓性、坏疽性及穿孔性阑尾炎，以手术切除阑尾消灭病灶，防止感染进一步发展为原则。阑尾脓肿及阑尾浸润块形成，多以保守治疗为主，脓肿张力高，有胀大趋势，则需穿刺抽脓。

4. 病情进展因素　患儿的精神状态、全身情况可以反映病变的进展趋势，动态观察小儿的整体状况以决定治疗方案，真正体现了小儿外科的特点。在疾病的急性期，阑尾病灶有穿孔腹膜炎的可能，患儿表现为精神弱、食欲差、高热，全身情况加重，此时切除阑尾以预防感染扩散。发病 3 天左右，阑尾炎处于可扩散可局限之际，如果正在扩散，切除病灶，去掉感染源，可能有利。如果正在局限，腹腔探查不但破坏局限，而且阑尾切除困难，强行切除有造成阑尾残端瘘、损伤周围器官的危险。此时患儿精神食欲已渐好转，全身情况稳定，则应采取保守治疗。目前，死亡率已经不是阑尾炎的评价标志，手术治疗或保守治疗后病情见好见坏，才反映阑尾炎疗效的现代水平。强调对于晚期阑尾炎应仔细进行肛门－腹部双合诊检查，以发现肿大的阑尾及周围的浸润块，甚至在麻醉后再次进行腹检和直肠指检，发现浸润块仍可取消手术。

（二）非手术治疗

1. 对症治疗　控制症状是小儿阑尾炎治疗中不容忽视的部分，如发热过高，可引起致命的术中、术后恶性高热，乃至惊厥。呕吐频繁，可引起脱水、电解质紊乱、酸碱失衡，不予纠正则导致休克。对症治疗包括：

（1）腹痛腹胀严重者应禁食、胃肠减压。

（2）食欲缺乏、呕吐频繁者应静脉输液，补充累积损失量、额外损失量及生理需要量。

（3）高热的处理：北京儿童医院规定肛表测温在 38.5℃以上的患儿，常规给予降温。采用物理降温（如头部置蓄冷袋、冷盐水灌肠、乙醇拭浴）、药物降温（口服阿司匹林、静注赖氨匹林）及人工冬眠降温。

2. 抗生素治疗　急性阑尾炎是一种感染性疾病，原则上应用抗生素是必需的，但切不可滥用。应根据治疗方案及病变类型而定。对于非手术治疗的患者，常规使用抗生素，用药持续到急性阑尾炎症状、体征完全控制痊愈为止。对于接受手术治疗的患儿应视阑尾病理变化而决定。

北京儿童医院经验：单纯性或化脓性阑尾炎给予二个剂量的两种抗生素联合应用，即第一剂量在手术当日静脉给药，第二个剂量在手术后第一天重复一次，手术后第二天口服抗生素即可。坏疽性及穿孔性阑尾炎术后持续静点抗生素至少 3 天，直至体温正常、白细胞下降方可停药。阑尾脓肿持续静点抗生素 7~10 天，复查 B 超显示脓肿缩小、周围炎症吸收即可停药。如果停药后不久又复发多为脓肿内异物如粪石、坏死的阑尾等。有必要考虑切开引流及脓腔探查。

急性阑尾炎为需氧菌和厌氧菌的混合感染，选择抗生素应针对此点。国外推荐氨苄青霉素、庆大霉素、氯林可霉素三药联合应用。氯林可霉素为抗厌氧菌的敏感药，但应注意可能产生伪膜性肠炎的并发症。国内多采用第三代头孢菌素及甲硝唑两药联合应用。甲硝唑能有效地抵抗革兰阴性厌氧菌，已成为抗厌氧菌的首选药。

（三）手术治疗

当今切除病变阑尾有两种方法：

1. 传统的剖腹阑尾切除　已公认为是一种简单、易行、安全的手术，儿童与成人的阑尾切除术式相似，下述几个问题值得探讨。

（1）切口选择：小儿盲肠游动性较大，阑尾位置有变异，应根据压痛最明显处为切口中心，常规采用麦氏切口，而略较成人典型切口位置为高。为避免瘢痕满足美观的要求，也可采用"改良麦氏切口"，即右下腹横纹切口。遇有诊断欠明、需开腹探查者，则采用右腹直肌切口。

（2）切口缝合：对早期及轻度的阑尾炎，适用于可吸收缝线逐层缝合。而对于小儿穿孔及坏疽性阑尾炎，因其术后切口感染率高达20%，北京儿童医院对麦氏切口的缝合方法加以改进，采用不缝合腹膜，其他各层抽线缝合的关腹方法，使切口感染率下降为0.5%。其机制在于：①不缝合腹膜，使切口各层炎性渗出及积血向腹腔内引流而被吸收，减少了肌间无效腔的形成。②腹壁全层贯穿缝合，7天后抽出全部缝线，减少了切口异物肉芽肿的形成，终止了缝线引起的不良反应，杜绝了切口慢性窦道的产生。

（3）腹腔冲洗：既往认为腹腔冲洗有助于感染的扩散，因此不主张行腹腔冲洗术。随着腹部外科的发展，目前已知腹腔内的液体并不是停滞的，而是不断地进行循环流动和交换，膈淋巴系统是腹膜腔内吸收的主要途径，因而造成腹腔内液体、细菌及毒素向膈下流动。腹腔液体的内循环学说揭示了腹腔液体自身具有的运动性质。

腹腔内感染的发生与感染物的数量关系密切，临床和实验室资料已经证明，发生感染时组织中的细菌数目计数在 $10^4 \sim 10^6/mL$（g）组织之间。以此为理论基础，对新鲜的腹腔污染用大量的生理盐水能够稀释脓液，降低单位体积的细菌计数，从而预防腹腔内脓肿的发生。

（4）腹腔引流：阑尾切除术后是否放置引流，历来是一个有争议的问题，腹腔引流作为一安全措施，也可带来诸如伤口感染、腹内感染、腹腔内粘连并发症。对于早期、局限性腹膜炎期的急性阑尾炎术后不置引流已成共识。而阑尾穿孔形成弥漫性腹膜炎，只要用大量生理盐水清洗腹腔，直至清洗液转清晰，在大剂量的广谱抗生素的联合应用下，也不需放置引流。对于阑尾根部穿孔残端处理不满意，腹腔污染重，脓液稠厚量多，腹腔内有粪石、蛲虫等异物遗留，腹腔内渗血、止血不完全的急性阑尾炎及阑尾脓肿，术中应放置有效的引流。

2. 腹腔镜阑尾切除　腹腔镜对于诊断和治疗阑尾炎是一个划时代的进步，这种将传统的外科操作与现代高科技成果完美融合所形成的新的治疗手段，以其切口小、创伤小、痛苦少、恢复快等无可比拟的微创优势，得到了患者的欢迎和外科医师的赞同和接受。北京儿童医院2004—2008年共施行阑尾切除术2263例，其中开腹阑尾炎切除术1987例，占88%，腹腔镜阑尾切除术276例，占12%。腹腔镜代替开腹阑尾炎切除术是发展的必然趋势。

（1）腹腔镜阑尾切除术的适应证：①明确诊断的各型急性阑尾炎。②女孩阑尾炎，术中需探查子宫及附件，排除其他疾病。③肥胖儿阑尾炎，开腹常需较大切口才能探查，而微创手术切口小，视野清晰，暴露满意。④怀疑阑尾炎，但诊断仍不明确的腹痛患儿，腹腔镜手术可全面进行腹腔内脏器探查，此方面是腹腔镜手术突出的优越性。

概括总结腹腔镜阑尾切除术的适应证为3F指征，即确诊的局灶性阑尾炎，肥胖儿阑尾炎，女孩阑尾炎。

（2）腹腔镜阑尾切除术的禁忌证：患儿一般情况不好，血流动力学状态不稳定患儿。腹腔粘连严重者。

腹腔镜手术发现上述情况应立即转为开腹手术，小儿手术术式的选择以保证安全、祛除病灶、不加重病情为原则。

（3）腹腔镜阑尾切除技术：Semm于1983年报道的首例腹腔镜阑尾切除术，为阑尾切除术提供了一种新的方法。这一操作已越来越多地被临床医师采用。用腹腔镜治疗阑尾炎具有创伤小，痛苦轻，恢复快，减少了腹腔粘连的机会等优点，特别是对于肥胖的患儿具有更独特的优越性。同时对于难以确诊、怀疑有阑尾炎的病例，采用腹腔镜检查是一种很好的诊断方式，确诊率达100%，优于B超和CT。

操作步骤如下：仰卧位右臀部稍垫高。

1）Trocar放置如（图8-1）所示：采用开放式在脐窝中央作纵向切口放置5mm Trocar，在耻骨上和左下腹分别置入5mm Trocar。

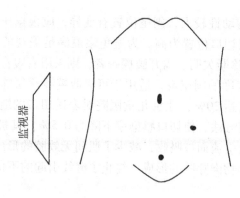

图8-1　Trocar及显示器的位置

2）探查腹腔：转动腹腔镜头全面探查腹腔，如果发现其他异常改变，应该同时处理。

3）游离阑尾：提起盲肠找到阑尾，其常与周围组织发生粘连，将阑尾根部及系膜分离显露清楚，才能顺利将其切除。

4）处理阑尾系膜：阑尾系膜周围粘连被完全松解后，提起阑尾，使阑尾系膜展开，用弯钳在阑尾系膜靠近阑尾根部无血管的部位戳孔，孔的大小依据处理系膜的方法而定，可以从Trocar直接带入结扎线，结扎阑尾根和系膜。也可以经腹壁穿入针线结扎阑尾的根部，然后将阑尾及盲肠悬吊在腹壁，以便于显露系膜。目前较可靠处理阑尾系膜的方法包括：腹腔内丝线结扎、双极或单极电凝电切、施夹、预制环状结扎带及内镜钉合器等。目前我国小儿外科医生广泛采用的是腹腔镜内丝线结扎，事实证明安全可靠，减少了费用，也避免了异物残留。

5）切除阑尾：距盲肠0.5~1.0cm钳夹阑尾，用丝线（1号或4号）于阑尾根部环扎，用电刀距结扎线0.5cm切断阑尾。也可用钛夹或内镜钉合器的方式处理阑尾根部。用电刀烧灼残断的黏膜。

6）取出阑尾：标本应从脐部套管中取出，如果阑尾太粗、坏疽或已穿孔，不能通过套管，可将一标本袋经套管放入腹腔，把阑尾装入袋内，然后将其拖至套管内到感觉有抵抗感为止。然后拔出套管，使袋的颈部露出腹壁，将其拖出切口。

7）检查手术区域：取出阑尾后重新建立气腹，仔细检查阑尾以及系膜残端有无出血点。对阑尾坏死或穿孔的病例必须注意检查有无粪石脱出。腹腔内遗留的粪石常成为脓肿的核心，需再次手术。右下腹有少量渗液者应彻底吸净渗液，不必放引流。腹膜炎严重或脓肿形成者应行腹腔冲洗，必要时放置腹腔引流。

注意要点：将阑尾的根部悬吊在前腹壁上有利于显露和处理阑尾系膜血管；可以用电凝靠近阑尾壁逐渐切断系膜，因为此区域内为阑尾动静脉的终末细小分支，电凝可以达到确切止血的目的。如果阑尾尖部与后腹壁粘连紧密，可以采用逆行切除阑尾方式，先结扎阑尾根部。然后用电凝贴断端的浆膜，由近向远断离系膜。

六、并发症

（一）伤口感染

伤口感染是阑尾切除后最常见的并发症。其发病率与阑尾炎症的严重程度有关，非穿孔性阑尾炎切口感染率低于1%~2%，坏疽性及穿孔性阑尾炎切口感染率高达10%~20%。近年来因抗生素的广泛应用，使穿孔性阑尾炎伤口感染率已低于5%。北京儿童医院统计2004—2008年2 263例阑尾切除术患儿，术后伤口感染仅 7 例，伤口感染率为 0.2%。伤口感染多于术后 3～5 天出现征象，体温升高，局部红肿压痛，有少量渗液，应早期拆除缝线，敞开引流。

（二）腹腔残余感染

腹腔残余感染是穿孔性阑尾炎早期术后并发症。小儿腹腔残余感染多数是小的脓肿或炎症浸润，此类脓肿被认为是粘连的小肠袢形成的蜂窝织炎，而非真正的脓肿。少部分形成较大的脓肿，最常见的是盆腔脓肿，其次是肠间隙脓肿，少数为膈下脓肿。

目前由于适当的引流、残余物（粪石）的清除及术前、术中、术后有效的抗生素的投入，小儿阑尾炎术后残余感染并发症已明显下降。盆腔脓肿发病率普遍低于 5%，而阑尾残端瘘、门静脉炎、膈下脓肿等感染并发症现已罕见。

发生腹腔残余感染的患儿，多出现于穿孔性及坏疽性阑尾炎术后，恢复过程表现为"三懒一无"，即懒起床、懒活动、懒说话、无食欲。体温及白细胞增高，并有腹痛及腹胀。典型的术后盆腔脓肿表现为里急后重、排便频繁、排黏液及脓液等直肠刺激症状。直肠指检发现直肠前壁水肿、触痛，双合诊触及张力性肿物。B 超检查可显示右髂窝或盆腔液性暗区。

腹腔残余感染的治疗多采用保守治疗，予以有效的抗生素及内服中药。大的脓肿在超声定位下，进行经皮穿刺引流。盆腔脓肿可经直肠前壁切开引流。

（三）肠粘连肠梗阻

麻痹性肠梗阻是阑尾炎合并腹膜炎的早期并发症，由于炎症和手术本身刺激肠管及系膜，术后会发生蠕动减弱性肠麻痹，出现腹胀、呕吐、肠鸣音减弱或消失、不排便等现象。X 线片显示肠瘀张或麻痹性肠梗阻征象。穿孔性阑尾炎术后肠麻痹通常持续 3～5 天，经禁食减压、输液、抗炎而治愈。

早期粘连性肠梗阻是阑尾术后引起的机械性肠梗阻，常见于阑尾穿孔和合并腹膜炎的病例。常发生于阑尾炎手术后数天内，系因肠管屈折，再加炎症水肿，纤维性渗出液造成肠与肠互相粘连所致。此种肠梗阻经胃肠减压，大量抗生素控制感染，中药应用，2～3 天梗阻即可解除。少数病例经治疗 3 天无效，进行钡餐检查或钡剂灌肠，显示钡剂停滞不前或结肠瘪缩，而确诊为完全性肠梗阻，可考虑再次手术，以松解粘连，解除梗阻为原则。

七、预后

小儿阑尾炎总死亡率目前均在 1% 以下，国内外先进水平接近于 0。其中 3 岁以下患儿死亡率和重病率较高。小儿阑尾炎无论早期或晚期、手术或非手术治疗，痊愈后多不留后遗症。阑尾炎及时早期手术患儿平均住院日为 5 天，晚期阑尾炎平均住院日为 8 天，阑尾形成浸润或脓肿平均住院日 10 天。住院 2 周左右的患儿多因各种并发症之故。少数患儿手术后或脓肿痊愈出院后，仍有发生腹腔残余感染或粘连性肠梗阻而再入院者，再手术治疗率较低。保守治疗多能治愈。

非手术治疗阑尾炎可以复发，但小儿复发率远较成人低得多。有人主张阑尾炎复发时以手术为宜。

（乌日娜）

第三节　小儿肠套叠

一、定义

关于小儿原发性肠套叠的定义：一般提到"小儿肠套叠（infantile intussusception）"是指"原发性肠套叠"。是指一段肠管在无明显器质性原因下套入另一段肠管腔内。套入的肠管称为"套入部"，被套入的肠管称为"鞘部"，套入的最先端称为"头部"，套入的最后部也即鞘部的反折处称为"颈部"（图 8-2）。此种套入必须在肠管痉挛的基础上，致不能自然退出，才能称为肠套叠。小婴儿开腹手术，因寒冷，在手术台上常见的暂时性套叠及尸解时见到的濒死性肠套叠，轻轻一拉就能退出者，在临床上都不能叫肠套叠。

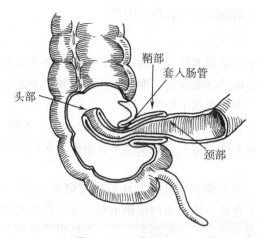

图8-2 肠套叠图解

二、分类

按病因分：原发性肠套叠，指无明显器质性原因，自然互相套入。婴儿肠套叠多属此类。继发性肠套叠，指套入的头部为一器质性病变，如肿瘤、息肉、翻入的梅克尔憩室等为起点，随肠蠕动而被推入下一段肠腔，带动肠壁一起套入。各年龄均可发生，婴儿同样可见。

按解剖部位分：小肠套指小肠套入小肠，很少见。除个别继发套叠外，一般只见于大手术后三四天内，特别是腹部手术后，肠麻痹恢复期。结肠套指结肠套入结肠，基本上都是肿瘤继发肠套叠。回结套；指回肠套入结肠。又分：回盲套，指回肠套入盲肠，继续前进但阑尾始终不被拉入；回回结套，指回肠先套入回肠，再继续前进，套入结肠，阑尾也保持在套叠之外；回盲结套，指回肠套入盲肠，继续连盲肠一起带入结肠，阑尾也带入结肠之内。

按套入层次分，可分为单套与复套。一段肠管套入另一段肠管腔内，截断面为三层肠壁，称为单套；单套的肠套叠整体又套入下一段肠管内，截断面为五层肠壁，称为复套。按套入方向分，可分为顺蠕动套与逆蠕动套；按套叠数目分，又可分为单发套与多发套（图8-3）。

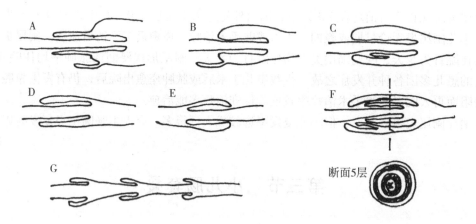

图8-3 分型图解

A. 回回结套；B. 回盲套；C. 回盲结套；D. 顺行套；E. 逆行套；F. 复套；G. 多发套

按临床情况又有急性、慢性与复发性之分。突然发病，导致完全性肠梗阻。一两天内可能发生绞窄性肠坏死者称为急性肠套叠。常见的小儿肠套叠均属此类。虽然肠管套叠，可能存在多日，但无完全性肠梗阻者，称为慢性肠套叠。见于两岁以上小儿肠套叠，或更常见于肿瘤继发肠套叠。另外一种反复发作的肠套叠，短期内复发两次以上者称为复发性肠套叠。其中也有两种：一种是有器质性病变的继发肠套叠；另一种是无器质性病变的习惯性肠套叠。偶然一例治疗复位后不久又复发者，多因复位不完全。只能称为肠套叠复发，不能诊断为复发性肠套叠。

三、发病率

小儿肠套叠的发病率在婴儿急腹症中占首位。在全部小儿外科急腹症中仅次于急性阑尾炎。急性肠套叠常见于 2 岁以下婴幼儿，以 4～10 个月婴儿最为多见，随年龄的增长发病率逐渐降低，5 岁以后发病极罕见。男孩发病占明显优势，男孩比女孩多 2～3 倍。北京儿童医院 2004—2008 年共治疗小儿肠套叠 1 512 例，年均收治肠套叠 300 例，我国各大儿童医院收治肠套叠例数大致相近。各年龄均可发病，最小年龄 2 天，最大 14 岁，新生儿期 9 例，占 0.5%，2 岁以内 1 410 例，约占 90%，其中 4～10 个月发病者 821 例，占半数以上（52%），5 岁以上者 59 例，仅占 4%。男性 1 102 例，女性 410 例，男女之比为 2.3：1。肠套叠一年四季均可发病，以春季夏季（3～6 月份）较为多见，秋季（8～10 月份）次之，冬季（11～12 月份）少见。国内多数儿童医院每年约治疗 100～500 例，80% 以上在门诊灌肠治疗痊愈。但在人群中仍是极少数，因此不少非儿科专业医生常想不到此病而有误诊。各型肠套叠之中，一般人的印象只有婴儿原发性急性肠套叠，虽无精确统计，各单位报道均在 95% 以上，有的多年来均为 100%。因此非典型种类的肠套叠也常被误诊。婴儿原发性急性肠套叠好发年龄为生后 6 个月到一岁半。6 个月以下及两岁以上患儿很少见，并且症状也不典型，因此也容易误诊。过去教科书上一般印象是男性第一胎营养好的孩子为多见。现在一家一个孩子，营养普遍提高，这个发病率已无重要意义。

四、病因

人们对肠套叠的认识已有百年历史，但教科书中对原发性婴儿肠套叠仍然说病因不明。从临床发展过程可以推论为加辅食可能引起不同程度的蠕动紊乱甚至痉挛。偶然某次痉挛严重则可能发生肠套叠。如果孩子属于痉挛体质，则更易发生肠套叠。断奶加辅食是每个孩子必经的过程，痉挛体质幸亏不多，严重痉挛演变为不能退出的肠套叠者为数更少。这是公认的事实，因此，就产生了两个学说：一为痉挛学说，一为过敏学说，介绍述如下。

（一）痉挛学说

痉挛学说的内容包括：肠管痉挛后可以因蠕动套入远端连续的肠管即鞘部形成套叠，同时鞘部也必须发生痉挛，阻止套入肠管退出。从而形成恶性循环，以致成为不可逆性肠套叠。肠痉挛的原因在断奶期婴儿多为过敏性神经血管痉挛引起的肠缺血。所以本病好发于加辅食之后，注意解痉可以提高疗效。

在家兔实验中，开腹后立刻见到小肠蠕动甚至痉挛活跃，此起彼伏，偶尔也见到肠套叠，但不久自然松开退出。这是开腹后寒冷使血管痉挛所致。这种现象，在临床上小婴儿开腹手术中也常见到。如果用钳夹阻断肠系膜血管，立刻出现严重痉挛，肠管变细变硬，如同白蜡棒。可以人为地插入相连的肠管造成肠套叠，但不久又自然退出。即使用缝线固定，也会被强烈的蠕动撕脱缝线而退出。如果套入后另外用钳夹阻断鞘部血管，立刻发生鞘部痉挛，则套叠不再能退出，并且随着强烈的蠕动继续向前套入。肠管的套入，牵拉血管又导致血管痉挛、缺血引起进一步肠痉挛。肠痉挛本身又再加重缺血，于是形成恶性循环。肠管越套越多，供血越差，最后肠管渐渐缺血坏死。实验中偶尔也见到肠管坏死前突然肠管放松，套叠退出，肠管血运渐渐恢复。但这种偶然非常罕见。在家兔肠系膜根部注射 2% procaine 常可见套叠退出。可能是解除血管痉挛及肠痉挛的作用。

（二）过敏学说

也叫环境适应学说。新生儿降生到人世，从子宫的环境进入人类世界的环境，巨大的变更必须适应，肯定有一定的反应。一般人的适应是自然逐渐的过程，反应不明显。个别人的反应严重而有明显的症状，在临床上有所表现，称之为过敏。这种孩子占少数，称为过敏体质（或称身体素质）。临床上常见的小儿过敏体质有四种表现。分别为：

（1）渗出性体质：表现为皮肤丘疹、皮下水肿，患处瘙痒等。为最常见的反应形式。

（2）气管痉挛体质：表现为过敏性喘息。

（3）肠痉挛体质：表现为阵发性肠痉挛腹痛。

（4）出血性体质：表现为过敏性紫癜。环境适应过敏反应的发展过程，也是一种免疫反应过程，基本上服从"破伤风血清"三步反应模式（TATmodel）。即"初接触，无反应；再接触，过敏反应；小量多次接触，脱敏"。最后达到适应世界各种环境。肠痉挛体质患儿断奶加辅食是一个明显的环境改变，在过敏阶段产生严重肠痉挛而导致肠套叠。

五、病理

肠套叠的病理变化可以分为三个阶段：早期为痉挛阶段：只是肠壁肌肉缺血而痉挛收缩，基本上无组织学改变。退出后肠壁完全正常。第二期为恶性循环阶段：由于痉挛而缺血，缺血更痉挛。组织学可见炎性反应、出血、渗出、细胞浸润与坏死。退出后肠壁有炎症表现。有红肿及斑点型出血灶，但浆膜光泽正常，蠕动正常。第三期为不可逆期：很难退出。组织学可见完全坏死、溶解。从坏死的标本观察，套入部坏死与鞘部坏死完全不同。套入部严重水肿、僵硬、色黑红，顶部黏膜糜烂脱落，颈部反折部浆肌层有撕裂。镜下见明显水肿渗出与细胞浸润，血管内血球充盈，血管外大量出血及凝血块。可以诊断为静脉阻滞充血性坏死。与此不同，鞘部肠管则严重扩张，肠壁被牵拉成软薄片、无弹性，色灰白。远端近正常处外观可能基本正常，稍显苍白。但有散在小点状出血或灰白斑。灰白段切片见水肿渗出均不明显，血管内无血球。诊断为动脉阻断缺血性坏死。正常肠管散在的灰白斑处切片也是典型缺血性坏死。在动物（家兔）实验中坏死肠管退套后不离体作耐压实验。套入部平均耐压 160～180mmHg，鞘部平均耐压 20～50mmHg，而正常肠管对照平均耐压 140～220mmHg。此结果提示临床应注意考虑鞘部的耐压有时很低，任何灌肠均可发生穿孔。

六、症状

众所周知，小儿肠套叠的典型三大症状为婴儿腹痛、腹内肿物与便血。症状是病理的反应。因此病理的三个阶段也各有相应的不同症状。早期肠痉挛为主，突出症状为阵发性剧烈腹痛。痉挛间歇时，因为局部并无器质性病变，所以症状完全消失。患儿安静，吃奶正常。但随蠕动再发痉挛，剧烈腹痛再发，而形成一定的阵发性规律。常常引起母亲的注意，发现患儿的不正常而就诊。一旦发现便血，则意味已经进入第二阶段。开始，一般精神状态基本正常，几个小时后，出现中毒症状，包括：逐渐精神不佳，发热，呼吸脉搏加快，烦躁、拒食，哭闹反而减轻。说明渐渐进入坏死阶段。一般 48 小时以后，患儿腹痛仍存但不突出，血便也可能已停止排出。出现腹胀、怕动、拒拍、拒抱。如不急救，死亡率很高。

七、体征

随着病理的发展，体征也有一定的变化。痉挛阶段因无器质性病变，很难查出体征。只有在痉挛间歇时，仔细查腹，可以摸到比一般痉挛肠管粗硬的腊肠样肿物，多在剑突下可活动。腹痛发作时右上腹肿物应该更早摸到，但患儿不能合作，很难摸到。便血出现后已是恶性循环阶段，肿物已很突出。腹痛间歇时，腹不胀、不硬，仔细检查多可摸到肿物，但无压痛紧张。此时的体征一般说明肠管尚未坏死。晚期患儿一旦出现腹胀、压痛、紧张，甚至肠鸣音消失，则已完全进入坏死期，此时虽然已无便血，但直肠指检可见血性液。应急需手术抢救。

八、辅助检查

典型小儿肠套叠靠症状体征足以明确诊断，无须复杂检查。诊断不能肯定时，B 超可以看到套叠肠管以及特殊的肠型。此法比较安全便捷。一般临床上多在已经决定灌肠治疗时，同时做疗前观察。盐水灌肠在 B 超下，气灌肠在 X 线下先做低压观察（图 8-4 至图 8-6）。

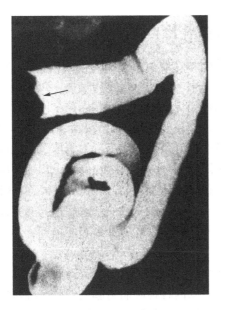

图 8-4　钡灌肠见到充盈缺损

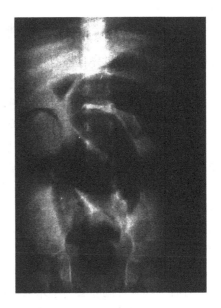

图 8-5　气灌肠见套叠影

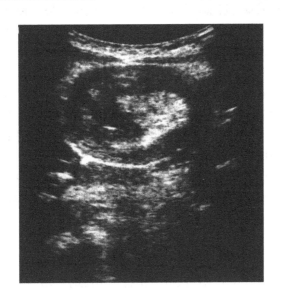

图 8-6　B 超见同心圆影

九、诊断

　　小儿肠套叠的诊断：典型三大症状为婴儿腹痛、腹内肿物与便血。几个小时以上的无故剧烈哭闹，时哭时停，就应该想到肠套叠。这点在母亲育儿法中就应该强调宣传。肠套叠贵在早期确诊。诊断的重点在"肿物"。有经验的医生靠摸腹，可疑者作 B 超，基本上拟诊为肠套叠可行气灌肠确诊后立即复位。如果已是晚期，24 或 48 小时以上，B 超或低压气灌肠可以看到肠套叠影，并注意观察鞘部张力与收缩能力以估计能否注气复位。或行低压钡灌肠诊断是否为完全性肠梗阻以决定是否手术。如果更晚，已有腹胀、中毒症状，则应腹穿查血性腹腔积液，必要时 B 超核对，准备开腹。

　　肠套叠是在肠痉挛基础上发展的。婴儿腹痛就诊，医生未摸到肿物，也无便血，诊断肠痉挛。开药回家，回家后继续发展为肠套叠。因已看过医生，反而耽误了时间，失去早期及时治疗的机会。想到痉挛学说，应嘱咐家长如果 6 小时后不见好转，特别是一般精神反而更坏，必须马上再来急诊。当然如果出现便血更要速来急诊。既然肠套叠是由痉挛引起，对好发年龄可疑病例，治疗腹痛时给一些解痉、镇定以及脱敏药物也是合理的。

十、非典型肠套叠诊断

临床上诊断典型的肠套叠并不困难。非典型原发性肠套叠如："大出血型、休克型、无梗阻型"都易误诊，特别在重症痢疾高发期，夹杂在中毒性痢疾患儿中间，而被误诊为痢疾。按肠痉挛的规律，肠套叠的发病是随肠蠕动而呈间歇性的，痉挛间歇时既无疼痛也无肠梗阻症状。痉挛间歇时，患儿可能排气、排便，但不能排除肠套叠，细心摸腹可能摸到肿物，称为非梗阻型肠套叠。此型肠套叠病理损害比较轻，间歇时可以精神很好，吃、玩如常，正是灌肠治疗的好条件，应当尽力争取及时确诊。另有个别的孩子肠套叠急而紧，一次痉挛就再也不能放松，严重阻断循环，肠管很快麻痹、出血。临床上表现为无痛性"大出血型"。另有精神已经萎靡而尚未表现便血的"休克型"，此型发病很急，时间较短，一般也无肠梗阻症状或体征。但腹不胀，无紧张，多能摸到肿物。肠套叠的基本病理为套叠加痉挛的较硬肿物。除晚期腹膜炎肠麻痹外，一般无腹胀，只要想到肠套叠的可能，肿物多能摸到，不可忽视。可疑者，应做 B 超检查。

特殊类型的肠套叠与原发性肠套叠有不同的病因病理，要求不同的治疗。必须与原发性肠套叠鉴别。临床上常见有各种继发性肠套叠与手术后小肠套叠。肠内各种肿瘤为起点的肠套叠可以发生在任何年龄，当然也能发生于小婴儿。常常误诊为原发性而行气灌肠，特别是与原发性复套更易混淆。但细心的医生可能观察到复位不满意或疑有肿瘤。B 超或 CT 常可确诊。另一种继发肠套叠是梅克尔憩室翻入肠内成为起点，也可见于婴儿。过敏性紫癜引起肠套叠罕见于婴儿。诊断都须靠腹部肿物与 B 超或 CT。

手术后肠套叠常见于腹部大手术后第四天。从肠麻痹转为蠕动紊乱，痉挛的小肠自相套入。此时腹胀为主，腹痛不明显，因腹部有切口，摸腹不满意常致误诊。凡术后肠麻痹，蠕动音恢复后出现肠梗阻，首先应想到小肠套叠。钡灌肠只能诊断完全性机械性肠梗阻，可以决定开腹探查。B 超能见到套叠肿物。还有一种非常严重的脱肛，病理上实际是乙状结肠与直肠的套叠，但是与晚期的回结套叠一直套至肛门者很相似，但这种脱肛一般症状不严重，也很少发生于婴儿。这些特殊肠套叠均需手术治疗，灌肠治疗很难奏效。但也可以利用灌肠造影作为鉴别诊断手段。

慢性肠套叠的诊断，常因反复慢性腹痛及少量多次便血，腹部摸到肿物，经 B 超或 X 线造影确诊。最好经内镜活检肯定性质，全面计划后，方可施行手术。特别是恶性肿瘤，必须避免手术台上遭遇战。

十一、治疗

小儿肠套叠的治疗：小儿急性原发性肠套叠的基本治疗应该是非手术治疗，目前在我国普遍应用的就是气灌肠疗法。其他治疗方法以及手术疗法等只是特殊情况时一用。下面重点谈谈气灌肠。

首先应该谈一谈灌肠治疗的历史，可以帮助我们了解现时气灌肠法的根据与优缺点。20 世纪初欧洲就有人用气灌肠治疗小儿肠套叠。不幸失败而致死多起，因而被放弃。现在回顾分析当时失败主要是两个问题：一是气体受压，压缩后有爆炸性，二是盲目复位，观察进度不清楚，控制压力不准确。后来改为钡灌肠复位，在当年低水平 X 线透视下，观察比较清楚。但复位成功率低，效果不满意。并且一旦穿孔，钡剂留在腹膜腔内，永远干扰以后 X 线检查，长期留给家长及患儿精神顾虑。因此多年来肠套叠的治疗以手术复位为常规。1954 年上海佘亚雄首先提出使用空气灌肠治疗小儿肠套叠。他主要设计了电磁自动

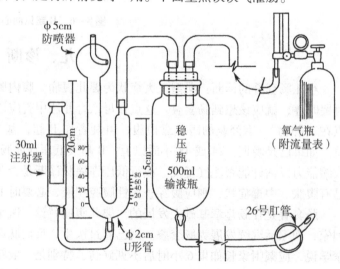

图 8-7 水银直接控压气灌肠器

开关的灌肠器,控制了肠内注气的稳压。又在当时比较先进的 X 线下,总结了肠套叠注气影像的经验。使早期原发性回结型套叠患儿,获得了 90% 的安全复位。大力宣传后,迅速推广至全国。1964 年以后已经普及到很多县级医院。70 年代以后北京在痉挛学说指导下,用快速连续稳压氧气灌肠复位。代替了原来同手球注气加压,避免了冲击式注气本身刺激引起肠痉挛;用水银柱直接调压,避免了经过电磁系统调压可能发生的故障。提高了控压的灵敏度,从而进一步保证了安全的高复位率(图 8 - 7)。现在厂家提供的气灌肠治疗仪已经是电脑控制持续稳压空气灌肠器,安全简便而且价格不高。然而,复位率基本上仍在 90% 左右,总有一些患儿灌肠失败,开腹后则见套叠已复位或极易复位。为了争取尽量避免手术,在 X 线下见到因鞘部持续痉挛而灌肠治疗失败的患儿,给一剂镇定解痉剂或一针术前准备剂(哌替啶、阿刀平等)作二次灌肠,可能又有几个患儿复位。再失败者,决定改行手术。给硬膜外麻醉后,开始手术前,再试一次灌肠,可能将总复位率提到 95%。耽误时间不长,并不影响手术。然而,无论如何,三次灌肠后,最后手术时仍发现极易复位的患儿为 5%,尚待研究提高。我们评价灌肠治疗效果,应该以消灭冤枉手术率为标准。一般国内外文献报道的"总复位率"及死亡率,高低差别很大。这主要只能反映他们的患者中的"早期就诊率",并不代表真正灌肠效果与技术水平的高低。

十二、气灌肠

技术要求:首先是选择患者,也就是气灌肠的指征。一般情况好,诊断明确,腹软不胀,24 或 48 小时内的患儿适宜灌肠治疗。患儿置于放射诊台上,不需麻醉,肛门内插入气囊尿管或肛管,一般调压至 80 ~ 120mmHg(根据患儿情况与医生个人经验),在 X 线监视下,注气观察。气影显出套叠节节后退直至消失,气影进入小肠为复位成功。一般只需 1 ~ 2 分钟即可复位。然后借助肛管排出注入气体。此时应该嗅到臭气或见到黄稀便,患儿表现安适为治愈。当时口服炭末 0.5g,嘱家长观察 6 小时内排便。一般应见到炭末,否则应与医生联系。如果复位不顺利则见气影停滞不前,稍等 1 ~ 2 分钟仍不前进,酌加 10 ~ 20mmHg 压力,常可立即复位。如见鞘部痉挛,可多等 1 ~ 2 分钟或再加 10mmHg 压力。如果加压不能使套叠后退只能使鞘部扩张,则是危险信号,应立即终止灌肠,否则有可能鞘部破裂或微小穿孔(腹内发现气体)。如果发现肠内气影显示为复套(巨大不规则影)也应停止灌肠。任何时间发现患儿情况不好,精神不振,腹胀压痛,都是灌肠的禁忌。灌肠期间突然患儿不哭不闹,情况不好,腹突胀,或在 X 线下见到气影散入腹腔,都是穿孔的征象。立即停止注气(保留肛管),用腹穿针穿腹放气,对口人工呼吸以防窒息。情况平稳后立即手术。所以,在门诊作灌肠治疗前,永远要求做好手术准备,向家长交代清楚。至于灌肠穿孔的预防,常很难保证。因为鞘部缺血型坏死很难诊断,并且耐压很低。因此,肠套叠病史时间太长的患儿最好不试做灌肠。

20 世纪 80 年代初,沈阳王光大发表了 B 超监视下盐水灌肠治疗肠套叠。成功率也达 90%。用具简单。只需一个普通灌肠器,用水罐的高度控制压力。用 B 超影显示套叠变化。既无气体爆炸的危险,又无暴露 X 线的顾虑。很快为国际上接受,纷纷报道疗效。遗憾的是国内 B 超应用特别是床边或手提 B 超尚不方便,特别是水灌肠污染诊台及诊室严重,近 20 年来国内不能推广。相信迟早气灌肠必为水灌肠所代替。也许还需要方便"无臭"灌肠器的出售。

十三、手术治疗

常规是开腹复位。经麦氏切口较好。不足时可以横向或纵向延长扩大切口。腹直肌切口容易再裂或日后发生严重切口下粘连及肠梗阻。可能与肠套叠发作时的应激反应严重及术后腹胀严重有关。如果发现肠套叠套入较多时,头部达横结肠以远,不可能提出切口,可以从腹壁外推挤或同时气灌肠协助使套叠头部达到切口附近。再由均匀压迫鞘部的手法,慢慢挤出套入部(图 8 - 8)。不可拉扯颈部企图将套入部拔出,势必造成撕裂。如果推挤中发现鞘部撕裂或退套后的部分鞘部已经发现完全失去弹性,则不必勉强继续复位。立即从正常肠管处切除,行端端吻合。如果手术中患儿情况不好,或复位后肠管情况不肯定,即刻将病肠外置,简单关腹,观察一天。按情况决定继续手术(切除吻合或造瘘)。

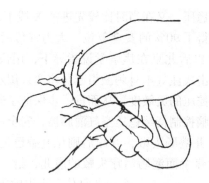

图 8－8　手法将肠套入部挤出

套入部退出后的血运评价主要看颜色的恢复与蠕动的恢复。尚存生机的肠管退套后马上要有颜色变化。温盐水湿敷 5 分钟，不能恢复正常则不能放回腹内。鞘部退套后除看颜色与蠕动外，最好用立灯置手术台旁，作鞘部肠管透光试验，检查有无点状坏死。必要时作直肠注气，向鞘部肠段加压，检查微孔漏气。可疑时均应暂时外置、关腹，观察一天后，再二期处理。鞘部微小点状坏死灶很难发现，送回腹内迟发穿孔死亡率很高。

肠套叠复位后迟发性肠穿孔已成为近年来主要死亡原因。晚期肠套叠，因为长时间（多为 48 小时以上）鞘部肠壁持续痉挛，导致动脉缺血，而使微动脉末梢部发生散在性点状坏死。手术复位后，痉挛解除，肠壁颜色恢复，散在的点状坏死灶很难发现。术后两三天腹胀，特别是结肠膨胀后，高压致使坏死点穿孔。由于穿孔很小，漏出量不多，同时患儿在术后肠麻痹时期，原有重度中毒及严重腹胀存在，以致迟发性穿孔性腹膜炎症状很难发现，直至发展为晚期败血症多器官衰竭。发现气腹或腹穿抽出黄色粪汁后，虽及时开腹，也难挽救生命。预防性造瘘减压当为目前唯一可行的措施。造瘘的指征：套叠复位后鞘部颜色、蠕动不能恢复正常，特别是结肠管径不能缩回原来大小者，均应造瘘。即使套入部黑色肠管都已恢复颜色与蠕动，甚至结肠注气也未发生穿孔，也应造瘘。坏死肠管切除者也不妨碍造瘘。有人宁可为所有的 48 小时以上的肠套叠复位后常规造瘘。既可预防迟发穿孔，又可减轻术后肠麻痹腹胀。造瘘的方法：一般采用 Stam 造瘘，在近端正常肠壁上做内翻荷包缝合，插管达结肠可疑穿孔部位。一般一周后患儿恢复饮食，即可拔管自愈。但较小患儿，腹壁薄、肠管细，则需选用其他造瘘方法，原则上漏口管径与联通皮肤的管道长短（距离）比例，不能小于 1：2.5。管道太短，拔管后漏口多难自愈，而需二期缝合。造瘘目的是避免死亡危险，但常难接受，因此仍有迟发穿孔的悲剧不断地发生。如果已经发生穿孔，必须立即开腹做近端横断双孔造瘘。引流穿孔处，保证引流通畅（可稍加分离），迅速结束手术。企图修补穿孔，弊多于利。耐心等待一般情况恢复，方可研究进行造影及二期手术。

手术后并发症较多也很严重。除了上述鞘部可能有迟发性穿孔外，伤口再裂非常多见。特别是用腹直肌切口时，最好缝三针张力线，两周后才可拆除。肠套叠开腹复位后常有高热、腹胀、肠麻痹。严重腹胀可持续三四天。连同伤口愈合不良在内，都可能是婴儿对手术的过度应激反应。因此尽量简化手术，减少手术打击，缩短手术时间，避免出血，争取尽快关腹非常重要。进行探查前，向肠系膜根部作 novocaln 及抗生素浸润，有助于预防早期毒血症与腹胀。晚期并发症，由于伤口愈合不良而发生切口内层部分裂开，肠管嵌入伤口，以后随时可以发生粘连性肠梗阻或发生切口疝。因此，争取非手术整复肠套叠是为上策。

十四、腹腔镜

在小儿肠套叠诊疗中的应用，目前正在大力开展。有人对灌肠失败的患儿在腹腔镜下再试行灌肠治疗。可以直接观察套叠情况，同时作腹腔病变全面的原位观察。使灌肠的安全性与复位成功率更有提高。前文中提到的 5% 的冤枉手术，应该可以避免。如能发明一个腹内肠管挤压器，代替手法挤压鞘部协助复位，则更加理想。使用腹腔镜同时可以观察到套叠肠管退出时的进行情况，特别是颈部浆肌层撕裂和鞘部微小漏气，及时停止复位。不能复位时，也可以通过选择部位的小切口，将套叠拖出腹外行切除吻合。比常规开腹手术可以减少打击，避免术后严重并发症。复位前，也可在镜下向系膜根部作 novocaln 及抗生素浸润，加强对中毒麻痹的预防。然而，晚期患儿一般情况不良时，不宜做腹腔镜，仍以开腹争取速战速决更为实际。

继发性和复发性肠套叠的治疗：继发性肠套叠需处理原发病灶，按各种疾病要求安排手术。一般手术复位后，常规探查头部是否有继发肠套叠的因素。如有发现，即时切除送病理检查。习惯性复发性肠套叠手术指征应该慎重。因为复发性肠套叠一般较松，容易灌肠复位，威胁性不大。两岁以上肠管渐渐粗厚套叠机会减小，很可能自愈。因此手术应限于1岁以内或复发3次以上。一般可以考虑回盲折叠腹膜后固定手术。将回肠末段系膜缘与盲肠壁并拢缝合5cm，切开盲肠后腹膜，将折叠缝合之回盲部埋于腹膜之后，缝合固定。全部手术可在腹腔镜下完成（图8-9）。

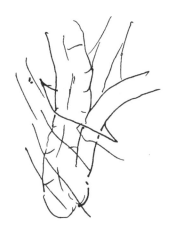

图8-9 回盲折叠腹膜后固定

十五、预后

现在，我国人民生活水平提高，医疗条件得到很大改善，又经过科普宣传，人们对小儿肠套叠认识普及后，晚期患儿已很少见。山野农村也多能得到早期气灌肠治疗。国内文献报道的复位率都在90%左右。包括晚期手术切除患者在内，基本上已罕见死亡。小儿原发性肠套叠复位后一般不复发。目前发展的目标是消灭冤枉手术，改善灌肠方法和器械，使之更安全、更便捷。

（薛明飞）

第九章

泌尿系统疾病

第一节　急性肾小球肾炎

急性肾小球肾炎（acute glomerulonephritis，AGN）简称急性肾炎，广义上包括了一组以急性起病，表现为血尿和（或）蛋白尿、高血压、水肿，并常伴有少尿为特点的肾小球疾病，所以，又称之为急性肾炎综合征。在儿童时期绝大多数属急性链球菌感染后肾小球肾炎（acute post streptococcal glomerulo-nephritis，APSGN）。

本病为儿科最常见的肾小球疾病，居我国儿童泌尿系统疾病住院患儿的首位。但近年国内外流行病学资料均呈现发病率下降的趋势，北美、西欧等地报道 1979—1988 年内较 1961—1970 年减少 2/3，我国亦呈类似改变，1982 年 6 947 例泌尿系住院患儿中本病占 53.7%，1992 年则占 11 531 例泌尿系住院患儿的 37.1%。

（一）病因

概括而言可分为感染性和非感染性两大类。

1. 感染性

（1）急性链球菌感染后肾小球肾炎：本病是由 A 族 β 溶血性链球菌感染后引起的免疫性肾小球肾炎。链球菌中仅部分"致肾炎菌株"感染后引发肾炎，继发于呼吸道、咽部感染者常由 2、49、50、55、60 型引起，继发于皮肤感染者常由 1、3、4、12、25、49 型引起。

（2）非链球菌感染后肾小球肾炎

1）细菌性感染：葡萄球菌、肺炎球菌、感染性心内膜炎、伤寒等。

2）病毒感染：乙型肝炎、巨细胞病毒、水痘、EB 病毒等。

3）其他：梅毒、毒浆病、疟疾等。

2. 非感染性

（1）多系统疾病：系统性红斑狼疮、过敏性紫癜、血管炎、肺出血肾炎综合征等。

（2）原发性肾小球疾病：IgA 肾病、系膜增生性肾炎、膜增生性肾炎等。

（二）发病机制

有关急性链球菌感染后肾小球肾炎的发病机制，目前认为所有链球菌致肾炎菌株均有共同的致肾炎抗原性，机体对链球菌的某些抗原成分（包括菌壁上的 M 蛋白内链球菌素和"肾炎菌株协同蛋白"）产生抗体，抗原抗体复合物引起肾小球毛细血管炎症病变，包括循环免疫复合物和原位免疫复合物形成学说。此外，某些链球菌株可通过神经氨酸苷酶的作用或其产物，如某些菌株产生的唾液酸酶，与机体的免疫球蛋白结合，改变其免疫原性，产生自身抗体和免疫复合物而致病。另有人认为链球菌抗原与肾小球基膜糖蛋白间具有交叉抗原性，可使少数病例呈现抗肾抗体型肾炎。

（三）病理

在疾病早期，肾病变典型，呈毛细血管内增生性肾小球肾炎改变。光镜下肾小球表现为程度不等的弥散性增生性感染及渗出性病变。部分患者中可见到新月体。肾小管病变较轻，呈上皮细胞变性、间质水肿及炎症细胞浸润。电镜检查可见电子致密物在上皮细胞下沉积，呈散在的圆顶状驼峰样分布。免疫荧光检查在急性期可见 IgG、C3 于肾小球基膜及系膜区颗粒状沉积，有时还伴有 IgM、IgA 沉积，此多见于重度蛋白尿者。

（四）临床表现

90% 病例有链球菌的前驱感染，以呼吸道及皮肤感染为主。在前驱感染后经 1~3 周无症状的间歇期而急性起病。咽炎为诱因者病前 6~12 天（平均 10 天）多有发热、颈淋巴结大及咽部渗出。皮肤感染见于病前 14~28 天（平均 20 天）。

1. 典型表现　急性期常有全身不适、乏力、食欲缺乏、发热、头痛、头晕、咳嗽、气急、恶心、呕吐、腹痛及鼻出血等。50%~70% 患儿为肉眼血尿，持续 1~2 周即转镜下血尿，肉眼血尿严重者可伴有排尿困难。蛋白尿程度不等，约 20% 达肾病水平。70% 患儿有非凹陷性水肿，通常累及眼睑、颜面，偶及全身。30%~80% 有血压升高，主因水钠潴留、血容量过大所致。通常尿量减少，但真正达少尿者不多。大部分患儿 2~4 周利尿消肿，血压也恢复正常。轻症临床表现不明显，仅表现为镜下血尿，重症则可呈急进性肾炎经过，短期内出现肾功能不全。

2. 非典型表现

（1）亚临床病例：既无临床表现的病例，多见于致肾炎链球菌菌株感染患儿的密切接触者，对流行病学有意义。患儿临床无症状，但呈现血补体下降或轻度尿改变或二者兼具。肾活检有轻度局灶增生病变或弥散性典型病变。

（2）肾外症状性急性肾炎：易于误诊，临床有水肿、高血压，甚至有严重循环充血及高血压脑病，但尿改变轻微或尿常规检查正常，有链球菌前驱感染和血中补体于 6~8 周内呈典型的下降继而恢复的过程。

（3）尿中蛋白排出明显：少数病儿以急性肾炎起病，但水肿和蛋白尿突出，伴轻度高胆固醇血症和低白蛋白血症，临床表现似肾病综合征，占儿童肾炎的 5%，其恢复过程也较典型表现者迟缓，少数进入慢性肾炎过程。

3. 急性期并发症

（1）严重循环充血：常发生在起病 1 周内，由于水、钠潴留，血浆容量增加而出现循环充血。当肾炎患儿出现呼吸急促和肺部出现湿啰音时，应警惕循环充血的可能性，严重者可出现呼吸困难、端坐呼吸、颈静脉怒张、频咳、吐粉红色泡沫痰、两肺满布湿啰音、心脏扩大、甚至出现奔马律、肝大而硬、水肿加剧。此与经典的因心肌泵功能减退的充血性心力衰竭不同。

（2）高血压脑病：此指由于血压急剧增高时伴发神经系统症状而言。常发生在疾病早期，血压突然上升之后，血压往往在 150~160/100~110mmHg。年长患儿会主诉剧烈头痛、呕吐、复视或一过性失明，严重者突然出现惊厥、昏迷。

（3）急性肾功能不全：急性肾炎早期相当一部分患儿有不同程度的尿量减少及氮质血症，但真正发生急性肾衰竭者仅为少数。常发生于疾病初期，出现尿少、严重氮质血症、电解质紊乱（高钾、高磷、低钠、低钙血症）、水潴留、代谢性酸中毒等症状，一般持续 3~5 天，不超过 10 天。

（五）实验室检查

1. 尿液检查　血尿见于所有的患儿，早期多为肉眼血尿，后转为镜下血尿。60%~85% 的患儿尿中可检到红细胞管型，其他尚可有透明或颗粒管型。疾病早期可见较多的白细胞和上皮细胞，并非感染，一般于数日内消失。尿蛋白可为 +~+++，且与血尿的程度相平行，仅少数达肾病水平，蛋白尿一般属非选择性者。

2. 血常规检查　外周血白细胞一般轻度升高或正常，此与原发感染灶是否存在有关。轻度贫血常见，此与血容量增大血液稀释有关。血沉大多加快。

3. 血生化及肾功能　肾小球滤过率降低，但一般不低于 50%。部分患儿有短暂的血尿素氮、肌酐升高。尿浓缩功能完好，可有轻度的高氯酸血症和轻度的高血钾，因血液稀释可有低钠血症。

4. 链球菌感染的细菌免疫学检查　患儿肾炎起病时，前驱的链球菌感染多已经过抗菌治疗，故病灶处细菌培养阳性率不高。在链球菌感染后机体对菌体的抗原物质常产生抗体反应，咽炎病例抗链球菌溶血素 O（ASO）往往增加，10～14 天开始升高，3～5 周达高峰，3～6 个月恢复正常。另外咽炎后 APSGN 者抗双磷酸吡啶核苷酸酶（ADPNase）滴度升高。皮肤感染后 APSGN 者 ASO 升高者不多，抗链球菌 DNA 酶（ADNAse－1）和抗透明质酸酶（AHase）滴度升高。上述血清学检查在急性期经有效抗感染治疗后阳性率低。

5. 血补体测定　90% 以上的患儿病程早期血中总补体和血清 C3 显著下降，94% 的病例至第 8 周恢复正常，补体下降程度虽与疾病严重性及预后无关，但持续低下 6～8 周尚不恢复常提示为非链球菌感染后肾小球疾患，应注意查找导致补体低下的病因。

（六）诊断及鉴别诊断

典型病例往往起病 1～3 周前有链球菌感染史，出现血尿、水肿、血压高，尿液检查有肾小球源性血尿，不同程度的蛋白尿，血清有链球菌感染的免疫学改变及动态的血补体变化（早期下降，6～8 周恢复）即可诊断为急性链球菌感染后肾炎。

应与下列情况鉴别：

（1）注意肾炎的不典型表现，避免漏诊或误诊，尤其注意以循环充血、高血压脑病为首发症状或突出表现者应及时尿检以免误诊。

（2）急性链球菌感染后肾炎注意和非链球菌感染后肾炎相鉴别。

（3）与以急性肾炎综合征为表现的其他原发性肾小球疾病或全身性疾病相鉴别，前者如 IgA 肾病、膜增生性肾炎等，后者如狼疮性肾炎、过敏性紫癜性肾炎、血管炎等。

（4）与慢性肾炎病程中因某些诱因（如感染）呈急性发作者相鉴别。

（5）本病中尿蛋白显著者常需与肾病综合征鉴别。

一般情况下急性链球菌感染后肾炎不需行肾活检，下列情况可视为肾活检指征：①不典型表现：如严重蛋白尿、显著氮质血症、少尿持续存在但无链球菌感染证据；②显著血压增高：肉眼血尿持续 2～3 周以上或持续蛋白尿伴或不伴血尿持续 6 个月以上；③持续低补体血症。

（七）治疗

本病主要为对症治疗，治疗原则为纠正病理生理变化及生化异常，防治急性期并发症，保护肾功能，以利其恢复。

1. 一般治疗　急性期需卧床 2～3 周，直到肉眼血尿消失，水肿减退，血压正常。对有水肿高血压者应限盐及水，有氮质血症者应限蛋白。

2. 抗感染治疗　有感染灶时用青霉素 10～14 天。

3. 对症治疗

（1）利尿：经控制水盐入量仍水肿、高血压、少尿者可予利尿药。一般口服氢氯噻嗪，无效时需用呋塞米口服或注射，呋塞米静脉注射剂量过大时可有一过性耳聋。

（2）降压：凡经休息，控制水盐摄入、利尿而血压仍高者均应给予降压药。常选硝苯地平，在成年人此药有增加心肌梗死发生率和死亡率的危险，一般不单独使用。还可选用血管紧张素转化酶抑制药（如卡托普利），与硝苯地平交替使用降压效果更佳，但肾功能下降者慎用。

4. 严重循环充血的治疗　纠正水钠潴留，恢复正常血容量，可使用呋塞米注射。表现有肺水肿者除一般对症治疗外可加用硝普钠。对难治病例可采用腹膜透析或血液滤过治疗。

5. 高血压脑病的治疗　原则为选用降压效力强而迅速的药物。首选硝普钠，有惊厥者应及时止痉，对有脑水肿者需脱水、供氧。

（八）预后

急性肾炎的预后与病因有关。病毒所致者预后良好，多数随感染痊愈而愈；95% 急性链球菌感染后肾炎的患儿预后良好，可完全康复，及时控制严重症状可显著降低急性期死亡率。

（薛明飞）

第二节　急进性肾小球肾炎

急进性肾小球肾炎（rapidly progressive glomerulonephritis，RPGN）简称急进性肾炎，是一组以少尿、血尿、蛋白尿、水肿和高血压等急性肾炎综合征为临床表现，肾功能急剧恶化，多早期出现少尿性急性肾衰竭的临床综合征。病理特点为肾小球囊腔内广泛新月体形成，故又称为新月体肾炎。

（一）病因及发病机制

本病是多种原因所致的一组疾病，包括：①原发性急进性肾小球肾炎；②继发于某些原发性肾小球疾病，如链球菌感染后肾炎、膜增生性肾炎、膜性肾病、IgA 肾病等；③继发于全身性疾病，如系统性红斑狼疮、过敏性紫癜、坏死性肉芽肿等；④继发于感染性疾病，如败血症、感染性心内膜炎等；⑤继发于某些药物或毒物，如利福平、别嘌醇、肼屈嗪、D–青霉胺等。

根据免疫病理可以分为 3 型：①Ⅰ型为抗肾小球基底膜抗体型：是由于抗肾小球基底膜抗体与肾小球基底膜（GBM）抗原相结合激活补体而致病。②Ⅱ型为免疫复合物型：是因肾小球内循环免疫复合物的沉积或原位免疫复合物的形成，激活补体所致。③Ⅲ型为非免疫复合物型：肾小球内无免疫复合物沉积或呈不规则的局灶性沉积，血中常有抗中性粒细胞质抗体（ANCA）。

（二）病理

肾体积常较正常增大，典型病理改变为新月体肾炎。

1. 光镜　为弥漫性病变，50% 以上的肾小球内有占肾小球囊腔 50% 以上面积的大新月体形成。

2. 免疫荧光　Ⅰ型可见 IgG、C3 沿肾小球基膜内侧呈线状沉积；Ⅱ型 IgG、C3 在肾小球基底膜及系膜区呈颗粒状沉积；Ⅲ型无或仅有微量免疫沉积。

3. 电镜　Ⅱ型电子致密物在系膜区或内皮下沉积，Ⅰ型和Ⅲ型无电子致密物。

（三）临床表现

本病常见于较大儿童及青春期，年龄最小者 5 岁，男多于女。病前 2～3 周内可有疲乏、无力、发热、关节痛等症状。约 50% 的患者可有上呼吸道感染前驱史。

起病多与急性肾小球肾炎相似（起病急，血尿、蛋白尿、尿少、水肿、高血压），多早期出现少尿（即尿量 <400mL/d）或无尿（即尿量 <50mL/d），进行性肾功能减退并发展成为尿毒症，为其临床特点。患者常伴有贫血，少数可具备肾病综合征特征。

继发性者除上述表现外，还有其原发病的相应表现。

（四）实验室检查

1. 尿常规　除不同程度的蛋白尿外，血尿持续是本病重要特点，肉眼血尿较常见。尿沉渣可见红细胞、白细胞、玻璃样管型及颗粒管型。

2. 血常规　常见明显贫血，属正色素性、正细胞性贫血。

3. 肾功能　发病后数日即可发现血尿素氮、血肌酐进行性上升。

4. 免疫学检查　主要有抗 GBM 抗体阳性（Ⅰ型），ANCA 阳性（Ⅲ型）。Ⅱ型患者血循环免疫复合物及冷球蛋白可阳性，并可伴有补体 C3 的降低。

5. B 超　显示双肾增大，呈弥散性肾实质病变，皮髓质界限不清。

6. 肾活检　有利于确立诊断、制订治疗方案及评估预后等。如情况允许，应尽早进行。但在本症作肾活检风险较大，应严格选择适应证。

（五）诊断与鉴别诊断

1. 诊断　凡急性肾炎综合征伴肾功能急剧恶化，无论是否已达到少尿性急性肾衰竭，均应疑及本病并及时行肾活检。若病理显示50%以上肾小球有新月体形成，并依据临床和实验室检查除外系统性疾病，诊断即可成立。

2. 鉴别诊断 ①急性链球菌感染后肾炎：本病多数有链球菌前驱感染史，少尿和肾功能损害持续时间短，肾功能一般在病程2～3周后有望恢复，预后良好，肾活检或动态病程观察有助于两者鉴别。②溶血性尿毒症综合征：多见于婴幼儿，贫血多较严重，为微血管溶血性贫血。血小板及凝血因子减少，出血倾向明显，有助于鉴别。③继发于全身性疾病：如系统性红斑狼疮、过敏性紫癜等。④注意是否在原有肾小球疾病基础上又发生新月体病变，导致病情急剧恶化，如IgA肾病、膜增生性肾炎。⑤尽可能区分原发RPGN的3种类型，因其预后和治疗有所差别。

（六）治疗

1. 一般治疗 对肾衰竭及其并发症的治疗，其处理同一般肾衰竭，详见有关章节。

2. 肾上腺皮质激素 目前首选大剂量激素冲击疗法：甲泼尼龙15～30mg/kg（最大1次量1g）溶于5%葡萄糖溶液100～200mL中静脉滴注，每天或隔天1次，3次为1个疗程，必要时间隔3～5天可进行下1个疗程，一般不超过3个疗程，冲击期间注意监测血压。继以口服泼尼松1mg/（kg·d），至少4周，然后逐步减量维持。

3. 细胞毒药物 常与激素同时使用，可用环磷酰胺或硫唑嘌呤。环磷酰胺0.2g，加入生理盐水20mL，近年有报道，甲泼尼龙冲击加用环磷酰胺冲击疗法，每月1次，每次0.5～1g，连用6个月，环磷酰胺配合甲泼尼龙冲击治疗取得疗效者。

4. 抗凝疗法 在人类疗效尚有争议。在抗凝同时，可加用抗血小板聚集药如双嘧达莫，并与泼尼松、免疫抑制药联用，称四联疗法，有一定疗效。肝素用量，每次100～150U/kg，每4～6小时1次静脉滴注，疗程5～10天。如病情好转可改用皮下注射或华法林口服，持续较长时间。双嘧达莫5～10mg/（kg·d），分3次口服或静脉滴注。

5. 血浆置换疗法 可有效清除血浆中免疫复合物及抗肾抗体，阻止和减少免疫反应。早期应用可使病情缓解。该疗法需配合糖皮质激素及细胞毒药物，以防止在机体大量丢失免疫球蛋白后大量合成造成反跳。

6. 透析疗法 本病临床突出表现为进行性肾衰竭，故主张早期进行透析治疗。透析指征同一般急性肾衰竭。通常可先做腹膜透析，不满意时考虑血液透析。

7. 肾移植 肾功能不恢复者待病情稳定后可行肾移植，须等待至血中抗肾抗体阴转后才能进行。

（七）预后

本症预后严重，如未能及时有效治疗，几乎均于数周至半年内进展至不可逆肾衰竭。影响预后的主要因素有以下几种。①病因：继发于链球菌感染者预后较好；②治疗是否及时：临床有少尿、肾功能差需行透析者，病理上显示广泛不可逆病变（纤维性新月体、肾小球硬化或间质纤维化），预后差；③免疫病理类型：Ⅲ型较好，Ⅰ型差，Ⅱ型居中。

（薛明飞）

第三节　原发性肾病综合征

肾病综合征（nephrotic syndrome，NS）是一组由多种原因引起的肾小球滤过膜通透性增加，导致血浆内大量蛋白质从尿中丢失的临床综合征。临床有以下4大特点：①大量蛋白尿；②低清蛋白血症；③高脂血症；④明显水肿。以上第①、②两项为必备条件。

肾病综合征在儿童肾病中的发病率仅次于急性肾炎。1982年我国的调查结果显示，肾病综合征占同期住院泌尿系疾病患儿的21%。男女比例为（1.5～3.7）∶1。发病年龄多为学龄前儿童，3～5岁为发病高峰，单纯型发病偏早，肾炎型偏迟。按病因可分为原发性、继发性和先天性3种类型。本节主要叙述原发性肾病综合征（primary nephrotic syndrome，PNS）。

（一）病因及发病机制

原发性肾病综合征约占儿童时期肾病综合征总数的 90%，目前病因尚未明确。微小病变者主要是滤过膜电荷屏障的丧失，致分子量较小、带负电荷的清蛋白自尿中丢失，表现为高选择性蛋白尿，可能与 T 细胞功能紊乱有关。非微小病变者可能还有滤过膜结构屏障的改变，在非微小病变者的肾组织内常可检到免疫球蛋白和（或）补体成分的沉着，故提示有免疫复合物，局部免疫病理过程而损伤滤过膜的结构屏障而引发蛋白漏出。

近年发现肾病综合征的发病具有遗传基础。国内报道，糖皮质激素敏感患儿 HLA – DR7 抗原频率高达 38%，频复发患儿则与 HLA – DR9 相关。另外还有家族性表现，且绝大多数是同胞患病。在流行病学调查发现，黑人症状表现重，对糖皮质激素反应差，提示发病与人种及环境有关。

自 1998 年以来，对足细胞及裂孔膈膜的认识从超微结构跃升到细胞分子水平提示"足细胞分子"nephrin、CD_2AP、podocin actinin – 4 等是肾病综合征发生蛋白尿的关键分子。

（二）病理生理

1. 大量蛋白尿　此为本病最基本的病理生理改变，是导致本病其他三大临床特点的基本原因，也是诊断本病的必需条件。当肾小球滤过膜受免疫或其他病因损伤后，其电荷屏障和（或）结构屏障减弱，血浆蛋白漏入尿中，蛋白尿的直接后果是低清蛋白血症。此外其他蛋白的丢失也可造成相应的后果。患儿体液免疫功能降低与血清 IgG 和补体系统 B、D 因子从尿中大量丢失有关，也与 T 淋巴细胞抑制 B 淋巴细胞 IgG 合成转换有关。抗凝血酶Ⅲ丢失，而Ⅳ、Ⅴ、Ⅶ因子和纤维蛋白原增多，使患儿处于高凝状态。由于钙结合蛋白降低，血清结合钙可以降低；当 25（OH）D_3 结合蛋白同时丢失时，使游离钙也降低。另一些结合蛋白降低，可使结合型甲状腺素（T_3、T_4）、血清铁、锌和铜等微量元素降低；转铁蛋白减少则可发生低色素小细胞性贫血。

2. 低蛋白血症　血浆蛋白由尿中大量丢失和从肾小球滤出后被肾小管吸收分解是造成低蛋白血症的主要原因；肝合成蛋白的速度和蛋白分解代谢率的改变也使血浆蛋白降低。患儿胃肠道也可有少量蛋白丢失，但并非低蛋白血症的主要原因。

3. 高脂血症　患儿血清总胆固醇、三酰甘油和低密度、极低密度脂蛋白增高，其主要机制是低蛋白血症促进肝合成脂蛋白增加，其中的大分子脂蛋白难以从肾排出而蓄积于体内，加之脂蛋白清除率下降，如脂蛋白脂酶活性下降 30% ~ 60%、卵磷脂转酰酶活性降低且酶自尿中丢失，导致了高脂血症。血中胆固醇和低密度脂蛋白，尤其脂蛋白持续升高，而高密度脂蛋白却正常或降低，促进了动脉硬化的形成；持续高脂血症，脂质从肾小球滤出，可导致以下不利影响：肾小球滤出的脂蛋白对系膜细胞具有毒性作用，可能导致肾小球硬化；增加血小板的聚集，促发高凝及血栓栓塞；产生动脉粥样硬化性冠心病的可能性。

4. 水肿　水肿的产生机制主要有两种理论。

（1）充盈不足学说：大量蛋白尿导致血浆白蛋白下降、血浆胶体渗透压下降，血浆中的水分自血管内区转入组织间隙，直接造成局部水肿。血浆容量下降通过容量和压力感受器使肾保留水钠有关的神经体液因子活化，如抗利尿激素增加、肾素 – 血管紧张素 – 醛固酮系统活化、交感神经活性增强等，从而引起水钠潴留，导致全身水肿。

（2）过度充盈学说：有些研究注意到患者并不都伴有血容量下降，血浆肾素 – 血管紧张素水平亦不一定升高，故提出本病中存在肾原发的水钠潴留，由于原发水钠潴留甚至可见血容量扩张。

（三）病理

原发性肾病综合征可见于各种病理类型。

1. 微小病变（MCNS）　光镜下无改变或极轻微病变，电镜示弥散性肾小球脏层上皮细胞足突融合，免疫荧光阴性。临床男孩多见，发病高峰为 3 ~ 4 岁，多表现为单纯型肾病、激素敏感。

2. 系膜性增生性肾小球肾炎（MSPGN）　系膜细胞和（或）系膜基质弥漫增生，光镜下基膜正常，系膜区有 Ig（IgG、IgM）和（或）补体沉积。我国患儿常见此改变，多具有血尿，部分伴血压增高，1/2~2/3 对激素治疗不敏感，但延长隔日用药疗程，又有一部分获得缓解。当肾病状态持续并逐渐出现肾功能减退时，再次活检时常又兼有局灶节段性硬化。

3. 局灶节段性肾小球硬化（FSGS）　以始自近髓肾单位肾小球局灶节段性玻璃样变和硬化为特点，硬化处有大块电子致密物（IgM、C3）沉积。临床常见两种情况：一是肾病起病即非选择性蛋白尿，常有镜下血尿及血压高，激素耐药，常呈持续肾病状态及逐渐进展的肾功能减退。二是起病类似MCNS，但多次反复后发展为典型的 FSGS。

4. 膜增生性肾小球肾炎（MPGN）　系膜细胞和其基质重度弥散性增生，广泛的系膜内皮下插入，基膜增厚及双轨形成。免疫荧光可见 IgG、C3 沿毛细血管壁及系膜区粗颗粒沉积。临床以伴有低补体血症为特点，常以急性肾炎综合征起病，肾功能受损较多，且常呈慢性进展过程。

5. 膜性肾病　以不连续的颗粒状上皮下沉积物、基膜弥散增厚、钉突改变为特点，免疫荧光以IgG、C3 沿毛细血管襻细颗粒状沉积为特点。儿童原发性者少见，多继发于狼疮肾或乙肝肾。

6. 其他　如毛细血管内增生性肾小球肾炎、IgA 肾病、IgM 肾病等也可表现为肾病综合征。

（四）临床表现

一般起病隐匿，常无明显诱因。约 30% 有病毒感染或细菌感染发病史，70% 肾病复发与病毒感染有关。水肿最常见，开始见于眼睑，以后逐渐遍及全身，呈凹陷性，男孩常有阴囊水肿，水肿重者可出现体腔积液即腹腔积液、胸腔积液或心包积液。常伴有尿量减少，颜色变深，无并发症的患者无肉眼血尿，而短暂的镜下血尿可见于约 15% 的患者。大多数血压正常，但轻度高血压也见于约 15% 的患者，约 30% 病例因血容量减少而出现短暂肌酐清除率下降，一般肾功能正常，急性肾衰竭少见。部分晚期病例可有肾小管功能障碍，出现低血磷性佝偻病、肾性糖尿、氨基酸尿和酸中毒等。由于长期蛋白自尿中丢失，患儿可有蛋白质营养不良，病程久或反复发作，长期应用皮质激素者还有生长落后。

（五）实验室检查

1. 尿液分析　大量蛋白尿为本病主要化验所见，24 小时尿蛋白定量超过每平方米体表面积 40mg/h 或 >50mg/kg 为肾病范围的蛋白尿，尿蛋白/尿肌酐（mg/mg），正常儿童上限为 0.2，肾病 >3.5。尿沉渣可见透明管型、颗粒管型和卵圆脂肪小体。

2. 血常规检查　可见血红蛋白和血细胞比容增加，此常见于初发或复发时或循环血容量下降的患儿。长期慢性过程的患儿有时可见小细胞性贫血，此可能由尿中丢失转铁蛋白所致。血小板往往增加。

3. 其他检查　血浆总蛋白含量降低，清蛋白降低尤为显著，并伴有清蛋白、球蛋白比值倒置。α_2、β 球蛋白浓度增高，IgG 减低，IgM、IgE 可增加，纤维蛋白原增高。血脂增高，胆固醇增高显著，在清蛋白显著下降者三酰甘油也可明显升高。LDL 和 VLDL 增高，HDL 多正常。电解质一般正常，有时可见低钠血症，血钙有下降趋势。肾功能常在正常范围，但也可因低血容量而肾小球滤过率下降，或因肾小球足突融合滤过面积减少和（或）对水和小的溶质的通透性改变而出现 BUN 增高，但多属暂时性。晚期患儿可有肾小管功能损害。MCNS 或单纯型患儿血清补体水平正常，肾炎型患儿补体可下降。

肾活检指征：①对糖皮质激素治疗耐药或频繁复发者；②对临床或实验室证据支持肾炎型肾病或慢性肾小球肾炎者。

（六）并发症

1. 感染　最常见的并发症，也是本病死亡的主要原因。本病易发感染的原因如下：①体液免疫功能低下；②常有细胞免疫功能异常；③补体系统改变，尤其是 B 因子自尿中丢失而影响调理功能；④转铁蛋白和锌结合蛋白自尿中丢失而影响免疫调节及淋巴细胞功能改变；⑤蛋白质营养不良；⑥水肿致局部循环障碍，易发生皮肤感染；⑦应用糖皮质激素和免疫抑制药。

2. 电解质紊乱和低血容量　常见的电解质紊乱有低钠、低钾、低钙血症。由于低蛋白血症、血浆胶体渗透压下降、显著水肿，而常有血容量不足，尤在各种诱因引起低钠血症时易出现低血容量性休克。由于清蛋白下降致总钙水平下降，而血中维生素 D 结合蛋白自尿中漏出，体内维生素 D 不足，还可造成游离钙下降。

3. **高凝状态及血栓、栓塞**　高凝状态易致各种动、静脉血栓形成，以肾静脉血栓形成常见，表现为突发腰痛、出现血尿或血尿加重，少尿甚至发生肾衰竭。但临床以不同部位血管血栓形成的亚临床型则更多见。并发此类并发症是由于：①肝合成有关凝血的物质增加；②抗凝血酶Ⅲ自尿中丢失；③血浆纤溶酶原活性下降；④血液黏稠度增加，血小板聚集加强；⑤应用糖皮质激素促进高凝；⑥应用利尿药使血液浓缩。

4. **肾功能不全**　急性肾功能不全可由以下原因引起：①急性间质性肾炎；②部分 MCNS 可因严重的肾间质水肿和（或）大量蛋白管型阻于亨利襻导致近端肾小管和鲍氏囊中静水压力增高、肾小球滤过压下降而致；③原病理改变基础上又附加了严重的肾小球病变；④血容量减少致肾前性氮质血症或合并肾静脉血栓形成而导致短期内肾功能减退。

慢性肾功能不全伴有或不伴有高血压时，应考虑为 FSGS 或原病变基础上向 FSGS 或增生硬化性转变或合并间质、血管病变。

（七）诊断

中华医学会儿科学分会肾脏病学组于 2009 年制订了我国儿童常见肾病诊治循证指南，其中确定了原发性肾病综合征的诊断标准和临床分型。凡临床表现符合前述肾病综合征四大特点者，即可诊断为肾病综合征。再结合病史、体检、辅助检查除外继发者即诊为原发性肾病综合征。根据临床表现可分为单纯型肾病和肾炎型肾病。按糖皮质激素反应可分为激素敏感型、激素耐药型和激素依赖型肾病。2009年指南中有关激素敏感性的界定是以泼尼松足量〔2mg/（kg·d）或60mg/（m²·d）〕，治疗≤4周尿蛋白是否转阴为标准，但在判定时要注意激素用量是否为足量、是否存在干扰激素治疗的因素（如并发感染、严重高凝状态、血栓形成及其他药物影响等）。2009 年指南中有关激素依赖型肾病的定义是对激素敏感，但连续 2 次减量或停药 2 周内复发者。2009 年指南中肾病综合征的复发是指连续 3 天，晨尿蛋白由阴性转为（＋＋＋）或（＋＋＋＋）或 24 小时尿蛋白定量≥50mg/kg 或尿蛋白/尿肌酐（mg/mg）≥2.0。转归的判定：①临床治愈是指完全缓解，停止治疗＞3 年无复发；②完全缓解是指血生化及尿检查完全正常；③部分缓解是指尿蛋白阳性＜（＋＋＋）；④未缓解是指尿蛋白＞（＋＋＋）。

（八）治疗

1. **初发肾病综合征的治疗**　以激素治疗为主，分 2 阶段用药。

（1）诱导缓解阶段：足量泼尼松（泼尼松龙）60mg/（m²·d）或 2mg/（kg·d）（按身高的标准体重计算），最大剂量 80mg/d，先分次口服，尿蛋白转阴后改为每晨顿服，疗程 6 周。

（2）巩固维持阶段：隔日晨顿服 1.5mg/kg 或 40mg/m²（最大剂量 60mg/d），共 6 周，然后逐渐减量。

应用激素时注意以下几方面：①激素治疗须足量和足够疗程，足量和足够的疗程是初治的关键，可降低发病后 1～2 年复发率；②激素用量有性别和年龄的差异，初始的大剂量泼尼松对＞4 岁的男童更有效，男童最大剂量可用至 80mg/d；③对＜4 岁的初发患儿，每日泼尼松 60mg/m² 4 周，然后改为隔日60mg/m² 4 周，以后每 4 周减 10mg/m² 至停药，此种长隔日疗法比每日 60mg/m² 6 周，然后改为隔日40mg/m² 6 周的方法能减少患儿的复发率；④不建议初治时采用甲泼尼龙冲击治疗；⑤对部分年龄＜7岁、发病时血清总蛋白＜44g/L 的患儿可考虑采用 3 个月泼尼松加 2 个月环孢素（CsA）的疗法。

2. **非频复发肾病综合征的治疗**　积极寻找复发诱因，积极控制感染，少数患儿控制感染后可自发缓解。激素治疗：①重新诱导缓解直至尿蛋白连续转阴 3 天后改 40mg/m² 或 1.5mg/kg 或隔日晨顿服 4周，然后用 4 周以上的时间逐渐减量；②在感染时增加激素维持量，可降低复发率。

3. **频复发和激素依赖型肾病综合征的治疗**

（1）激素的使用

1）拖尾疗法：同上诱导缓解后泼尼松每 4 周减量 0.25mg/kg，给予能维持缓解的最小有效激素量（0.5～0.25mg/kg），隔日口服，连用 9～18 个月。

2）在感染时增加激素维持量。

3）改善肾上腺皮质功能。

4）更换激素种类。

（2）免疫抑制药治疗

1）环磷酰胺（CTX）：2～3mg/（kg·d）分次口服8周或8～12mg/（kg·d）静脉冲击疗法，每2周连用2天，总剂量≤200mg/kg或每月1次静脉注射，每次500mg/m²，共6次。治疗时患儿的年龄＞5.5岁效果较好，缓解率为34%，而＜5.5岁患儿的缓解率为9%。频复发治疗效果好于激素依赖型肾病。

2）环孢素A（CsA）：3～7mg/（kg·d）或100～150mg/（m²·d），调整剂量使血药谷浓度维持在80～120ng/mL，疗程1～2年。CsA治疗时间＞36个月、CsA治疗时患儿年龄＜5岁及大量蛋白尿的持续时间（＞30天）是CsA肾毒性发生的独立危险因素，应对连续长时间使用CsA的患儿进行有规律监测。

3）其他：如霉酚酸酯（MMF）、他克莫司（FK506）、利妥昔布（RTX）及长春新碱（VCR）等。

4. 激素耐药型肾病综合征的治疗　需要结合患儿的肾病理改变、药物治疗反应、药物不良反应、个体差异以及经济状况等多方面因素选择免疫抑制药，严格掌握适应证，避免过度用药以及因药物治疗带来的不良反应。

在缺乏肾病理检查的情况下，推荐采用激素序贯疗法与CTX冲击治疗。因为患儿病理类型不同，对各种免疫抑制药的治疗反应不同，预后有很大差异，故明确激素耐药型肾病综合征患儿的病理类型非常必要。

不同病理类型的免疫抑制药选择如下：

（1）MCNS：CTX为首选药物，静脉冲击较口服效果更佳。

（2）FSGS：目前认为儿童FSGS 25%～30% 5年后进展至慢性肾衰竭，蛋白尿是FSGS进展的重要因素，药物治疗的目的在于控制蛋白尿，目前CsA是首选药物，他克莫司更为安全、有效但价格昂贵。

（3）MsPGN：目前缺乏有效的治疗方案，可参考选用静脉CTX、CsA等治疗。

（4）MPGN：可进展至终末期肾小球疾病，治疗选用大剂量甲泼尼龙（MP）冲击序贯泼尼松和CTX冲击。MP冲击剂量为每次15～30mg/kg（最大量≤1g），3天为1个疗程，间隔1周可重复使用，一般应用1～3个疗程。

（5）MN：目前缺乏儿童治疗经验，成年人首选ACEI和（或）ARB类药物。

（九）预后

肾病综合征的预后转归与其病理变化关系密切。微小病变型预后最好，局灶节段性肾小球硬化和膜增生性肾小球肾炎预后最差。微小病变型发展成尿毒症者极少，可死于感染或糖皮质激素严重不良反应。

（薛明飞）

第十章

血液系统疾病

第一节 营养性贫血

营养性贫血是指体内缺乏铁、维生素 B_{12}、叶酸、铜、锌等物质，使循环血液中的血红蛋白、红细胞数、红细胞比容低于正常标准的一种血液病。临床上主要表现为苍白、乏力、头晕、萎靡、食欲缺乏、易感染、肝脾轻度肿大，重者可出现心力衰竭症状。

一、营养性缺铁性贫血

营养性缺铁性贫血是由于体内铁缺乏，导致血红蛋白减少所致，临床上主要表现小细胞低色素贫血、血清铁蛋白减少、铁剂治疗有效为特点。

（一）病因

（1）小儿生长发育迅速，需铁量多，如未能及时添加含铁丰富的食品则产生贫血；某些慢性病造成铁吸收不良或食物搭配不合理；钩虫病、肠息肉等疾病导致铁丢失过多；食品含铁量低又未及时添加含铁高的食品；早产、多胎等原因导致的铁储备不足；均是导致缺铁性贫血的原因。

（2）铁是合成血红蛋白的主要原料，缺铁红细胞内血红蛋白含量不足，则细胞变小；铁可使多种含铁酶活性降低，由于这些酶与生物氧化、组织呼吸、神经介质分解与合成有关，从而造成细胞功能紊乱出现乏力、易疲劳、表情淡漠、注意力不集中，组织器官异常如口腔黏膜异常角化、舌炎反甲等。

（二）诊断

1. 病史 多发生于 6 个月~2 岁的婴幼儿（常有早产、双胎史），可因未及时添加富含铁的辅食、消化道吸收障碍、铁丢失过多等引起。

2. 临床表现 如下所述。

（1）症状：发病缓慢，面色苍白，易疲乏，精神不振，烦躁不安，注意力不集中，智力发育落后或停滞，食欲减退，异嗜癖，有时腹泻、呕吐。

（2）体征：皮肤、黏膜、甲床及手足掌苍白，头发干枯稀黄，肝脾和淋巴结轻度肿大，贫血严重时可有心率增快，心脏扩大，有收缩期杂音，重度贫血可有心力衰竭体征。

3. 辅助检查 如下所述。

（1）血常规：红细胞及血红蛋白降低，血红蛋白降低比红细胞降低更明显，呈小细胞低色素性贫血，即红细胞平均容积（MVC）<80fl，红细胞平均血红蛋白量（MCH）<26pg，红细胞平均血红蛋白浓度（MCHC）<31%，红细胞形态大小不等，以小细胞为主，中心淡染区扩大，重者呈环状，网织红细胞正常或偏低。

（2）骨髓象：骨髓呈增生活跃现象，以红细胞系增生明显，各期红细胞均较正常小，胞质量少，不规则，呈毛刺状，嗜碱性强，核小而细密，表现为细胞质成熟落后于细胞核，即所谓"老核幼质"现象，铁粒幼红细胞低于15%以下，细胞外铁消失或极少。

（3）铁代谢检查：①血清铁蛋白：在储铁缺乏期即减少，正常值 <3 个月患儿为 194~238μg/L，>3 个月患儿为 18~91μg/L，<12μg/L 视为铁缺乏。②红细胞游离原卟啉：正常值为 0.09~0.9μmol/L（5~50μg/dl），如 >0.9μmol/L 则表示生成红细胞的铁缺乏。③血清铁、总铁结合力：血清铁 <9.0~10.7μmol/L（50~60μg/dl），总铁结合力增高 >62.7μmol/L（350μg/dl），血清转铁蛋白饱和度降低 <15%，可考虑缺铁。

具备临床表现应高度怀疑本病；加血常规结果可临床诊断；确诊尚需铁代谢检查和骨髓象。

4. 鉴别诊断　营养性巨幼红细胞性贫血：该病血色素也降低，临床常有神经精神症状，外周血红细胞体积增大，骨髓中出现巨幼红细胞。用维生素 B_{12} 及叶酸治疗有效。

（三）治疗

1. 病因治疗　药物治疗期间，同时逐渐增加富含铁的辅食，并去除引起缺铁的各种原因。

2. 对症治疗　重度贫血血红蛋白 <30g/L 可输血，尤其贫血而引起心功不全或者并发感染时，应及时输血。输血量可按 10mL/kg，输血要注意输血量及速度，预防发生心力衰竭，贫血越重，每次输血量应越少。可多次输。极重患者可用浓缩红细胞换血。

3. 药物治疗　如下所述。

（1）硫酸亚铁剂量 30~50mg/（kg·d），分 3 次进食期间口服，同时服用维生素 C 和稀盐酸，疗程至血红蛋白正常后 2 个月。

（2）3% 铁维合剂剂量 30~40mg/（kg·d），分 3 次进食期间服用。

（3）力蜚能儿童 6 岁以上 100~150mg/d，6 岁以下 50mg/d，成人 150mg/d。

二、营养性巨幼红细胞性贫血

营养性巨幼红细胞性贫血又称大细胞性贫血，主要是由于缺乏维生素 B_{12} 及叶酸所致，临床上主要表现为面色苍白、神经精神发育减退、肝脏肿大、红细胞数目减少，骨髓中出现巨幼红细胞。

（一）病因

缺乏维生素 B_{12} 及叶酸是本病的主要原因，维生素 B_{12} 主要存在于肝、牛肉、肾脏米糠、麦胚中；叶酸主要存在于绿色蔬菜中，肝肾酵母等含量也较丰富，母亲或小儿摄入上述食品较少即可造成缺乏维生素 B_{12} 及叶酸。另外维生素 C 缺乏也可影响叶酸的形成。

（二）诊断

1. 病史　多见于 6~18 个月的婴儿，生后未及时添加辅食、辅食中含维生素 B_{12} 和叶酸少、单纯羊奶喂养、有偏食及胃肠道疾病影响吸收等原因，均可引起。

2. 临床表现　如下所述。

（1）症状：进行性贫血貌，表情呆滞，反应迟钝，嗜睡，少哭不笑，哭时无泪，声音嘶哑，智力和运动发育缓慢，甚至出现"倒退现象"。

（2）体征：面色苍黄或蜡黄，口唇和手足掌苍白，虚胖，头发稀黄，干枯无光泽，手、足、舌及头部颤动，舌系带溃疡，肝脾轻度肿大；心率快，心脏扩大，可听到收缩期杂音，甚至发生心衰；皮肤可见针尖大小出血点，重者肌张力增强和腱反射亢进。

3. 辅助检查　①血常规：红细胞和血红蛋白减少，红细胞数减少更明显，MCV >94fl，MCH >32pg，MCHC 正常。白细胞数可减少，粒细胞早期可见分叶增多，少数可见血小板减少，网织红细胞正常或稍减少。②骨髓象：骨髓增生活跃，以红系增生为主，红系巨幼变，各阶段红细胞体积大，核染色质疏松，显示细胞核发育落后于细胞质，呈现"老浆幼核"现象。粒细胞可见胞体增大，巨核细胞可见分叶过多，血小板体积大。③血清维生素 B_{12} 缺乏的检查：维生素 B_{12} 定量，正常值为 200~800ng/L，<100ng/L 为维生素 B_{12} 缺乏。血清叶酸定量正常值为 5~6μg/L，<3μg/L 为维生素 B_{12} 缺乏。血清乳酸脱氢酶明显增高，尿甲基丙二酸增高也是诊断维生素 B_{12} 缺乏的一个可靠指标。具备病史、临床表现应

高度怀疑本病；加血象检查结果可临床诊断；加骨髓结果及血清维生素 B_{12} 缺乏的检查即可确诊。

4. 鉴别诊断　该病精神神经症状比较突出，需与脑发育不全鉴别，巨幼红细胞性贫血首先表现为贫血，外周血中血红蛋白降低，红细胞减少，而且有典型的中央淡染的大红细胞足以鉴别。

（三）治疗

1. 一般治疗　随着精神和食欲的好转，逐渐添加富含叶酸、维生素 B_{12}、蛋白质和铁的饮食，直至达到人体所需要的饮食量为止。

2. 对症处理　震颤严重者，可给少量镇静剂；有感染者，应积极治疗；注意口腔护理；贫血严重者或贫血并有感染可给予输血治疗。

3. 药物治疗　如下所述。

（1）对神经症状重者，肌内注射维生素 B_{12}，剂量为每次 100μg，每周 2～3 次；震颤严重者可每日 1 次，每次 100μg，连续 2～4 周，或至血常规恢复正常为止。

（2）对叶酸缺乏者，口服叶酸 5mg，每日 3 次，连续用 2～3 周后改为每日 1 次，至血常规恢复正常。同时服用足量维生素 B_6 能加速神经症状的恢复。治疗后期需加铁剂，持续用 1 个月左右。

（3）对单纯维生素 B_{12} 缺乏者，不宜用叶酸治疗，以防加重神经症状；对于维生素 B_{12} 吸收不良者，需长期肌内注射维生素 B_{12}，每月 1mg。

（4）对于抗叶酸制剂致病者可用甲酰四氢叶酸钙治疗；对于叶酸缺乏者，予叶酸 5mg，每日 3 次口服，加服维生素 C。对先天性叶酸吸收障碍者，口服叶酸量每日可达 15～50mg 才能有效。

三、营养性混合性贫血

具有营养性缺铁性贫血和营养性巨幼红细胞性贫血两种贫血的原因及临床特点。

（一）病因

参考营养性缺铁性贫血和营养性巨幼红细胞性贫血。

（二）诊断

1. 临床表现　有引起铁、维生素 B_{12} 及叶酸缺乏的原因。皮肤蜡黄色，有神经系统症状。可因缺铁、缺乏维生素 B_{12} 及叶酸，程度不同，表现不同。贫血程度多较重，少数患儿可见皮肤有出血点。

2. 辅助检查　如下所述。

（1）血常规：血红蛋白和红细胞可呈平行降低，红细胞呈现明显大小不等，大红细胞呈中空淡染的特征，MCHC ＜32％，WBC 有体积变大和分叶增多，白细胞和血小板减少。

（2）骨髓象：骨髓增生活跃，以红系增生为主，红细胞巨幼变，胞质疏松，胞质嗜碱性增强，白细胞有体积变大，具有两种贫血的特点，成熟的红细胞大小不等。

具备临床表现应高度怀疑；加辅助检查可临床诊断；确诊尚需维生素 B_{12}、叶酸及血清铁定量检查。

（三）治疗

铁剂和维生素 B_{12} 或叶酸合并使用。输血指征同缺铁性贫血。改善饮食喂养，增加富含铁、维生素 B_{12} 和叶酸的饮食。加强护理，预防感染，积极治疗急慢性感染。

（薛明飞）

第二节　再生障碍性贫血

再生障碍性贫血（简称再障）是由多种病因导致的骨髓造血功能衰竭的一种全血细胞减少综合征。临床上主要表现为贫血、出血、发热、全血细胞减少，多无脾及淋巴结肿大。

一、病因

（1）本病有一定遗传倾向，部分患者存在对某些致病因素诱发的特异性异常免疫反应易感性增强及"脆弱"骨髓造血功能倾向。

（2）造血干/祖细胞内在早缺陷，包括量的减少和质的异常，特别是 CD_{34}^+ 细胞减少程度与病情严重性呈正相关。

（3）异常免疫反应损伤造血干/祖细胞，造血微循环支持功能缺陷，均能导致再障性贫血。

二、诊断

（一）急性型（重型再障 I 型）

1. 临床表现　如下所述。

（1）发病急，病程短，1~7 个月，进展快，贫血呈进行性加剧且重。

（2）常伴有难以控制的严重感染。

（3）出血严重，常有内脏及颅内出血，肝、脾、淋巴结无肿大。

2. 辅助检查　如下所述。

（1）血象：有重度贫血，呈正细胞正色素性贫血；网织红细胞 <1%，绝对值 <15×10⁹/L；中性粒细胞绝对值 <0.5×10⁹/L；血小板 <（10~20）×10⁹/L。

（2）骨髓象：多部位增生严重减低，三系造血细胞明显减少，非造血细胞增加，骨髓小粒中非造血细胞明显增多。

具备急性贫血的临床表现，外周血三系减少应高度怀疑本病；确诊要依据骨髓检查结果。

（二）慢性型

1. 临床表现　起病缓慢，病程长，1~4 年以上；贫血、出血及感染较轻。

2. 辅助检查　如下所述。

（1）血常规常：有全血细胞减少，呈正细胞正色素性贫血，红细胞形态轻度异常，多见椭圆形红细胞，网织红细胞 <1%，偶有白细胞 <4.0×10⁹/L，淋巴细胞相对升高。

（2）骨髓象：骨髓增生不良，亦可有灶性增生，如增生良好，红系中晚幼红炭核细胞增多，巨核细胞明显减少，非造血细胞增多，常 >50%。

（3）重型再障 II 型：为慢性型治疗过程中病情恶化所至，临床症状、血常规及骨髓象与急性再障相同。

（4）中性粒细胞碱性磷酸酶染色积分值多增高。

（5）骨髓造血干细胞培养显示粒单细胞集落、突发粒单集落及红系集落均减少。

本病诊断依据骨髓象检查结果。

三、鉴别诊断

1. 小儿白血病　该病也有全血细胞减少，但周围血中可发现大量幼稚细胞，骨髓穿刺涂片可鉴别。

2. 阵发性血红蛋白尿　该病也可出现全血细胞减少，但反复进行尿液检查可出现血红蛋白尿，网织红细胞虽然可明显减低，但波动较大。

四、治疗

1. 一般疗法　如下所述。

（1）病因治疗：查找病因并及时去除。停止接触或口服可能致病药物、化学毒品、避免放射线照射。

（2）加强护理，保证营养供给，防止出血及感染，一旦感染，选择两种以上有效抗生素联合治疗。

2. 对症治疗　颅内出血及失血性休克时，应输新鲜血和血小板；对决定进行骨髓移植的患儿，移植前尽量避免输血，以免增加排斥反应的发生。

3. 急性再障的治疗　如下所述。

（1）免疫疗法：①抗胸腺细胞球蛋白（ATG）或抗淋巴细胞球蛋白（ALG）的应用：马 ATG 或猪 ATG，剂量 15mg/（kg·d），［ALG 20～40mg/（kg·d）］，如用兔 ATG，剂量为 3～5mg/（kg·d），连续静滴 5 日；用前需做过敏试验。注意血清病和血小板减少等不良反应，必要时反复输新鲜血或血小板悬液，防止出血及感染。②大剂量甲基强地松龙：剂量为 30mg/（kg·d），连续静滴 3 日后，减量，一般每周减量一半，直至 1mg/（kg·d）后停药。③环孢素 A：剂量 10～20mg/（kg·d），使血浓度达 500～800ng/mL 后，逐渐减量到 1～5mg/（kg·d），维持 3 个月以上。④大剂量丙种球蛋白：静脉滴注剂量按 1g/kg，每 4 周 1 次，6 个月可缓解。

（2）骨髓移植：应用组织相容性一致的供者骨髓做同种异体骨髓移植。

（3）胚胎肝输注：用胚胎肝单个核细胞悬液，可以连续数次，可改善症状。

4. 慢性再障的治疗　如下所述。

（1）雄激素：能使血清中促红细胞生成素（EPO）增多，使骨髓中红系祖细胞及粒单系祖细胞生成增加，促进定向干细胞进入增殖周期。

以上药物应用至少 2～3 个月后网织红细胞先上升，然后血红蛋白逐渐上升，继之白细胞回升，血小板回升最慢，半年后才回升。应长期用药，但应注意肝功能损害等不良反应。

（2）糖皮质激素：可减轻雄激素的不良反应，防止长骨骨化和早期融合，可减少出血倾向，一般常用泼尼松 0.5～1mg/（kg·d）分次口服。

（3）改善造血微环境药物：包括神经刺激或血管扩张药，可通过兴奋骨髓神经，扩张骨髓血管，改善骨髓造血微环境，从而刺激和滋养造血祖细胞增生。①硝酸士的宁：5 日疗法：分别以 1mg、1mg、2mg、2mg、3mg 连续肌内注射 5 日，间隔 2 日，重复应用。10 日疗法：分别以 1mg 2 日，2mg 5 日，3mg 3 日，连续肌内注射，间隔 4 日，重复应用，直至缓解。20 日疗法：剂量 2～3mg/d，连续肌内注射 20 日，间隔 5 日，重复应用。②一叶萩碱：剂量 8mg/d 肌内注射，每日 1 次，一般用药 1.5～2 月见效，疗程不少于 4 个月，与司坦唑醇合用较单用疗效好。③山莨菪碱（654－2）：0.5～2mg/（kg·d），每日 2 次，静脉滴注。

（4）其他药物：氯化钴、碳酸锂、植物血凝素（PHA）、左旋咪唑、胸腺素、多抗甲素等均可试应用。

（5）胎肝输注：用于慢性再障较急性再障疗效好。

（6）脐血输注：脐血中含有较多的造血干细胞及较高水平的造血刺激因子，输注后近期内可改善血常规，稳定病情，减少输血次数。

（7）脾切除：骨髓增生接近正常，有红细胞寿命缩短的证据，内科疗法 0.5 年以上无效的较重病例，可考虑脾切除。

（8）造血生长因子的应用：文献中已应用了重组粒系集落刺激因子（rhCSF－G），重组单系集落刺激因子（rhCSF－GM）。

（9）骨髓移植：急性型再障或慢性重型再障于诊断后 2～3 周内可进行骨髓移植。

（薛明飞）

第三节　原发性血小板减少性紫癜

原发性血小板减少性紫癜，急性型发病前多有病毒感染史，病毒感染后使机体产生相关抗体，抗体与血小板膜发生交叉反应使血小板受到损伤；同时病毒感染后抗原抗体形成抗原抗体复合物，附着在血小板表面；血小板相关抗体与血小板上相关抗原相结合，均能导致血小板被单核－巨噬细胞系统所清除，从而使血小板寿命缩短，导致血小板减少；而慢性型者除免疫因素外，还与肝、脾作用有关。临床主要表现为皮肤、黏膜自发性出血、血小板减少，骨髓巨核细胞正常或增多，但产生血小板的成熟巨核细胞减少或缺如，出血时间延长，血块收缩不良。

一、病因

（1）目前发现该病发病前均有病毒感染史，由于病毒感染后使机体产生相应抗体，这类抗体可与血小板膜发生交叉反应，使血小板受损而被单核－巨噬细胞系统清除。

（2）病毒感染后，体内形成抗原－抗体复合物，可附着于血小板表面，使血小板易被单核－巨噬细胞系统清除。

（3）患者血清中血小板相关抗体含量增高，与血小板数量呈负相关。

（4）血小板与巨核细胞有共同抗原性，抗血小板抗体同样作用于骨髓中巨核细胞，导致巨核细胞成熟障碍，巨核细胞生成、释放均会受到严重影响。

二、诊断

1. 临床表现　如下所述。

（1）急性型：发病急，发病前1~3周多有病毒感染史，如上感、风疹、水痘和流行性腮腺炎等。预防接种也可发生。以皮肤黏膜自发性出血点、出血斑和鼻衄，牙龈出血最多见，也可有便血、呕血和尿血，青春期女孩月经过多，少数患者可发生颅内出血。出血重的可有贫血，病程一般在6个月以内。

（2）慢性型：起病较缓慢，出血症状一般较轻。重者也可发生瘀斑和血肿。可有颅内出血。病程超过6个月。缓解与发作可以交替称反复发作型。

2. 辅助检查　如下所述。

（1）血常规检查：血常规中红细胞及白细胞基本正常，如出血重而发生失血性贫血时网织红细胞也可增高；血小板数量降低，急性型常达20×10^9/L以下，慢性型一般为（30~80）$\times 10^9$/L，血小板形态可较大，在慢性型较明显；出血时间延长，凝血时间正常。血块收缩不良，毛细血管脆性试验阳性。

（2）骨髓检查：骨髓细胞增生活跃，粒红系一般正常。巨核细胞数增多或正常，但产生血小板的成熟巨核细胞减少甚至缺如。巨核细胞胞浆少，颗粒少和空泡变性等。

（3）血小板抗体检查：血小板表面相关免疫球蛋白（PAIg）80%以上阳性，其他的PAIgM、PAIgA或血小板相关补体（PAC）阳性，血清抗体阳性率较低。

具备临床表现应高度怀疑本病，加血常规检查除外过敏性紫癜等可临床诊断；确诊需骨髓和血小板抗体检查。

3. 鉴别诊断　如下所述。

（1）过敏性紫癜：该病可出现出血性斑丘疹，呈对称分布，成批出现，多见于下肢及臀部，但外周血血小板数目正常，容易鉴别。

（2）急性白血病：该病皮肤也可出现瘀点，本病混淆，但临床上有肝脾淋巴结肿大，外周血及骨髓检查可见幼稚白细胞足以鉴别。

三、治疗

（一）急性型

1. 一般对症　起病急、出血重、血小板过低者，要卧床休息，避免外伤，控制感染，加强鼻腔和口腔护理，鼻出血时填塞止血，防止创伤及自发性颅内出血。

2. 药物治疗　如下所述。

（1）糖皮质激素：可减轻毛细血管通透性，抑制抗体产生及免疫反应，抑制单核巨噬细胞系统对血小板的吞噬破坏。泼尼松剂量1~2mg/（kg·d）。急重症者，可用氢化可的松5~10mg/kg或地塞米松2~4mg静脉滴注，每日1次，可连续7~14日。好转后改为口服，疗程4~6周。

（2）止血药及生血药：维生素C、芦丁片、氨肽素片、卡巴克洛片口服；三磷腺苷、辅酶A、酚磺乙胺等静脉滴注。

（3）大剂量丙种球蛋白：静脉滴注，可能通过封闭单核巨噬细胞系统，减少对血小板的吞噬破坏。

剂量 0.4g/（kg·d），连续 5 日，或 0.1~0.2g/（kg·d）连续 5 日，均有效。适用于急重病例抢救。

3. 脾切除　仅在发生危及生命的大出血或颅内出血、内科疗法无效时才可考虑紧急切脾。或输血小板和红细胞，但必须同时使用大剂量糖皮质激素。

（二）慢性型

1. 一般疗法　基本同急性型。学龄儿童无明显出血倾向时可继续上学，避免外伤，注意防止上呼吸道感染。

2. 对症治疗　血小板 $<25\times10^9$/L，出血严重，可输新鲜血按 10mL/kg 或输血小板 2~4 单位。

3. 药物治疗　如下所述。

（1）糖皮质激素：首选泼尼松，剂量 1~2mg/（kg·d），分次口服，连用 4~6 周后减量，每 1~2 周用量减 1/4，并改为隔日 1 次，清晨口服，以减少不良反应，如治疗 3~4 周无效，宜停药，改用其他疗法。如有效，血小板 $>50\times10^9$/L，可以小量维持，以不出血及无明显不良反应为度。

（2）止血和生血药：详见急性型药物治疗，用氨肽素和利血生等。

（3）免疫抑制剂：激素无效时可试用，也可用于脾切除无效者。①长春新碱每次 0.025mg/kg，每周 1 次缓慢静脉滴注，连用 7~8 次。②环磷酰胺 2.5~3mg/（kg·d），分 2~3 次口服。③硫唑嘌呤 2.5mg/（kg·d），分 2~3 次口服。一般数月后见效，疗程可达 1 年以上。④上述 3 药联合应用，4 周为 1 疗程。

（4）输大剂量丙种球蛋白。

（5）抗 –D 免疫球蛋白，25~50μg/（kg·d），静脉注射，连用 5 日。

（6）达那唑 10~15mg/（kg·d），分 3~4 次口服，连用 2~4 月。大剂量维生素 C 0.2g/（kg·d），加入等渗葡萄糖液中静滴，20 日为 1 疗程。干扰素1~5 单位/kg，皮下或肌内注射，疗程 12 日。

4. 其他治疗　病程在 1 年以上，血小板持续 $<50\times10^9$/L，出血较重，激素无效或依赖者，年龄在 4 岁以上，可考虑切脾，有效率可在 65%~85%。

（薛明飞）

第四节　急性白血病

白血病（leukemia）是造血组织中某一血细胞系统过度增生，浸润到各组织和器官，从而引起一系列临床表现的恶性血液病。据调查，我国 <10 岁小儿白血病的发生率为 3/10 万~4/10 万，在 <15 岁的恶性肿瘤患病构成的调查中约占 35%；是我国最常见的小儿恶性肿瘤。男性发病率高于女性。急性白血病占 90%~95%，慢性白血病仅占 3%~5%。

一、病因

尚未完全明了，可能与下列因素有关。

1. 病毒因素　多年研究已证明属于 RNA 病毒的反转录病毒（retrovirus，又称人类 T 细胞白血病病毒，HTLV）可引起人类 T 淋巴细胞白血病。其他病毒（如 EB 病毒）与白血病的关系也引起关注。

2. 物理和化学因素　电离辐射能引起白血病。小儿对电离辐射较为敏感，在曾经放射治疗胸腺肥大的小儿中，白血病发生率较正常小儿高 10 倍；妊娠妇女照射腹部后，其新生儿的白血病发病率比未经照射者高 17.4 倍。苯及其衍生物、氯霉素、保泰松、乙双吗啉和细胞毒药物等均可诱发急性白血病。

3. 遗传素质　白血病不属遗传性疾病，但在家族中却可有多发性恶性肿瘤的情况；少数患儿可能患有其他遗传性疾病，如 21 –三体综合征、先天性睾丸发育不全症、先天性再生障碍性贫血伴有多发畸形（Fanconi 贫血）、先天性远端毛细血管扩张性红斑症（Bloom 综合征）以及严重联合免疫缺陷病等，这些疾病患儿的白血病发病率比一般小儿明显增高。此外，同卵孪生儿中一个患急性白血病，另一个患白血病的概率为 20%，比双卵孪生儿的发病率高 12 倍。以上现象均提示白血病的发生与遗传素质有关。

二、诊断

（一）临床表现

各型急性白血病的临床表现基本相同，主要表现如下。

1. 起病　大多较急，少数缓慢。早期症状有：面色苍白、精神不振、乏力、食欲低下，鼻出血或齿龈出血等；少数患儿以发热和类似风湿热的骨关节痛为首发症状。

2. 发热　多数患儿起病时有发热，热型不定，可低热、不规则发热、持续高热或弛张热，一般不伴寒战。发热原因之一是白血病性发热，多为低热且抗生素治疗无效；另一原因是感染，常见者为呼吸道炎症，齿龈炎，皮肤肿肿，肾盂肾炎、败血症等。

3. 贫血　出现较早，并随病情发展而加重，表现为苍白、虚弱无力、活动后气促等。贫血主要是由于骨髓造血干细胞受到抑制所致。

4. 出血　以皮肤和黏膜出血多见，表现为紫癜、瘀斑、鼻出血、齿龈出血，消化道出血和血尿。偶有颅内出血，为引起死亡的重要原因之一。出血的主要原因是由于骨髓被白血病细胞浸润，巨核细胞受抑制使血小板的生成减少。血小板还可有质的改变而致功能不足，从而加剧出血倾向。白血病细胞浸润肝脏，使肝功能受损，纤维蛋白原、凝血酶原和第Ⅴ因子等生成不足，亦与出血的发生有关。感染和白血病细胞浸润使毛细血管受损，血管通透性增加，也可导致出血倾向。此外，当并发弥散性血管内凝血时，出血症状更加明显。在各类型白血病中，以 M_3 型白血病的出血最为显著。

5. 白血病细胞浸润引起的症状和体征　如下所述。

（1）肝、脾、淋巴结肿大：白血病细胞浸润多发生于肝、脾而造成其肿大，这在急性淋巴细胞白血病尤其显著。肿大的肝、脾质软，表面光滑，可有压痛。全身浅表淋巴结轻度肿大，但多局限于颈部、颌下、腋下和腹股沟等处，其肿大程度以急性淋巴细胞白血病较为显著。有时因纵隔淋巴结肿大引起压迫症状而发生呛咳、呼吸困难和静脉回流受阻。

（2）骨和关节浸润：小儿骨髓多为红骨髓，易被白血病细胞侵犯，故患儿骨、关节疼痛较为常见。约25%患儿以四肢长骨、肩、膝、腕、踝等关节疼痛为首发症状，其中部分患儿呈游走性关节痛，局部红肿现象多不明显，并常伴有胸骨压痛。骨和关节痛多见于急性淋巴细胞白血病。骨痛的原因主要与骨髓腔内白血病细胞大量增生、压迫和破坏邻近骨质以及骨膜浸润有关。骨骼 X 线检查可见骨质疏松、溶解，骨骺端出现密度减低横带和骨膜下新骨形成等征象。

（3）中枢神经系统浸润：白血病细胞侵犯脑实质和（或）脑膜时即引起中枢神经系统白血病（central nervous system leukemia，CNSL）。由于近年联合化疗的进展，使患儿的寿命得以延长，但因多数化疗药物不能透过血脑屏障，故中枢神经系统便成为白血病细胞的"庇护所"，造成 CNSL 的发生率增高，这在急性淋巴细胞白血病尤其多见。浸润可发生于病程中任何时候，但多见于化疗后缓解期。它是导致急性白血病复发的主要原因。

常见症状为：颅内压增高，出现头痛、呕吐、嗜睡、视盘水肿等；浸润脑膜时，可出现脑膜刺激征；浸润脑神经核或根时，可引起脑神经麻痹；脊髓浸润可引起横贯性损害而致截瘫。此外，也可有惊厥，昏迷。检查脑脊液可以确诊：脑脊液色清或微浊，压力增高；细胞数 $> 10 \times 10^6$/L，蛋白 > 0.45g/L；将脑脊液离心沉淀作涂片检查可发现白血病细胞。

（4）睾丸浸润：白血病细胞侵犯睾丸时即引起睾丸白血病（gestic leukemia，TL），表现为局部肿大、触痛，阴囊皮肤可呈红黑色。由于化疗药物不易进入睾丸，在病情完全缓解时，该处白血病细胞仍存在，因而常成为导致白血病复发的另一重要原因。

（5）绿色瘤：是急性粒细胞白血病的一种特殊类型，白血病细胞浸润眶骨、颅骨、胸骨、肋骨或肝、肾、肌肉等，在局部呈块状隆起而形成绿色瘤。此瘤切面呈绿色，暴露于空气中绿色迅速消退，这种绿色素的性质尚未明确，可能是光紫质或胆绿蛋白的衍生物。绿色瘤偶由急性单核细胞白血病局部浸润形成。

（6）其他器官浸润：少数患儿有皮肤浸润，表现为丘疹、斑疹、结节或肿块；心脏浸润可引起心脏扩大、传导阻滞、心包积液和心力衰竭等；消化系统浸润可引起食欲不振、腹痛、腹泻、出血等；肾脏浸润可引起肾肿大、蛋白尿、血尿、管型尿等；齿龈和口腔黏膜浸润可引起局部肿胀和口腔溃疡，这在急性单核细胞白血病较为常见。

（二）辅助检查

为确诊白血病和观察疗效的重要方法。

1. 血象　红细胞及血红蛋白均减少，大多为正细胞正血色素性贫血。网织红细胞数大多较低，少数正常；偶在外周血中见到有核红细胞。白细胞数增高者约占50%以上，其余正常或减少，但在整个病程中白细胞数可有增、减变化；白细胞分类示原始细胞和幼稚细胞占多数。血小板减少。

2. 骨髓象　骨髓检查是确立诊断和评定疗效的重要依据。典型的骨髓象为该类型白血病的原始及幼稚细胞极度增生；幼红细胞和巨核细胞减少。但有少数患儿的骨髓表现为增生低下，其预后和治疗均有特殊之处。

3. 组织化学染色　常用以下组织化学染色以协助鉴别细胞类型。

（1）过氧化酶：在早幼阶段以后的粒细胞为阳性；幼稚及成熟单核细胞为弱阳性；淋巴细胞和浆细胞均为阴性。各类型分化较低的原始细胞均为阴性。

（2）酸性磷酸酶：原始粒细胞大多为阴性，早幼粒以后各阶段粒细胞为阳性；原始淋巴细胞弱阳性，T细胞强阳性，B细胞阴性；原始和幼稚单核细胞强阳性。

（3）碱性磷酸酶：成熟粒细胞中此酶的活性在急性粒细胞白血病时明显降低，积分极低或为0；在急性淋巴细胞白血病时积分增加；在急性单核细胞白血病时积分大多正常。

（4）苏丹黑：此染色结果与过氧化酶染色的结果相似：原始及早幼粒细胞阳性；原淋巴细胞阴性；原单核细胞弱阳性。

（5）糖原：原始粒细胞为阴性，早幼粒细胞以后各阶段粒细胞为阳性；原始及幼稚淋巴细胞约半数为强阳性，余为阳性；原始及幼稚单核细胞多为阳性。

（6）非特异性酯酶（萘酚酯 NASDA）：这是单核细胞的标记酶，幼稚单核细胞强阳性，原始粒细胞和早幼粒细胞以下各阶段细胞为阳性或弱阳性，原始淋巴细胞阴性或弱阳性。

（三）溶菌酶检查

血清中的溶菌酶主要来源于破碎的单核细胞和中性粒细胞，测定血清与尿液中溶菌酶的含量可以协助鉴别白血病细胞类型。正常人血清含量为4～20mg/L；尿液中不含此酶。在急性单核细胞白血病时，其血清及尿液的溶菌酶浓度明显增高；急性粒细胞白血病时中度增高；急性淋巴细胞白血病时则减少或正常。

（四）鉴别诊断

1. 再生障碍性贫血　本病血象呈全血细胞减少；肝、脾、淋巴结不肿大；骨髓有核细胞增生低下，无幼稚白细胞。

2. 传染性单核细胞增多症　本病肝、脾、淋巴结常肿大；白细胞数增高并出现异型淋巴细胞，易与急性淋巴细胞白血病混淆。但本病病程经过一般良好，血象多于1个月左右恢复正常；血清嗜异性凝集反应阳性；多数病例血清EB病毒DNA阳性，可血清EB病毒抗原IgM阳性；骨髓无白血病细胞形态学改变。

3. 类白血病反应　为造血系统对感染、中毒和溶血等刺激因素的一种"应激"反应，以外周血出现幼稚白细胞或/和白细胞数增高为特征。当原发疾病被控制后，血象即恢复正常。此外，根据：血小板数多正常；白细胞中有中毒性改变，如中毒颗粒和空泡形成；中性粒细胞碱性磷酸酶积分显著增高等，可与白血病区别。

4. 风湿性关节炎　有发热、关节疼痛症状者易与风湿性关节炎混淆，需注意鉴别。

三、治疗

急性白血病的治疗主要是以化疗为主的综合疗法，其原则是：要早期诊断、早期治疗；应严格区分患儿的白血病类型，按照类型选用不同的化疗药物和相应的药物剂量联合治疗；采用早期连续适度化疗和分阶段长期规范治疗的方针。同时要早期防治中枢神经系统白血病和睾丸白血病，化疗的同时给予积极的支持治疗。ALL（急性淋巴细胞性白血病）者于完全缓解后予维持治疗，总治疗时间为 2.5 ~ 3.5 年；ANLL（急性非淋巴细胞性白血病）者则为高强度短疗程的化疗，不需维持治疗；总治疗时间约为 6 ~ 8 个月。

（一）支持疗法

1. **防治感染** 在化疗阶段，保护性环境隔离对降低院内交叉感染具有较好效果。用抗生素预防细菌性感染，可减少感染性并发症。并发细菌性感染时，应首选强力的抗生素以控制病情，根据不同致病菌和药敏试验结果选用有效的抗生素治疗。并发真菌感染者，可选用抗真菌药物如两性霉素 B、伊曲康唑、伏立康唑或卡泊芬净等治疗；并发病毒感染者可用阿昔洛韦（acyclovir）或更昔洛韦（ganciclovir）治疗；怀疑并发卡氏囊虫肺炎者，应及早采用复方新诺明治疗。

2. **输血和成分输血** 明显贫血者可输给红细胞；因血小板减少而致出血者，可输浓缩血小板。有条件时可酌情静脉输注丙种球蛋白。

3. **集落刺激因子** 化疗期间如骨髓抑制明显者，可予以 G - CSF、GM - CSF 等集落刺激因子。

4. **防治高尿酸血症** 在化疗早期，由于大量白血病细胞破坏分解而引起高尿酸血症，导致尿酸结石梗阻、少尿或急性肾功能衰竭，故应注意"水化和利尿"。为预防高尿酸血症，可口服别嘌呤醇（allopurinol）。

5. **其他** 在治疗过程中，要增加营养。有发热、出血时应卧床休息。要注意口腔卫生，防止感染和黏膜糜烂。并发播散性血管内凝血时，可用肝素等治疗。

（二）化学药物治疗

目的是杀灭白血病细胞，解除白血病细胞浸润引起的症状，使病情缓解，以至治愈。急性白血病的化疗通常按下述次序分阶段进行。

1. **诱导治疗** 诱导缓解治疗是患儿能否长期无病生存的关键。在 MICM 分型结合治疗反应等确定临床分型的前提下，选择合适的化疗强度，是现代诱导治疗小儿白血病的理念。柔红霉素（DNR）和左旋门冬酰胺酶（L - ASP）是提高急性淋巴细胞白血病（ALL）完全缓解率和长期生存率的两个重要药物，故大多数 ALL 诱导缓解方案均为包含这两种药物的联合化疗，如 VDLP 等。而阿糖胞苷（Ara - C）则对治疗急性非淋巴细胞白血病至关重要。M$_3$ 型常选用全反式维 A 酸（ATAR）或三氧化二砷（AS$_2$O$_3$）进行"诱导分化"治疗。

2. **巩固治疗** 强力的巩固治疗是在缓解状态下最大限度地杀灭微小残留白血病（minimal residual disease，MRD）的有力措施，可有效地防止早期复发，并使在尽可能少的 MRD 状况下进行维持治疗。ALL 一般首选环磷酰胺（C）、Ara - C（A）及 6 - 巯基嘌呤（M），即 CAM 联合治疗方案；ANLL 常选用有效的原诱导方案 1 ~ 2 个疗程。

3. **预防髓外白血病** 由于大多数药物不能进入中枢神经系统、睾丸等部位，如果不积极预防髓外白血病，则 CNSL（中枢神经系统白血病）在 3 年化疗期间的发生率可高达 50% ~ 70%；TL（睾丸白血病）的发生率在男孩中亦可有 5% ~ 30%。CNSL 和 TL 均会导致骨髓复发、治疗失败，因此有效的髓外白血病的预防是白血病特别是急性淋巴细胞白血病患儿获得长期生存的关键之一。ALL 通常首选大剂量甲氨蝶呤 + 四氢叶酸钙（HDMTX + CF）方案，配合甲氨蝶呤（MTX）、Ara - C 和地塞米松（Dex）三联药物鞘内注射治疗。

4. **维持治疗和加强治疗** 为了巩固疗效、达到长期缓解或治愈的目的，ALL 应在上述疗程后进行维持治疗或/和加强治疗：对 ALL 一般主张用 6 - 巯基嘌呤（6 - MF,）+ MTX 维持治疗；国内方案强调维持期间定期用原诱导缓解方案或其他方案强化，但 I - BFM（international Berlin - Frankfurt - Munster）方案则采用一直维持治疗 74 ~ 77 周的策略，总疗程 2.5 ~ 3 年；ANLL 常选用几个有效方案序贯治疗，研究已经证实：ANLL 的维持治疗不能降低复发率，故总疗程为 6 ~ 8 个月。

（三）中枢神经系统白血病的防治

CNSL 是造成白血病复发或者死亡的重要原因之一，在治疗过程中一定要重视 CNSL 的防治。

1. 预防性治疗　常用方法有以下 3 种，依据白血病的类型和病情选择应用。

（1）三联鞘内注射法（IT）：常用甲氨蝶呤、阿糖胞苷、地塞米松 3 种药物联合鞘内注射，不同类型白血病的用法稍有不同。

（2）大剂量甲氨蝶呤 – 四氢叶酸钙（HDMTT – CF）疗法：只用于急淋，每 10 ~ 14 天为 1 疗程。每疗程 MTX 剂量为 2 ~ 5g/m^2（剂量根据分型而定），其中 1/10 ~ 1/5 量（<500mg）作为突击量，在 30 分钟内快速静脉滴入，余量于 23.5 小时内匀速滴入；突击量 MTX 滴入后0.5 ~ 2 小时内行三联鞘内注射 1 次；于开始滴注 MTX 后 36 小时进行第一次 CF 解救，剂量为每次 15mg/m^2，首剂静脉注射，以后每 6 小时口服或肌内注射，共 6 ~ 8 次。>3g/m^2 者应常规监测血浆 MTX 浓度，以调整 CF 用量和次数；无监测者 MTX 不宜 >3g/m^2，但 HR 型或 IR 的 T 细胞型者远期复发的可能性增加。HDMTX 治疗前、后 3 天口服碳酸氢钠 1.0g，每日 3 次，并在治疗当天给 5% 碳酸氢钠 3 ~ 5mL/kg 静脉滴注，使尿 pH >7.0；用 HDMXT 当天及后 3 天需水化治疗，每日液体总量 3 000mL/m^2。在用 HDMTX 同时，每天口服 6 – MP 25mg/m^2。

（3）颅脑放射治疗：颅脑放射治疗适用于：>3 岁的高危 ALL，诊断时白细胞数 >100×10^9/L，或有 t（9；22）或 t（4；11）核型异常，或有 CNSL，或因种种原因不宜 HDMTX – CF 治疗者。通常在完全缓解后 6 个月时进行，放射总剂量为 18Gy，分 15 次于 3 周内完成；或总剂量为 12Gy，分 10 次于 2 周内完成。

2. 中枢神经系统白血病的治疗　初诊时已发生 CNSL 者，照常进行诱导治疗，同时给予三联鞘内注射，第 1 周 3 次，第 2 和第 3 周各 2 次，第 4 周 1 次，共 8 次。一般在鞘内注射化疗 2 ~ 3 次后 CSF 常转为阴性。在完成诱导缓解、巩固、髓外白血病防治和早期强化后，作颅脑放射治疗，剂量同上。颅脑放疗后不再用 HDMTX – CF 治疗，但三联鞘内注射必须每 8 周 1 次，直到治疗终止。完全缓解后在维持巩固期发生 CNSL 者，也可按上述方法进行，但在完成第 5 次三联鞘注后，必须作全身强化治疗以免骨髓复发，常用早期强化治疗的 VDLDex 和 VP16 + Ara – C 方案各一疗程，然后继续完成余下的 3 次鞘内注射。紧接全身强化治疗之后应作颅脑放射治疗。此后每 8 周三联鞘内注射 1 次，直到终止治疗。

（四）睾丸白血病（TL）治疗

初诊时已发生 TL 者，先诱导治疗到完全缓解，双侧 TL 者做双侧睾丸放射治疗，总剂量为 24 ~ 30Gy，分 6 ~ 8 天完成；单侧者可行切除术，亦可作双侧睾丸放射治疗（无单侧放疗）；与此同时继续进行巩固、髓外白血病防治和早期强化治疗。在缓解维持治疗期发生 TL 者，按上法予以治疗，紧接着用 VDLDex 和 VP16 + Ara – C 方案各一疗程。

（五）造血干细胞移植（hemotopoletc stem cell transplantation，HSCT）

联合化疗是目前根治大多数 ALL 和部分 ANLL 的首选方法。鉴于 HSCT 是一种高风险（移植相关并发症及死亡），高投入（经济承受力）的医疗手段，即使移植成功，仍存在着复发的可能性。因此，要严格掌握移植时机：①高危型（HR）ALL 首次缓解后，中危型（MR）或者标危型（SR）ALL 化疗期间复发，经重新化疗第 2 次缓解；②除外 M$_3$，M$_{2b}$，M$_4$EO 的 ANLL 第 1 次完全缓解；③M$_3$ 治疗 1 年后融合基因仍持续阳性，且复发者。

（萨初然贵）

第五节　骨髓增生异常综合征

骨髓增生异常综合征（myelo dysplastic syndrome，MDS）是一组临床表现为难治性贫血、感染和出血，外周血象表现为血细胞减少，骨髓为活跃或明显活跃增生，三系有病态造血，或原始细胞和早期细胞增多的综合征。各年龄组均可发病。1953 年 Block 等首先称之为白血病前期（preleukemia），简称

"白前"。但并非所有的"白前"均转化为白血病，"白前"的诊断仅合适于已转化为白血病的回顾性诊断，因此，1976 年巴黎会议建议将这一组疾病称之为骨髓增生异常综合征，并渐被广泛接受。

Hasle 等报道丹麦 1980—1991 年 <15 岁的儿童 MDS 年发病率为 4/100 万，婴幼儿 MDS 的年发病率显著高于年长儿童，近 1/3 患儿伴发先天性或遗传性异常。

一、分类

2003 年 Hasle 等参照成人 MDS 的 WHO 诊断分型标准提出了一个儿童 MDS 的 WHO 分型标准（表 10 - 1），并提出了儿童 MDS 的最低诊断标准，认为至少符合以下四项中的任何两项方可诊断为 MDS。

（1）持续性不能解释的血细胞减少（中性粒细胞减少、血小板减少或贫血）。

（2）至少二系有发育异常的形态学特征。

（3）造血细胞存在获得性克隆性细胞遗传学异常。

（4）原始细胞增高（≥5%）。

表 10 -1　儿童骨髓增生异常和骨髓增殖性疾病的诊断分类

Ⅰ 骨髓增生异常/骨髓增殖性疾病

　幼年型粒单核细胞白血病（JMML）

　慢性粒单核细胞白血病（CMML）（仅为继发性）

　BCR - ABL 阴性慢性粒细胞白血病（Ph - CML）

Ⅱ Down 综合征（DS）疾病

　短暂性异常髓系造血（TAM）

　DS 髓系白血病

Ⅲ 骨髓增生异常综合征（MDS）

　难治性血细胞减少（RC）（外周血原始细胞 <2%，骨髓原始细胞 <5%）

　难治性贫血伴原始细胞过多（RAEB）（外周血原始细胞 2% ~19%，骨髓原始细胞 5% ~19%）

　转化中的 RAEB（RAEB - T）（外周血或骨髓原始细胞 20% ~29%）

按 FAB 标准诊断的儿童难治性贫血（RA）患儿与成人 RA 患者相比具有以下几点主要区别：①外周血贫血（Hb <100g/L）所占比例较低（46%），主要表现为中性粒细胞绝对值（ANC）减少（其中 ANC <0.5 ×10^9/L 比例为 27%）和/或血小板数减低（ <150 ×10^9/L 比例为 75%）；②骨髓增生减低比例较高（43%）；③粒细胞系统和巨核细胞系统发育异常的细胞形态学改变与疾病演进和预后无相关性。

因此，采用难治性血细胞减少（RC）的定义而非 RA。RC 的确诊，特别是无克隆性染色体核型异常患儿，有时显得较困难。首先需能除外感染、代谢性疾病、营养缺乏症、药物。

二、临床表现

（一）MDS 的临床表现

通常起病隐匿，症状轻重取决于贫血、白细胞和血小板减少的程度和速度。有头晕、乏力、衰弱、食欲减退和长达数月至数年的贫血症，部分病例体重减轻。并发症以出血和感染多见，在未转变为急性白血病的病例中，大多死于这两个原因，两者的发生率约分别为 20% 和 39%。出血常表现为皮肤黏膜瘀点和瘀斑，重者反复鼻衄、牙龈渗血、血尿、消化道出血，甚至颅内出血，有出血表现者约占 MDS 患者的 60% ~80%。感染中以下呼吸道感染为多见，约占 60% ~70%，其他可表现为肛门、会阴部感染，脓疱症和败血症等。肝、脾大者较多见，但淋巴结增大者不多，约 5% ~20%。还可有四肢骨关节酸痛。MDS 的病程长短不一，最短者 2 个月，较长者 8 ~10 年，个别可达 20 年，但大多在 2 年以下。

（二）儿童 MDS FAB 亚型的特异表现

儿童 MDS 与成人不同，以外周血细胞减少的增生低下型 MDS 多见，幼稚细胞增多向白细胞转化的 MDS 相对少见。幼年型慢性粒单核细胞白血病（juvenile myelo monocytic leukemia，JMML）是儿童特有的 MDS 亚类。MDS 有原发和继发于治疗相关 MDS 之分，儿童原发性 MDS 可进一步分为难治性血细胞减少症（RC）、难治性贫血伴幼稚细胞增多（RAEB）、难治性贫血伴幼稚细胞增多向白细胞转化（RAEBT）。新的 WHO MDS 分型是否适合于儿童患者一直受到质疑。

1. JMML 也称 JCMML 在临床血液学、细胞生物学和分子学等方面与成人慢性髓系白血病（CML）明显不同。JMML 主要发生在 4 岁以下的婴幼儿，男性较女性多见。皮肤损害症状明显，特别是面部皮疹是常见而重要的体征之一，多数患儿脾大，部分患儿肝脏和淋巴结增大。外周血中白细胞计数及单核细胞绝对数增多，贫血、血小板减少，血液中胎儿血红蛋白（HbF）持续性的明显增高，常 >10%，骨髓增生明显活跃，原始细胞及单核细胞增多，巨核细胞减少，病态造血的特征常不明显，6% ~24% 的患儿表现有 7 号染色体单体（-7），体外培养 CFU - GM 呈自发性生长，对 GM - CSF 刺激敏感性增高，患儿对化疗反应不敏感，生存期短，但急性白血病转化率相对较低，多数患儿死于骨髓衰竭并发症。

2. 7 号染色体单体 是儿童 MDS 较多见的染色体异常变化。占原发性儿童 MDS 的 40%，伴发先天性或遗传异常的儿童 MDS 常出现 7 号染色体单体（-7）。男孩多见，男女比为 4.7 : 1。外周血白细胞和单核细胞增多，贫血，血小板减少，常见幼稚红细胞和幼稚粒细胞，骨髓呈增生性特征。患儿经常发生感染，肝、脾、淋巴结增大，多很快转化为 AML。7 号染色体单体（-7）在 MDS 发病中的作用机制尚不明。

3. 约 1/3 儿童 MDS 存在先天或遗传异常 如 Down 综合征、Fanconi 综合征、神经纤维瘤 I 型（NF - 1）、Bloom 综合征、先天性中性粒细胞减少、血小板储存池病、家族性 -7 综合征、线粒体细胞病、非特异性免疫缺陷以及不能分类的其他先天性异常等，这些患儿发病年龄大多大于 2 岁，AML 的转化率较原发性儿童 MDS 为低。

成人 WHO MDS 诊断分型标准中按骨髓原始粒细胞比例将 RAEB 再分为 RAEB - I（骨髓原始细胞 5% ~9%）和 RAEB - II（骨髓原始细胞 10% ~19%）两型，此外，将 MDS 和 AML 骨髓原始细胞的分界降低为 0.20，取消了 RAEB - t 亚型，但现有资料表明这并不适合儿童 MDS。如果患者有原发性 AML 特有的染色体及其融合基因异常，如 t（8；21）/AML1 - ETO，t（15；17）/PML - RARa，Inv（16）/CBFβ - MYH11，t（9；11）/MLL - AF9 等，不管原始细胞比例是多少均应诊断 AML。对于那些骨髓原始细胞比例在 20% ~30% 的患儿，如无临床和儿童 MDS 特征性 7 号染色单体异常或前述原发性 AML 特征性染色体核型异常，应在几周后重复骨髓检查，如果骨髓原始细胞比例超过 30% 则诊断为 AML，如果骨髓原始细胞比例保持稳定则诊断为 RAEB - t。

三、诊断

1. 外周血象 常表现为一系或一系以上血细胞减少，部分患儿网织红细胞百分率有增高。贫血一般呈正细胞、正色素性，红细胞大小不一，可见单个核或多核有核红细胞及卵形大红细胞。粒系形态变化较明显，核浆发育不平衡，可出现 Pelgen - Huet 畸形（分叶减少的中性粒细胞），也可伴分叶过多畸形，或中性粒细胞胞质中颗粒减少，或无颗粒以及其他的形态异常表现。单核细胞常可见增多。血小板及其颗粒常减少，可见大型血小板或形态异常，电镜下可呈空泡形成，糖原减少，微小管缺乏，小管系统扩张等变化。有些患儿血小板计数可正常，但有出血倾向，血小板对胶原、ADP 等诱导的聚集作用异常，黏附性降低。

2. 骨髓涂片 MDS 的骨髓象呈现病态造血的现象。1/2 ~3/4 患儿骨髓有核细胞增生亢进或正常，约 1/4 左右患儿骨髓增生减低，尤其是继发性 MDS 骨髓增生常低下，而骨髓增生活跃时常伴有纤维化，因此常出现骨髓不易抽出（"干抽"现象）。红系病态造血表现为，红系增生过多（>60%）或过少（<5%），多数患儿的幼红细胞有巨幼样改变，出现环状铁粒幼红细胞、多核红细胞、核分裂、核凹陷以至核分叶、胞质染色不均匀、多嗜性红细胞及点彩红细胞，尤其 MDS 转变为白血病前，上述变化为较突出的表现。粒系病态造血表现为，颗粒减少或缺如或过大，成熟粒细胞胞质仍嗜碱，呈核浆发育不平衡表现，细胞核分叶过少（Pelger - Huet 异常）或过多。巨核系病态造血表现为巨核细胞减少，出现小巨核细胞、大单个核巨核细胞、多核巨核细胞、胞质中颗粒加大或形态异常。小巨核细胞及巨大血小

板偶尔出现在外周血中。

3. 骨髓活检 除了观察骨髓中细胞学改变之外，还可见到下列主要的组织学变化红系前体细胞成熟过程障碍，常形成分化在同一阶段的幼红细胞岛，伴有早幼红细胞增多，骨髓中原粒细胞和早幼粒细胞离开骨小梁附近呈中心性簇生，这些异位的原粒和早幼粒细胞形成聚集（>5 个粒系前体细胞）或小簇（3~5 个粒系前体细胞），称为异位的不成熟前体细胞（abnormal localization of immature precursor，ALIP），巨核细胞形态异常，表现为体积有显著的大小不一，细胞核呈低分叶的鹿角样和不规则的过多分叶，小型巨核细胞（体积仅为正常的 1/6）普遍多见。骨髓组织内细胞增生活跃者（造血组织 >50%）约 60%~70%，部分患者增生正常（造血组织 30%~50%），少数患者骨髓造血细胞增生减低（<30%）。还可见骨髓组织中硬蛋白纤维增多的现象，但没有胶原纤维增多。上述变化中，尤其是 ALIP 不仅有诊断价值，而且对估计 MDS 的预后有价值，有 ALIP 的患儿约有 40% 可发展成急性粒细胞白血病，平均生存期约 16 个月，无 ALIP 的 MDS 患儿仅 10% 发展成急性粒细胞白血病，平均生存期为 33 个月。

4. 细胞遗传学 较常见的染色体异常有 5q-，-7，+8，+21，7q-，假二倍体，亚二倍体，超二倍体，21-4 体及 -5 等。极少数可出现 ph 染色体。5q-综合征患儿均有第 5 号染色体长臂缺失（其断裂点位置常在 2 区或 3 区）。细胞遗传学改变对 MDS 预后方面有以下共同特点：①正常核型者比异常核型者好；②单一异常者比多种异常者好（-7 或 7q-例外）；③核型稳定者比核型演变者好。

5. 造血干细胞培养 一般采用 Pike 和 Robinson 建立的造血干细胞培养技术。MDS 时有明显的粒细胞，单核细胞集落形成单位（CFU-GM）形成障碍。凡在琼脂中生长形成 3~20 个细胞的细胞团称为小簇，形成 21~40 个细胞者称为大簇，形成 41 个以上细胞者称为集落。正常人 CFU-GM 体外培养形成中性粒细胞、单核、巨噬细胞或粒细胞性混合集落，细胞分化和形态均正常。MDS 的 CFU-GM 体外培养结果往往集落数低下，细胞集落和细胞簇中细胞成熟度及两者间比例显著低于正常对照组，为急性白血病相似的集落形成和细胞分化障碍。

6. MDS 患者机体免疫功能 有多种变化，有体液免疫异常和细胞免疫异常的各种表现，但无特异性，提示有免疫功能紊乱，主要以体液免疫和细胞免疫功能降低为主。

四、治疗

支持疗法是 MDS 最基本的治疗措施，贫血严重者输血或少浆红细胞，感染时用相应的抗生素。造血干细胞移植是目前唯一可以根治 MDS 的治疗方法。

1. 造血干细胞移植 因造血干细胞移植唯一能使 MDS 治愈，如患儿一般情况好，应积极考虑作造血干细胞移植治疗，争取治愈。

大约 50% 的患者可以通过造血干细胞移植得到治愈，但不同的 MDS 亚型移植时机是不一样的，伴有幼稚细胞增多的 MDS 因为随时可能向白血病转化，且一旦转化成白血病治疗难度是很大的，所以应该尽早移植。不伴有幼稚细胞增高的 MDS 一般病情进展缓慢，有较长的稳定期，研究发现早移植与晚移植的疗效是没有差别的，所以一般不需要马上移植，只有当病情进展到反复输血依赖时才需要尽早移植。对于伴有 -7 染色体异常的 MDS，因为其病情进展比较快，所以也应该尽早移植。

作为儿童 MDS 的特有亚型——JMML，造血干细胞移植前患者往往伴有明显肝脾大，对于巨大的脾脏是否移植前需要切脾有一定的争议，虽然切脾有助于植入、有助于减少血小板的输注，但来自欧洲 EWOG-MDS 100 例儿童 JMML 移植资料提示切脾并不能提高疗效，所以推荐移植前不必要切脾。

RAEBT 患者移植前是否需要化疗就有很大争议，临床实践中往往从两个方面可以帮助我们做出决定，第一我们可以看看这些患者有否非随机的染色体异常，如：t（8，21）或 inv16，如果伴有这样的染色体异常，即使幼稚细胞比例没有达到 30%，也已经是经典的 AML 了，也可以在严密观察下随访等待看幼稚细胞是否马上升高。第二就是看 RAEB、RAEBT 患者移植前化疗是否有助于提高疗效，来自欧美的研究并未发现这些患者在移植前接受化疗能提高疗效。因此，目前一般认为伴有幼稚细胞增高的 MDS 患者不必要接受化疗，应该直接移植。

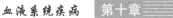

因为移植治疗是 MDS 患者获得治愈的唯一希望，其移植指针应该比任何类型的白血病还要强，所以一旦诊断明确，应积极寻找供体准备移植，为了防止病情变化，RAEB、RAEBT 患者不能花更多时间在选择供体上，即使是配型条件较差的非血缘相关供体甚至半相合供体都应积极考虑，以争取时间。

2. 化学治疗　如下所述。

（1）小剂量阿糖胞苷：剂量为 $10 \sim 20 mg/m^2$，每日 $1 \sim 2$ 次，皮下注射 10 日至 10 月，完全缓解者约 30%，部分缓解者约 30%，似乎延长存活期。

（2）小剂量三尖杉酯碱：$0.5 \sim 1 mg$ 静滴，每日或隔日 1 次，$10 \sim 15$ 次为一疗程，休息 $5 \sim 10$ 日，再接下一疗程。不良反应是骨髓抑制。

（3）联合化疗：常用联合化疗方案有 HOAP、HA、VP － 16 ＋ Arc － C、COAP、DA 等。但联合化疗后骨髓抑制持续的时间比急性白血病化疗后骨髓抑制时间长，且不易恢复，病态造血也难以纠正，容易并发致死性的严重感染，故宜慎重。

3. 其他　包括免疫抑制药（环孢霉素、ATG）和 DNA 甲基化酶抑制药［5 － 氮杂胞苷（azacytidine，5AC）和地西他滨（decitabine，DAC）］，除有 ATG 治疗儿童 MDS 的小系列报道外，其他药物极少有用于儿童 MDS 的研究报道。全反式维 A 酸对 MDS 剂量为每日 $20 \sim 60 mg/m^2$，疗程 $1 \sim 9$ 个月。不良反应为皮肤黏膜干燥，ALT 增高，颅压增高等。

（萨初然贵）

第十一章

风湿免疫系统疾病

第一节 风湿热

风湿热是一种与 A 组乙型链球菌感染有关的有反复发作倾向的自身免疫性疾病。临床主要表现为发热心脏炎、游走性关节炎、环形红斑、皮下结节和舞蹈病。心脏炎是最重要的表现，急性期可危及患儿生命，反复发作可致永久性心脏瓣膜病变。一年四季均可发病，以冬春季多见，农村与边远地区发病率高，发病年龄以 5~16 岁多见。

一、病因

本病与 A 组乙型链球菌感染有关，并非直接由细菌侵犯结缔组织所致，多数认为是人体对 A 组乙型链球菌感染后产生免疫反应的结果。

二、病理

风湿热的基本病理变化是全身结缔组织炎性病变和具有特征的"风湿小体"。各器官均可受累，但以心、关节、浆膜等处的改变最明显。病理过程分为 3 个期。

（一）急性渗出期

病变部位如心脏、关节、血管、浆膜的结缔组织变性和水肿，淋巴细胞、浆细胞浸润和关节腔内浆液性渗出。此期持续约 1 个月。

（二）增殖期

在渗出性病变的基础上，出现增殖性变化，形成风湿性肉芽肿或称风湿小体。风湿小体可分布于肌肉及结缔组织，在关节处皮下组织和腱鞘形成皮下小结，是诊断风湿热的病理依据。本期持续 3~4 个月。

（三）硬化期

"风湿小体"中央变性和坏死物质被吸收，炎症细胞减少，纤维组织增生，瘢痕形成，常累及心脏瓣膜，以二尖瓣最常见，其次为主动脉瓣，很少累及三尖瓣，引起瓣膜狭窄或关闭不全。此期持续 2~3 个月。

三、临床表现

发病前 1~5 周，病儿常有 A 组乙型链球菌咽峡炎感染病史。起病较急，多累及心脏、关节、皮肤及神经系统的锥体外系。如未经治疗，一次急性风湿热发作一般不超过 6 个月；未进行预防的患者常反复发作。

（一）一般表现

初期可有低热或中度发热，少数短期高热后再转为低热。热型多不规则，可持续数周。可有精神不振、乏力、食欲减退、体重减轻、面色苍白、多汗、鼻出血，有时可伴有腹痛。

（二）心脏炎

心肌、心内膜、心包膜均可累及，如果同时累及称全心炎。临床上以心肌炎及心内膜炎最多见，首次风湿热发作时，一般于起病 1~2 周内出现心脏炎的表现。小儿风湿热对心脏的损害较成人更为突出，亦为成人慢性心瓣膜病之主要原因。

1. 心肌炎　轻者仅心率增快。重者症状明显，甚至并发心力衰竭。一般表现如下：

（1）心率增快：与体温升高不成比例或睡眠时不减慢。

（2）心音减弱：心尖部第 1 心音低钝，有时可出现奔马律。

（3）心尖冲动弥散：心脏轻度或明显扩大。由于心脏扩大产生相对二尖瓣关闭不全，心尖区可听到吹风样收缩期杂音。

（4）心电图检查：可出现期前收缩和心动过速，一度房室传导阻滞，P－R 间期延长，S－T 段下移及 T 波平坦或倒置。

（5）X 线检查：心脏可轻度或明显扩大，心尖冲动减弱。

（6）严重者可发展为慢性心力衰竭。

2. 心内膜炎　常累及左心房、左心室的内膜，其中二尖瓣受累最多见，其次为主动脉瓣，其他瓣膜很少受累。凡心肌受累者几乎都同时存在心内膜炎。在急性期时，心尖部可听到 2~4 级吹风样全收缩期杂音，有时可伴有轻至中度舒张中期杂音，杂音为可逆性。多次反复发作后，可使瓣膜永久性瘢痕形成，成为风湿性心脏瓣膜病。二尖瓣关闭不全的形成约需半年以上，二尖瓣狭窄的形成则需 2 年左右。

3. 心包炎　常与严重心肌炎、心内膜炎同时存在。病儿心前区疼痛，呼吸困难或端坐呼吸，有心包摩擦音。有大量心包积液时，心音遥远、心界扩大、颈静脉怒张，肝大，奇脉（吸气时脉搏减弱）。X 线检查可见心脏搏动减弱或消失，心影向左右扩大，呈烧瓶状，卧位时心腰部明显增宽；立位时阴影又变窄。心电图检查：早期低电压，ST 段抬高，以后 ST 段下降，T 波倒置或平坦。

（三）多发性关节炎

以游走性、多发性为特点，多侵犯大关节，以膝、踝、肘、肩、腕等关节为著。以关节局部可见红、肿、热、痛及功能障碍为主要症状。痊愈后可恢复，不遗留关节畸形。

（四）皮肤损害

1. 皮下结节　常见于踝、肘、腕、膝关节伸侧隆起处或肌腱附着部位，数个至十几个不等。无痛、质硬，与皮肤无粘连，多为豌豆大小，常与严重的心脏炎并存。

2. 环形红斑　多见于躯干及四肢屈侧，呈环形或半环形，边缘稍高起，淡红色或暗红色，环内肤色正常，红斑出现迅速，常于数小时或 1~2 小时内消失或时隐时现呈迁延性，可持续数周。

（五）舞蹈病

多见于 8~12 岁小儿，女孩多见。可单独出现或伴有其他风湿热症状。是由锥体外系受累所致。初起常有情绪不稳，易激动，喜怒无常，继而出现全身或部分肌肉的不自主、不协调的无意识的动作，如挤眉弄眼、伸舌歪嘴、耸肩缩颈、手足舞动，甚至晃头、扭腰、语言障碍、书写困难、细微动作不协调。兴奋或注意力集中时上述症状加剧，入睡后消失。病程 1~3 个月，有时可反复发作，偶延续年余。可单独存在或与其他风湿热症状同时并存，但同时患关节炎者罕见。

四、实验室检查

（一）血常规

轻度贫血，白细胞计数中度增高，中性粒细胞常增高，并有核左移。

（二）红细胞沉降率

在活动期增快是风湿活动的重要标志。但在心力衰竭时及水杨酸钠、糖皮质激素治疗期间血沉可正常。

（三）抗链球菌抗体

ASO 增高 >500U，抗链激酶（ASK）>1∶40，抗链球菌透明质酸酶（AH）滴度升高，滴定度增加均提示近期有链球菌感染，一般感染后约 1 周增高，2 个月左右逐渐下降。

（四）C - 反应蛋白

阳性，其含量与病情轻重成正比，较血沉增加出现早，而消失亦较快。

（五）黏蛋白

当风湿活动时，血清中的黏蛋白含量增加（正常值 <40mg/L）。

五、诊断

据 Jones 诊断标准进行风湿热的诊断，其诊断标准是将有关的临床表现及实验室检查分为主要表现及次要表现。凡有 2 项主要表现或 1 项主要表现及 2 项次要表现，并有近期链球菌感染证据者，即可诊断为风湿热，见表 11 - 1。

表 11 - 1　风湿热 Jones 诊断标准

主要表现	次要表现	链球菌感染证据
（1）心脏炎	（1）发热	（1）咽拭子培养有 A 组乙型链球菌或快速链球菌抗原试验阳性
（2）多发性关节炎	（2）关节疼痛	（2）血清抗链球菌抗体增加（如 ASO、ASK、AH 等增高）
（3）舞蹈病	（3）血沉增快	
（4）皮下结节	（4）C - 反应蛋白阳性	
（5）环形红斑	（5）心电图 P - R 间期延长	

注：心脏炎作为主要表现时，P - R 间期延长不作为次要表现，关节炎作为主要表现时，关节疼痛不作为次要表现。在有链球菌感染证据时，存在以下 3 项之一者应考虑风湿热：①排除其他原因的舞蹈病；②无其他原因可解释的隐匿性心肌炎；③以往已确诊为风湿热，存在 1 项主要表现，或有发热和关节痛，或急性期反应物质增高，提示风湿热反复。

六、治疗

（一）一般治疗

1. **休息**　急性期有心脏炎表现者，宜绝对卧床休息，至急性症状完全消失，血沉近于正常时可逐渐起床活动，恢复期仍应限制活动量。一般无明显心肌受累者约 1 个月；心脏受累但不扩大者 2~3 个月；有心脏扩大或伴有心力衰竭者 6 个月，方可逐渐恢复正常活动。

2. **饮食**　为保证营养，供给富含蛋白质、糖类及维生素 C 的食物，少量多餐，对心功能不全者，适当限制盐和水。

（二）控制链球菌感染

应每日肌注青霉素 60 万~80 万 U，一般不少于 2 周，有感染灶或病情较重者可适当延长。若青霉素过敏可选用红霉素。

（三）抗风湿治疗

（1）关节炎而无明显心肌炎者，首选水杨酸制剂：阿司匹林每日 0.08~0.1g/kg，分 4 次口服，每日最大量 <2g，直至体温正常、血沉正常、CRP 阴性后用原剂量的 1/2，疗程 4~8 周。水杨酸盐类可引起恶心、呕吐、胃痛，甚至胃出血。饭后服药或加用氢氧化铝可减少不良反应。为防止凝血酶原减少，可用维生素 K。

（2）心脏炎或水杨酸制剂治疗无效者，早期选用糖皮质激素，如泼尼松，每日 1.5~2mg/kg，每日最大量、<60mg，分 3 次口服；地塞米松每日 0.15~0.3mg/kg，分 3 次口服。症状控制后逐渐减量乃

至停药，总疗程 8 ~ 12 周。严重心肌炎或伴有充血性心力衰竭者，可用氢化可的松每日滴注，症状缓解后用口服药物代替。少数病儿在停用激素后可出现"反跳现象"，在停药前 2 周至停药后 2 周加用水杨酸盐或停药前数天静脉滴注促肾上腺皮质激素，可减少"反跳现象"的发生。

七、预防

（1）加强体格锻炼，增强小儿抗病能力，避免受寒、潮湿。

（2）积极预防和治疗链球菌感染，对此菌感染者，青霉素治疗 7 ~ 10 天。及时去除各种慢性病灶，以防诱发风湿活动或发生亚急性感染性心内膜炎。

（3）注意预防复发，预防链球菌感染是预防其复发和防止心脏继续损害的关键。年龄越小复发率越高，故在 12 岁以前及初发后的 5 年内积极预防极为重要，首选长效青霉素，每月 1 次，每次 120 万 U，用药时间从风湿热末次发作起计算，须持续 5 年左右。对于曾发生心脏炎且心脏扩大或心力衰竭者，应长期维持用药至成年。有风湿性心脏病者，宜作终生药物预防。

（萨初然贵）

第二节　川崎病

川崎病（KD）又称皮肤黏膜淋巴结综合征（MCLS），是一种以全身性中、小动脉炎性病变为主要病理改变的急性热性发疹性疾病，其临床特点为发热伴皮疹，指、趾红肿和脱屑，口腔黏膜和眼结膜充血及颈淋巴结肿大，其最严重危害是冠状动脉损害，它是儿童期后天性心脏病的主要病因之一。本病由日本川崎富做首次报道，目前世界各国均有发病，以亚裔人发病率为高。发病年龄以 5 岁以内尤其婴幼儿为主，男孩多见，四季均可发病。

一、病因

病因不明，流行病学资料支持其病因可能为感染所致，曾提出溶血性链球菌、葡萄球菌、支原体和病毒（尤其是反转录病毒）感染为其病因，但反复病原学检查均未能证实。

二、临床表现

（一）主要表现

1. 发热　常为不规则热或弛张热，可高达 40℃ 以上，一般持续 1 ~ 3 周。高热时可有烦躁不安或嗜睡。

2. 球结合膜充血　多于起病 3 ~ 4 天出现，双眼球结合膜血管明显充血，无脓性分泌物，热退时消散。

3. 唇及口腔表现　唇充血皲裂，舌乳头突起、充血似杨梅舌。口腔及咽黏膜弥漫性充血，呈鲜牛肉色。

4. 多形性红斑或猩红热样皮疹　以躯干最多，常在第 1 周出现，偶有痛痒，不发生疱疹或结痂。肛周皮肤发红、脱皮。有的婴儿原卡介苗接种处重新出现红斑、疱疹或结痂。

5. 手足症状　急性期手足硬性水肿和掌跖红斑，恢复期在指趾末端沿指趾甲与皮肤交界处出现膜样脱皮，这一症状为本病较特征性的表现。指、趾甲有横沟。

6. 颈淋巴结肿大　单侧或双侧颈淋巴结肿大，坚硬有触痛，表面不红，无化脓。病初出现，热退时消散。有时亦伴枕后、耳后淋巴结肿大。

（二）心脏表现

于疾病的 1 ~ 6 周可出现心肌炎、心包炎、心内膜炎、心律失常。心电图可示低电压、PLR 或 Q - T 间期延长、ST - T 改变等；伴冠状动脉病变者，可呈心肌缺血甚至心肌梗死改变。冠状动脉造影或二维超声心动图可发现 30% ~50% 病例伴冠状动脉扩张，其中约 15% ~20% 发展为冠状动脉瘤，多侵犯左冠状动脉。冠状动脉损害多发生于病程 2~4 周，但也可见于疾病恢复期。心肌梗死和冠状动脉瘤破裂可致心源性休克甚至猝死。

（三）其他

可有间质性肺炎、无菌性脑膜炎、消化系统症状（腹痛、呕吐、腹泻、麻痹性肠梗阻、肝大、黄疸等）和关节肿痛以及视力障碍等。

三、辅助检查

（一）血液学检查

周围血白细胞增高，以中性粒细胞为主，伴核左移。轻度贫血，血小板早期正常，第 2~3 周增多。血沉增快，C-反应蛋白、ALT 和 AST 升高。

（二）免疫学检查

血清 IgG、IgM、IgA、IgE 和血循环免疫复合物升高。Th2 类细胞因子如 IL-6 明显增高，血清总补体和 C3 正常或增高。

（三）心电图

早期示窦性心动过速，非特异性 ST-T 变化；心包炎时可有广泛 ST 段抬高和低电压；心肌梗死时相应导联有 ST 段明显抬高，T 波倒置及异常 Q 波。

（四）X 线胸部平片

可示肺部纹理增多、模糊或有片状阴影，心影可扩大。

（五）超声心动图

急性期可见心包积液，左室内径增大，二尖瓣、主动脉瓣或三尖瓣反流；可有冠状动脉异常，如冠状动脉扩张（直径 >3mm，≤4mm 为轻度；4~7mm 为中度）、冠状动脉瘤（≥8mm）和冠状动脉狭窄。

（六）冠状动脉造影

超声波检查有多发性冠状动脉瘤，或心电图有心肌缺血表现者，应进行冠状动脉造影，以观察冠状动脉病变程度，指导治疗。

四、诊断及鉴别诊断

（一）诊断标准

发热 5 天以上，伴下列 5 项临床表现中 4 项者，排除其他疾病后，即可诊断为川崎病。

（1）四肢变化：急性期掌跖红斑、手足硬性水肿，恢复期指趾端膜状脱皮。

（2）多形性红斑。

（3）眼结膜充血。

（4）口唇充血皲裂，口腔黏膜弥散充血，舌乳头呈杨梅舌。

（5）颈部淋巴结肿大。

如上述 5 项临床表现中不足 4 项，但超声心动图有冠状动脉损害，亦可确诊为川崎病。

（二）鉴别诊断

本病需与感染性疾病如猩红热、败血症、化脓性淋巴结炎及其他免疫性疾病如幼年特发性关节炎、系统性红斑狼疮、渗出性多形性红斑等相鉴别。

五、治疗

（一）阿司匹林

每日 30 ~ 50mg/kg，分 2 ~ 3 次服用，热退后 3 天逐渐减量，约 2 周减至每日 3 ~ 5mg/kg，维持 6 ~ 8 周。如有冠状动脉病变时，应延长用药时间，直至冠状动脉恢复正常。

（二）静脉注射丙种球蛋白（IVIG）

早期（发病 10d 内）静脉注射丙种球蛋白每日 400mg/kg，共 5 天，可减少冠状动脉病变发生率，缩短发热时间；或 1 ~ 2g/kg，一次大剂量滴入的效果更好。应同时合并应用阿司匹林，剂量和疗程同上。部分患对 IVIG 效果不好，可重复使用 1 ~ 2 次。

（三）肾上腺皮质激素

因可促进血栓形成，易发生冠状动脉瘤和影响冠脉病变修复，故不宜单独应用。IVIG 治疗无效的患儿可考虑使用糖皮质激素，亦可与阿司匹林和双嘧达莫合并应用。剂量为泼尼松每日 1 ~ 2mg/kg 清晨顿服，用药 2 ~ 4 周。

（四）其他治疗

1. 抗血小板聚集　除阿司匹林外加用双嘧达莫，每日 3 ~ 5mg/kg。

2. 对症治疗　根据病情给予对症及支持治疗，如补充液体、保护肝脏、控制心力衰竭、纠正心律失常等，有心肌梗死时应及时进行溶栓治疗。

3. 心脏手术　严重冠状动脉病变宜行外科手术，如冠状动脉搭桥术等。

六、预后

本病系自限性疾病，多数预后良好，约 1% ~ 2% 的病例可有 1 次或多次复发。有冠状动脉病变者，多数于 1 年内超声心动图恢复正常，但约 1% ~ 2% 可死于心肌梗死或动脉瘤破裂，个别病例在临床症状消失数年后猝死。无冠状动脉病变患儿于出院后 1 个月、3 个月、半年及 1 年进行一次全面检查（包括体检、ECG 和超声心动图等）。

（萨初然贵）

第三节　幼年型类风湿性关节炎

幼年类风湿性关节炎（JRA）是儿童时期（小于 16 岁）以慢性关节滑膜炎为特征的、慢性全身性自身免疫性疾病。主要临床表现为长期不规则发热、皮疹，可伴有肝、脾、淋巴结肿大以及胸膜炎、心包炎等损害，且迟早会出现关节炎症状。

本病可迁延多年，急性发作与缓解常交替出现，但多数患儿预后良好，仅 20% 可能留下关节永久损害及严重残疾。

一、病因和发病机制

病因尚不清楚，可能与多种因素如感染、免疫及遗传有关。

（一）感染因素

虽有许多关于细菌（链球菌、耶尔森菌、志贺菌、空肠弯曲菌和沙门菌属等）、病毒（细小病毒 B_{19}、风疹和 EB 病毒等）、支原体和衣原体感染与本病有关的报道，但都不能证实是诱导本病的直接原因。

（二）免疫因素

支持 JRA 为自身免疫性疾病的证据有：①部分病儿血清和关节滑膜液中存在类风湿因子（RF，抗变性 IgG 抗体）和抗核抗体（ANA）等自身抗体。②关节滑膜液中有 IgG 包涵体和类风湿因子的吞噬细胞（RAC，类风湿性关节炎细胞）。③血清 IgG、IgM 和 IgA 上升。④外周血 CD_4^+ T 细胞克隆扩增。⑤炎症性细胞因子明显增高，尤以 TH1 类细胞因子为著。

（三）遗传因素

很多资料证实 JRA 具有遗传学背景，研究最多的是人类白细胞抗原（HLA），具有 HLA－DR4、DR8 和 DR5 位点者是 JRA 的易发患者群。其他与 JRA 发病有关的 HLA 位点为 HLA－DR6，HLA－A2 等。也发现一些 HLA 位点与抗 JRA 发病有关。

综上所述，JRA 的发病机制可能为：细菌，病毒的特殊成分，如超抗原——热休克蛋白作用于具有遗传学背景的人群，通过具有可变区 β 链（Vβ）结构的 T 细胞受体（TCR），直接激活 T 细胞，使其活化、增殖和分泌大量炎症性细胞因子，引起免疫损伤。

二、病理

病理变化主要在关节，以慢性非化脓性滑膜炎为特征。早期关节病变呈非特异性水肿，充血，纤维蛋白渗出，淋巴细胞和浆细胞浸润。反复发作后滑膜组织增厚呈绒毛状向关节腔突起，并沿软骨延伸，形成血管翳。血管翳中大量淋巴细胞和其他单个核细胞聚集，形成非特异性滤泡，侵蚀关节软骨。关节面由纤维性或骨性结缔组织所代替，发生粘连融合，导致关节僵直和变形。受累关节周围可以发生肌腱炎、肌炎、骨质疏松和骨膜炎。

胸膜、心包膜及腹膜可见纤维性浆膜炎。皮疹部位毛细血管有炎症细胞浸润，眼部病变可见虹膜睫状体肉芽肿样浸润。类风湿结节的病理所见为均匀无结构的纤维素样坏死，外周有类上皮细胞围绕。

三、临床表现

可发生于任何年龄，但多见于 2～3 岁和 9～12 岁，形成两个发病高峰。按起病形式、临床经过和预后不同，可分为 3 型，见表 11－2。

表 11－2　JRA 各型的临床表现

临床类型	相对发病率	女/男比率	发病年龄	受累关节	实验室检查	关节外表现	预后
全身发病型	20%	8/10	任何年龄	多关节大/小关节	ANA/RF 阴性	高热，皮疹，肝脾大，多浆膜炎，白细胞增高	25% 严重关节炎
多关节炎 I 型（RF 阴性）	25%～30%	8/1	任何年龄	多关节大/小关节	ANA25% RF 阴性	低热，轻度贫血，不适	10%～15% 严重关节炎
多关节炎 II 型（RF 阳性）	10%	6/1	年长儿	多关节大/小关节	ANA75% RF100%	低热，贫血，不适，类风湿性结节	>50% 严重关节炎
少关节炎 I 型	25%	7/1	幼儿	少关节大/瓶、髋关节	ANA50% RF 阴性	全身不适较轻，50% 慢性虹膜睫状体炎	10%～20% 严重关节炎，视力障碍
少关节炎 II 型	15%～20%	1/10	年长儿	少关节大/瓶、髋关节	ANA 阴性 RF 阴性	全身不适较轻，5%～10% 急性虹膜睫状体炎	部分病例发展为强直性脊柱炎

（一）全身型

又称急性发作型（Still 病），多见于 2～3 岁小儿，无性别差异，约占 JRA 的 20%。弛张高热是此型的特征，每日 1～2 次体温升高，波动在 36～40℃ 之间，病儿发烧时呈重病容，热退后玩耍如常。发热持续数周至数月。皮疹是此型的另一典型特征。约 95% 的病儿出现，皮疹多呈淡红色斑点或环形红斑，见于身体任何部位，但以胸部和四肢近端多见。可有瘙痒。皮疹一般于高热时出现，热退后消失，不留痕迹。局部取暖或外伤也可诱发皮疹。

急性期常因全身症状而忽视了关节痛或一过性关节炎的临床表现，待到病程数月或数年后关节症状才成为主诉。约25%的病儿最终发展为慢性多关节炎。约85%有肝、脾及淋巴结肿大，肝功能轻度损害。伴心包炎和胸膜炎者，其病变轻微，一般不需处理，少有发生心内膜炎者。腹痛可能是肠系膜淋巴结肿大所致。偶有中枢神经系统症状，表现为惊厥、行为异常和脑电图异常。长期疾病反复发作可致发育延迟。全身型JRA复发的间隔时间难以预测，多在青春期后不再复发。

（二）多关节炎型

多见于学龄儿童，以女孩多见。受累关节在5个或5个以上，常为对称性。可先累及大关节如踝、膝、腕和肘等，表现为关节肿、痛，而不发红。早晨起床时关节僵硬（晨僵）是本型的特点。随病情进展逐渐累及小关节：波及指趾关节时，呈现典型梭形肿胀；累及颞颌关节表现为张口困难，幼儿可诉耳痛，病程长者，可影响局部发育出现小颌畸形；累及喉杓（环状软骨–杓状软骨）可致声哑、喉喘鸣和饮食困难；累及颈椎可致颈部疼痛和活动受限；髋关节受累者可致股骨坏死，可发生永久性跛行。疾病晚期受累关节最终发生强直变形，关节附近肌肉萎缩，运动功能遭受损坏。

本型可有全身症状，但不及全身型严重，如低热、全身不适、生长迟缓、轻度贫血。体格检查可发现轻度肝脾和淋巴结肿大。根据血清类风湿因子是否阳性，可分为2个亚型。

1. 类风湿因子阳性　JRA的5%～10%起病于年长儿，类风湿结节常见（表现类似于风湿性皮下小结）。关节症状较重为其特点，半数以上出现关节强直变形。约75%的病例抗核抗体阳性。

2. 类风湿因子阴性　JRA的25%～30%起病于任何年龄，类风湿结节少见。关节症状较轻，仅10%～15%的病例发生关节强直变形。约15%的病抗核抗体阳性。

（三）少关节炎型

受累关节不超过4个者，称为少关节炎型。踝、膝等下肢大关节为好发部位，常呈不对称分布。若病程已逾6个月，少关节炎型不可能再转为多关节炎型。按临床表现和预后，可分为2个亚型。

1. 少关节Ⅰ型　占JRA的25%～30%，以幼年女孩多见，虽有反复慢性关节炎，但不严重，较少致残。一般不发生骶髂关节炎。约半数发生单侧或双侧慢性虹膜睫状体炎，早期只有用裂隙灯检查才能诊断。后期可因虹膜后位粘连、继发性白内障和青光眼而致永久性视力障碍甚至失明。此型全身症状轻微。

2. 少关节炎Ⅱ型　占JRA的15%，男孩居多，年龄常大于8岁，累及膝、踝等下肢大关节。早期不影响骶髂关节，但部分病例于后期可致骶髂关节炎和肌腱附着处病变。部分患者发生自限性虹膜睫状体炎，少有永久性视力损害。少有全身症状。

四、辅助诊断

本病无特异的实验室诊断指标，检查的任何项目都不具备确诊价值，但可帮助了解疾病程度和除外一些合并有关节症状的疾病。

（一）炎症反应的证据

血沉明显加快，但少关节型患者常血沉结果多数正常。在多关节型和全身型患者中急性期反应物（C反应蛋白、IL–1和IL–6等）增高，有助于随访时了解病程。

（二）自身抗体

1. 类风湿因子（RF）　RF阳性提示严重关节病变及有类风湿结节。RF阴性中约75%病儿能检出隐匿型RF，对JRA患者的诊断有一定帮助。

2. 抗核抗体（ANA）　各型JRA的ANA阳性率见表11–2。

（三）其他检查

1. 关节液分析和滑膜组织学检查　鉴别化脓性关节炎、结核性关节炎、类肉瘤病，滑膜肿瘤等。

2. 血常规　在活动期多有轻至中度贫血，外周血白细胞总数和中性粒细胞增高，可伴类白血病反应。

3. X 线检查　疾病早期（病程 1 年左右）X 线仅显示软组织肿胀，关节周围骨质疏松，关节附近呈现骨膜炎。晚期才能见到关节面骨破坏，以手腕关节多见。

4. 其他影像学检查　同位素扫描、超声波和 MRI 均有助于发现骨关节损害。

五、诊断和鉴别诊断

JRA 的诊断主要依靠临床表现，采用排除诊断法，晚期关节损害已较突出，则诊断较易。全身型需与风湿热、感染性关节炎、骨髓炎、急性白血病及其他风湿性疾病相鉴别。JRA 肺部病变应与细菌性、病毒性肺炎鉴别。腰、骶部疼痛者应考虑排除儿童强直性脊柱炎、炎症性肠症、瑞特病。凡关节炎或典型的全身症状持续观察 6 周以上，排除了其他疾病后方能做出诊断。

六、治疗

尚无特效治疗，但若处理得当，至少 75% 的患儿可免于致残。治疗目的是：控制临床症状，抑制关节炎症，维持关节功能和预防关节畸形；对患儿及其家属进行心理支持，告知家长本病的慢性特征，要让病儿与家长树立战胜疾病的信心，保证患儿正常的生长发育。

（一）一般治疗

除急性发热外，不主张过多地卧床休息。宜鼓励患儿参加适当运动，尽可能像正常儿童一样生活。采用医疗体育、理疗（如清晨热浴，中药热浴可减轻晨僵）等措施可减轻关节强直和软组织挛缩。为减少运动功能障碍，可于夜间入睡时以夹板固定受累关节于功能位。已有畸形者，可行矫形术如滑膜切除术、关节置换术和肌肉松解术。定期进行裂隙灯检查以发现虹膜睫状体炎，局部使用皮质激素和阿托品可控制眼部炎症。

（二）抗 JRA 药物

1. 水杨酸制剂和非甾体抗炎药

（1）水杨酸制剂：以肠溶阿司匹林（ASP）为代表，推荐剂量为 60～90mg/（kg·d），分 4～6 次口服。有效血浓度为 1.11～1.67mmol/L（20～30mg/dl），1～14 周内见效，病情缓解后用量为 10～30mg/（kg·d），维持疗程可达数月。近半数病儿在 ASP 治疗后出现肝毒性和严重的胃肠道反应，因此需要检测肝功能和是否发生胃肠出血。ASP 尚可引起一过性呼吸性碱中毒和代谢性酸中毒。赖氨酸阿司匹林和精氨酸阿司匹林是 ASP 新型制剂，疗效同 ASP，而不良反应很少，易为儿童接受。

（2）非甾体类抗炎药（NSAID）：其化学结构与甾体类药物（如肾上腺皮质激素）不同，因此而得名，ASP 也同属 NSAID 范畴。尚无确切证据表明有另外那一种 NSAID 类药比 ASP 更有效，近年由于发现 ASP 的不良反应较多，其他 NSAID 的使用逐渐增多。萘普生 10～15mg/（kg·d），分 2 次口服；布洛芬 50mg/（kg·d），分 2～3 次口服；甲苯吡咯酸 20～30mg/（kg·d），分 3～4 次口服。

2. 甲氨蝶呤（MTX）　抗叶酸制剂，作用机制不完全清楚。主张早期使用 MTX（每周 10mg/m²，可在良好监测下增加剂量至每周 30mg/m²）。MTX 起效时间为 3～12 周，病情缓解后仍需维持一段时间。MTX 不良反应较轻，有不同程度胃肠道反应、一过性转氨酶升高、胃炎和口腔溃疡、贫血和粒细胞减少。长期使用可能发生 B 细胞淋巴瘤。

3. 羟基氯喹　基氯喹对视力损害的不良反应少，可用于儿童，剂量为 5～7mg/（kg·d）。

4. 糖皮质激素　可减轻 JRA 关节炎症状，但并不能阻止关节破坏，长期使用不良反应太大，而一旦停药将会严重复发。因此，糖皮质激素不作为首选或单独使用的药物。指针为：①非甾体抗炎药物或其他治疗无效的全身发病型。②虹膜、睫状体炎局部治疗失败者。采用泼尼松每日 1～2mg/kg；危重病例可用甲基泼尼松龙冲击 5mg/（kg·d），连用 3 天；以后 2.5mg/（kg·d），连用 3 天后改为泼尼松 1mg/（kg·d）口服。

5. 免疫抑制剂 环磷酰胺（CTX）、环胞霉素 A 和硫唑嘌呤治疗 JRA 的有效性与安全性尚需慎重评价。

6. 柳氮磺胺吡啶 从剂量为 10mg/（kg·d）开始，每周每天增加 10mg/kg，最大量为 30～50mg/（kg·d），约 4 周见效。不良反应较少，如轻度胃肠道反应、白细胞减少、皮疹等。可持续使用 3 个月或更长时间。

7. 金制剂 代苹果酸金钠每周 1mg/kg，可以从 0.25mg 开始逐渐增加剂量。近 1/3 患儿可能有严重副反应，如白细胞、粒细胞减少、血尿、蛋白尿、肝功能损害等，此时必须停药。

8. 青霉胺 剂量为 10mg/（kg·d）（最大剂量 <750mg/d），可从小剂量 50mg/d 开始，观察疗效，逐渐增加剂量。

9. 其他药物 大剂量 IVIG 治疗难治性全身发病型 JRA 的疗效尚未能得到确认。抗 TNFα 单克隆抗体（每次 10mg/kg，1～2 次/周）有明显退热及缓解作用。但对关节症状改善不明显。

（三）降阶治疗和金字塔治疗方案

1. "金字塔"方案 以 NSAID 为一线药物；以青霉胺，磺胺柳氮吡啶，抗疟药，金制剂等慢作用药物（SARD）为二线药物；糖皮质激素、甲氨蝶呤、免疫抑制剂和正在进行临床验证的药物为三线药物。治疗从一线药开始，反应不佳再逐渐使用二、三线药，构成一个选药"金字塔"。

2. "降阶"方案 对于顽固性、危及生命者、严重关节并发症及糖皮质激素撤减困难者可尽早采用联合治疗（NSAID + MTX，或 NSAID + MTX + 糖皮质激素，或糖皮质激素 + MTX），以求尽快控制病情。此后再逐渐减少药物品种和剂量，撤药次序首撤激素和 NSAID，而慢性作用药物，包括柳氮磺胺吡啶、羟基喹啉、青霉胺、金制剂和 MTX 可用于长期维持治疗。

（萨初然贵）

第四节 幼年强直性脊柱炎

幼年强直性脊柱炎（JAS）是指 16 岁以前发病的强直性脊柱炎。其临床特征主要为脊柱，和骶髂关节受累，表现为下背部和腰骶部疼痛、发僵及有可能发展为脊柱强直。约半数患者出现四肢关节受累，少数患者有心脏病变及眼炎。绝大多数患者的发病有遗传因素介入。幼年强直性脊柱炎的确切发病率与患病率，国内外均缺乏详细的统计资料，国外一项研究报道表明，约有 8.6% 的强直性脊柱炎患者是在幼年发病。按我国部分地区报道的强直性脊柱炎的患病率为 0.3% 推算，我国也有近 30 万幼年强直性脊柱炎患者，这个数字接近甚至超过了幼年类风湿关节炎。因此，幼年强直性脊柱炎是儿童较最常见的一种关节疾病。

一、诊断

（一）临床表现

幼年强直性脊柱炎多见于年长儿，是一种慢性全身性疾病，除了主要累及脊柱和四肢关节，还可出现皮肤、黏膜、眼、心脏、肺及神经系统等病变。

1. 骨关节 特点是以下肢大关节为主的非对称性关节炎，也可累及小关节及上肢关节，下腰部疼痛、发僵、弯腰受限，夜间翻身困难。80% 的幼年强直性脊柱炎患者在病程中可出现髋腱、跟腱或其他肌腱附着处的疼痛、肿胀或发红，这种现象称为肌腱端病或肌腱端炎。肌腱端病对幼年强直性脊柱炎具有诊断意义，通常在疾病初期即可出现，持续时间从数周至数月不等，常与膝、踝关节炎并发。跟腱的肌腱端病可伴发跖底筋膜炎，临床上出现明显的足跟痛，影响步行。和肌腱端病经常伴发的另一种特征性表现是手指或足趾的弥漫性肿胀，形似腊肠，称为腊肠指（趾）。

2. 皮肤黏膜 可有口腔或外生殖器溃疡，皮肤红斑及毛囊炎等。

3. 眼 复发性虹膜睫状体炎是幼年强直性脊柱炎的重要症状之一，表现为畏光、流泪、眼红、视物模糊，可为单侧、双侧或双眼交替发作。

4. 心脏　心率过慢（<60/min）或过快（>100/min）、心律失常、乏力、气短是幼年强直性脊柱炎患者较多见的心脏受累表现，多见于晚期患者，但也可见于较早期患者。

5. 肺　可以表现为气短、呼吸费力，多见于晚期患者。

6. 神经系统　个别患者可出现肢体无力、麻木，甚至大小便失禁等神经系统症状，但极少见。

7. 全身性表现　幼年强直性脊柱炎往往还伴有一些非特异性的全身症状，如低、中度发热，多汗，乏力及消瘦等。

（二）辅助检查

1. 实验室检查　急性活动性病例常见轻至中度正细胞正色素性或正细胞低色素性贫血，可见轻、中度白细胞和血小板增多及 γ 球蛋白增高；常见血沉增快、C 反应蛋白增高；90% 患者为人类白细胞抗原 B（HLA – B）27 阳性；抗核抗体及类风湿因子多为阴性，常见 IgG，IgM 和（或）IgA 增高，但部分患者表现为选择性 IgA 缺陷。

2. X 线检查　骶髂关节炎的 X 线征象为本病的早期表现。最初表现为骶髂关节边缘模糊，骨质破坏，以后出现骶髂关节两侧硬化，关节腔狭窄，严重者骨质融合，关节腔消失。脊柱 X 线早期仅表现骨质疏松，以后出现骨质破坏，后期椎间盘间隙钙化、骨化，将相邻的椎体连合而呈竹节样改变。目前，国际上强直性脊柱炎的骶髂关节炎 X 线分级多采用美国风湿病学会确定的分级标准，共分为 5 级：0 级为正常骶髂关节；Ⅰ级为可疑骶髂关节炎；Ⅱ级为骶髂关节边缘模糊，略有硬化和微小侵蚀病变，关节腔轻度变窄；Ⅲ级为骶髂关节两侧硬化，关节边缘模糊不清，有侵蚀病变伴关节腔消失；Ⅳ级为关节完全融合或强直伴或不伴残存的硬化。

3. CT 检查　适于骶髂关节炎的早期诊断。

4. MRI 检查　是目前最敏感的检查方法。

二、鉴别诊断

（一）儿童类风湿病

幼年强直性脊柱炎早期临床表现常符合儿童类风湿病的诊断标准，但前者常有阳性家族史、HLA – B27 阳性、关节炎以下肢为主、手小关节较少累及。儿童类风湿病患者常有双手小关节受累以及侵蚀性关节病变，类风湿因子多为阳性，而 HLA – B27 阳性率低，极少出现脊柱及骶髂关节受累。肌腱附着点病变为两者最好的鉴别，尤以足、膝周等处累及更有意义。

（二）Reiter 综合征

结膜炎及关节炎，也称尿道 – 眼 – 关节综合征。全身表现可有发热、皮疹、胃肠炎。本病过去强调有尿道炎、结膜炎及关节炎三联症，现在认为，旋涡状龟头炎和溢脓性皮肤角化病等表现亦具有同样的诊断意义。

（三）银屑病关节炎

本病在儿童较少见，以女性多见，多数患儿有远端指间关节受累及跟腱炎，关节炎可发生于银屑病后，也可先于银屑病。根据皮疹特点及好发部位，指（趾）甲损害情况，不对称性少关节炎，X 线拍片关节有典型的铅笔帽改变，脊柱可有不对称巨大的侧韧带骨赘等表现，均有助于鉴别。

（四）炎症性肠病

主要指溃疡性结肠炎和局限性小肠炎，临床以便血、腹泻为主，可伴有关节炎。关节炎常与肠病活动有关，很少发展为关节的破坏和畸形。

（五）关节结核

好发于 5 ~ 15 岁儿童，临床多有原发结核病灶，有结核中毒症状，结核菌素试验阳性。以膝关节结核多见，骶髂关节结核少见，且骶髂关节结核常合并周围关节冷脓肿，而少见骨质疏松。

（六）骶髂关节区的骨转移瘤及脊髓肿瘤

临床疼痛剧烈，X线常表现虫蚀状、斑片状骨破坏或融合成大片状的骨质缺损，无骨质硬化边，或见斑点状、棉球状高密度影甚至于象牙样骨质密度。

（七）布氏杆菌性关节炎

骶髂关节 X 线改变虽与强直性脊柱炎相同，但多见于牧区，常有急性感染史，布氏杆菌补体结合实验或血清凝集反应呈阳性。

（八）化脓性关节炎

以单关节病变为主，局部红肿热痛明显，全身感染中毒症状重，常伴高热、寒战，末梢血白细胞明显升高，关节液混浊，涂片有大量脓细胞。

（九）风湿热

表现为游走性关节肿痛，无关节畸形，常伴心脏损害、皮下小结、环形红斑等，血清 ASO 升高，HLA－B27 阴性。

三、治疗

本病目前尚缺乏满意的治疗。治疗的目的在于控制炎症，缓解疼痛，保持良好的关节功能。

（一）一般治疗

患儿宜睡木板床或硬床垫，避免枕头过高。加强功能锻炼和体育活动。

（二）药物治疗

1. 非甾体类抗炎药　这些药物能缓解疼痛、减轻症状，但并不能阻止病情的发展，不能抑制脊柱强直的发生。由于这类药可减轻症状，有助于患者早期进行功能锻炼及从事正常工作、生活，其作用不可低估。应用这类药物的患者可掌握一个原则：即有疼痛时才服用，一旦疼痛消失可停用，这主要为避免药物的胃肠道不良反应。这类药物种类、剂型很多。常用的非甾体类抗炎药有吲哚美辛、萘普生、双氯芬酸、布洛芬等。

2. 慢作用药　这类药物起效缓慢，与非甾体类抗炎药不同的是这类药可能通过抑制机体免疫功能，有延缓疾病发展的作用。这类药为治疗的主要药物，患者应长期服用而不能因为症状缓解即停药。主要有柳氮磺吡啶和甲氨蝶呤，其中以柳氮磺吡啶为首选。

3. 糖皮质激素　一般不提倡首先使用糖皮质激素，只有对上述药物治疗效果不佳，关节炎症重，特别是关节积液，以及有关节外如内脏器官受累时才可考虑，而且剂量不宜太大，疗程不宜过长。

四、预后

一般而言，幼年强直性脊柱炎的病情进展较为缓慢，预后较好。尽管四肢关节均可受累，但除髋关节外，其他受累关节的炎症经治疗后均可治愈，不遗留残疾。髋关节受累者，除早期有髋部疼痛和活动受限制，大约1/3 的患者可发生髋关节破坏或狭窄，最终导致关节强直，需行全髋关节置换。虹膜睫状体炎多不遗留严重后遗症。心脏病变较少见，主要见于晚期患者，若出现在早期，往往是预后差的征兆。

本病患者应注意身体锻炼，预防关节活动范围的缩小或丧失，保持关节的功能位置。对幼年强直性脊柱炎患者来说，每天应认真做最大范围的腰部活动（如向前弯腰、后伸、侧弯等）和深呼吸，有四肢关节受累者还应注意做病变关节的活动与锻炼。许多患者因胸部活动受限或活动时疼痛，往往只做腹式呼吸，这样只会进一步使胸部活动范围减小。因此，应积极鼓励患者做胸式呼吸训练。游泳可以很好地将心肺与四肢、腰部功能训练等有机地结合在一起，因此值得提倡。

（萨初然贵）

第十二章

神经肌肉系统疾病

第一节　化脓性脑膜炎

化脓性脑膜炎（purulent meningitis）以下简称化脑，是由化脓菌引起的脑膜炎症。本病常为败血症的一部分或继发于败血症，但也可作为一种局部感染而存在。主要发生在儿童时期，是常见的危害生命的感染性疾病之一，迄今仍具有较高的死亡率与致残率。早期诊断以及及时合理的抗生素治疗决定患儿的预后。

一、概述

化脓性脑膜炎发病率与年龄、社会经济状况、地理分布和免疫接种状况有关。近年来由于抗生素的广泛使用，本病的发病率已有所下降。发达国家的发病率现为 4/10 万 ~ 5/10 万，而发展中国家仍高达 40/10 万 ~ 50/10 万。不同病原脑膜炎的发病随着免疫接种的实施而改变。随着新生儿加强监护技术的应用和生存率的提高，由院内感染引起的新生儿败血症和化脓性脑膜炎逐渐增多，成为其发病的主要原因。

在发达国家，新生儿化脑的主要病原菌仍是 B 群链球菌（CBS），其次为革兰阴性肠杆菌。在发展中国家，虽然革兰阴性肠杆菌及金黄色葡萄球菌仍是主要致病菌，但 CBS 脑膜炎的发病率也在逐渐增加。院内感染的细菌主要有克雷白杆菌、沙门杆菌、肠杆菌、绿脓杆菌、黄质菌以及沙雷菌等。2006年在复旦大学附属儿童医院进行的化脑病原学流行病学研究，最后提出肺炎链球菌、B 型流感嗜血杆菌及脑膜炎奈瑟菌仍是上海地区化脑儿童的主要病原菌。

二、病因病理

化脓性脑膜炎发病的高危因素：①有明显感染病灶：如脐炎、肺炎、肠炎、皮肤脓疱病以及中耳炎等。②围产因素：如早产儿、新生儿窒息、羊水早破或污染、母亲有产时感染或发热等。③解剖异常：解剖异常及脑脊液鼻漏等。

新生儿以及低龄儿童的免疫功能尚不成熟，血脑屏障通透性大，补体浓度低，中性多形核粒细胞吞噬及趋化功能差，血液循环相对旺盛，病原菌极易通过血脑屏障。大多数脑膜炎病例是由血行播散引起。也可由脑脊膜膨出、神经管缺损、先天性窦道、胎儿头皮采血标本穿透伤或因胎内心电图监测致邻近播散所引起。另外少数是由病原菌直接侵入脑膜引起，如肺炎链球菌脑膜炎。

细菌进入脑膜。蛛网膜、软脑膜普遍受累，充血、水肿等炎性渗出。在脑组织表面和底部有脓性液体。同时可见血管炎、脑室内膜炎及脑实质炎症。因炎症后粘连，阻塞脑室孔，产生脑积水。炎症侵犯视神经、面神经及听神经，可致失明、面瘫和耳聋。

三、临床表现

一般在发热等感染症状的同时，出现神经系统受累征象时要警惕细菌性脑膜炎的可能。注意不同年龄不典型的临床表现。

新生儿化脓性脑膜炎临床表现常不典型，尤其是早产儿，一般表现包括面色苍白、反应欠佳、少哭少动、拒乳或吮乳减少、呕吐和发热或体温不升等。特殊表现有：①神志改变：烦躁易激惹、惊跳、突然尖叫和嗜睡、神萎等。②颅内压增高：前囟紧张、饱满或隆起、骨缝分离，由于新生儿颈肌发育很差，颈项强直较少见。③惊厥：表现不典型，可仅见双眼凝视、斜视、眼球上翻及眼睑抽动，面肌小抽如吸吮状，也可阵发性青紫及呼吸暂停，一侧或局部肢体抽动。④败血症的表现：如黄疸、肝大、腹胀及休克等。

婴儿出现：①尖叫、烦躁、激惹、嗜睡及昏睡；②惊厥；③前囟紧张、饱满或隆起；④皮肤出现紫癜。2 岁以上小儿出现：①发热、头痛；②惊厥、意识改变；③脑膜刺激征或神经局灶症状。均应考虑化脑的可能。

四、并发症

1. 硬脑膜下积液　治疗过程中脑脊液检查好转，而体温持续不退，临床症状不消失；病情好转后又出现高热、抽搐及呕吐。前囟饱满或隆起；硬脑膜下穿刺有黄色液体 >1mL；颅骨透照及头颅 CT 有助诊断。

2. 脑室炎　年龄愈小、化脑的诊断和治疗愈延误者则发病率愈高。临床可有以下表现：化脓性脑膜炎患儿经常规治疗后，疗效和化验结果不见好转；病情危重，频繁惊厥，出现呼吸衰竭或脑疝；脑脊液培养出少见细菌（大肠杆菌、流感杆菌，以及变形杆菌等）；颅内压增高，已排除硬脑膜下积液及化脓性脑膜炎复发者。确诊必须行脑室穿刺术取脑脊液检查。

3. 脑性低血钠　由于炎症累及下丘脑和神经垂体（垂体后叶），可发生抗利尿激素不适当分泌，临床出现低钠血症及血浆渗透压降低，可使脑水肿加重而产生低钠性惊厥和意识障碍加重，甚至昏迷。

4. 脑积水　炎性渗出物阻碍脑脊液循环，可导致交通与非交通性脑积水，头颅 CT 扫描可以证实。

5. 脑脓肿　中毒症状与颅高压征象明显、神经系统局灶定位体征出现，神经影像学检查帮助诊断。

6. 其他　脑神经受累可产生耳聋、失明。脑实质病变可致继发性癫痫及智力发育障碍。

五、诊断

主要根据上述临床表现及辅助检查。

1. 周围血常规　白细胞计数和中性粒细胞升高，严重病例白细胞降低到 4×10^9/L 以下，血小板计数减少。测定血清 C 反应蛋白，有条件进行血清降钙素原测定，协助诊断。

2. 血培养和病灶分泌物的培养　血培养阳性率可达 45% ~85%，尤其是早发型败血症和疾病早期未用过抗生素治疗者较高，尿培养、皮肤或病灶分泌物的培养有时也可阳性。

3. 脑脊液检查　临床怀疑化脑，没有临床禁忌，应及早作腰椎穿刺取脑脊液检查；临床征象提示颅内压升高明显或腰穿导致脑疝可能、生命体征不稳定者，诊断性腰穿推迟。

（1）常规：外观混浊或毛玻璃样，也可血性，少数可清晰；白细胞计数婴儿 >20 × 10^6/L，儿童 >10 × 10^6/L，多形核细胞所占百分值 >60%；压力新生儿 >0.69 ~1.96kPa（70 ~200mmH$_2$O），儿童潘氏实验常阳性。

（2）生化：蛋白 >1.5g/L，若 >6g/L，则脑积水的发生率高；葡萄糖 <1.1 ~2.2mmol/L，或低于当时血糖的 50%；氯化物 <100mmol/L；乳酸脱氢酶（LDH） >1 000U/L，其中 LDH$_4$、LDH$_5$ 升高，LDH$_1$、LDH$_2$ 降低。

（3）涂片及培养：大肠埃希菌和 GBS 涂片易找到细菌，阳性率分别可达 61% ~78% 和 85%，培养阳性有助于确诊。

（4）免疫学检测：用已知抗体检测相应抗原，如乳胶凝集（LA）试验、对流免疫电泳（CIE），以及免疫荧光技术的应用等。

（5）聚合酶链反应（PCR）：最近有报道表明 PCR 可为新生儿化脓性脑膜炎提供较为精确的病原菌

诊断依据。

4. 颅骨透照、头颅 B 超和 CT 的检查　可以帮助诊断脑室炎、硬脑膜下积液、脑脓肿，以及脑积水等。

5. 放射性核素脑扫描　对多发性脑脓肿有价值。

6. 磁共振（MRI）　对多房性及多发性小脓肿价值较大。

六、治疗

（一）抗生素治疗

遵循以下原则使用抗生素：尽早规则、静脉使用大剂量抗生素。对不同病原菌所致的脑膜炎采取不同足量疗程的抗生素治疗。致病菌不明 10～14 天；革兰阴性杆菌及金黄色葡萄球菌脑膜炎的疗程 21～28 天，而革兰阳性菌的脑膜炎的疗程至少 2 周。

1. 病原菌尚未明确的脑膜炎　采用经验性用药：过去常用氨苄西林［300mg/（kg·d）］加氨基糖苷类，由于后者的有效血浓度与中毒浓度比较接近，又不易进入脑脊液，且有耳和肾毒性。根据目前国内检出病原（肺炎链球菌、脑膜炎双球菌及流感杆菌为主），首选头孢曲松或头孢噻肟，头孢曲松［100mg/（kg·d），分 2 次］，具有广谱、高效、半衰期长、对革兰阴性杆菌作用效果好以及使用方便等优点，已成为治疗婴幼儿化脓性脑膜炎的常用药物，但其可与胆红素竞争白蛋白，有增加核黄疸的危险，在新生儿黄疸时少用。对其过敏者，用美罗培南替代治疗。

2. 病原菌明确的脑膜炎　可参照药敏试验结合临床选用敏感的抗生素。CBS 首选氨苄西林或青霉素；葡萄球菌可选新青霉素Ⅱ或万古霉素；耐氨苄西林的 G⁻ 菌可选第三代头孢菌素，如头孢噻肟或头孢曲松；绿脓杆菌首选头孢他啶，次选头孢哌酮钠；厌氧菌可选甲硝唑和青霉素。

3. 硬脑膜下积液　明确硬脑膜下积液时，应进行硬脑膜下穿刺放液，每次不超过 15mL，穿刺无效时可考虑手术治疗。

4. 脑室膜炎　因新生动物实验表明病菌从脉络丛进入侧脑室再扩散至蛛网膜下腔。由于脑脊液循环由上至下单向流动，鞘内注射药物不易到达脑室，故现多不再甩鞘内给药，可放保留导管于侧脑室注入抗生素。较多的国内外报道显示脑室内给药可提高治愈率，减少后遗症，每次可用庆大霉素或阿米卡星 1～5mg，氨苄西林 10～50mg。

（二）降颅压

颅内压明显增高时可用呋塞米每次 1mg/kg 静推，20% 甘露醇每次 0.5～1g/kg 快速静脉滴注，两者可交替应用，但不主张多用，因多次使用易使脑脊液黏稠，增加炎症后的粘连。

（三）肾上腺皮质激素的应用

近来有研究表明，当应用抗生素治疗化脑时细菌大量溶解可刺激机体产生更多的炎性介质，而加用地塞米松治疗可抑制上述炎性介质的产生，从而减轻炎症，减少细菌性脑膜炎的后遗症和病死率。一般选用地塞米松每次 0.1～0.2mg/kg，首剂最好在开始抗生素治疗前15～20 分钟应用，以后每 6～8 小时 1 次，维持 2～4 天。建议：①流感嗜血杆菌脑膜炎推荐使用。②大于 6 周龄的肺炎链球菌脑膜炎患儿，权衡利弊再考虑使用。③由其他病菌引起的脑膜炎，不建议常规使用高剂量地塞米松。④部分治疗后脑膜炎，耐 β 内酰胺酶的肺炎链球菌脑膜炎以及小于 6 周龄的化脑均不宜使用糖皮质激素治疗。

（四）支持疗法

1. 维持水、电解质平衡　不能进食时静脉补液，早期严格控制输液量（一般可用 70% 的维持量），因病初常因抗利尿激素分泌过多引起液体潴留而导致稀释性低钠血症，且常伴有脑水肿。

2. 新鲜血或血浆　每次 10mL/kg，根据重症病情可少量多次应用。

3. 丙种球蛋白　有资料表明静脉输注丙种球蛋白在治疗化脓性脑膜炎有一定疗效，推荐的剂量为 500mg/（kg·d），共 3～5 天。可能的作用机制如下：①提高血清和呼吸道 IgG 水平。②激活补体系统。③加强吞噬功能和 Fc 介导的黏附作用。④对细菌感染引起的免疫缺陷状态有调节作用。⑤通过调理及抗原物异性抗体，增强患儿对细菌的免疫反应。静脉输注丙种球蛋白的不良反应有皮肤潮红、恶心、呕吐、头痛以及呼吸短促等过敏反应，通常发生在输液早期，而且与静注速度有关。

（萨初然贵）

第二节　病毒性脑炎

一、概述

急性病毒性脑炎（acute viral encephalitis）简称急性病脑，是病毒感染引起的急性脑实质炎性疾病。其临床表现轻重不一，轻者预后良好，重者可留有后遗症甚至导致死亡。病原学上绝大多数为肠道病毒，夏秋季多见，大多见于 2~6 岁小儿。单纯疱疹病毒所致的脑炎一年四季散发，可见于所有年龄儿童。

二、诊断思路

（一）病史要点

1. 现病史　询问病儿发病前有无呼吸系统或消化系统症状，如发热、流涕、鼻塞、咽痛、咳嗽，或呕吐、腹泻、胸痛、肌痛等。询问患儿有无头痛、呕吐、嗜睡、意识障碍、精神行为异常、抽搐、步态不稳、言语不清、吞咽困难、肢体瘫痪等。

2. 过去史　询问有无麻疹、水痘、风疹、流行性腮腺炎患者的接触史，有无结核病接触史，出生时有无窒息史，有无抽搐史、颅内肿瘤、颅脑外伤史。

3. 个人史　询问出生时有无窒息史、喂养史中应注意是否母乳喂养，添加辅食情况，有无服用维生素 D 制剂。预防接种史中注意麻疹、风疹、流行性腮腺炎疫苗的接种。

4. 家族史　家族中有无癫痫、遗传性疾病史。

（二）查体要点

1. 全身情况及生命体征　注意体温、心率、呼吸、血压、精神反应情况、意识状态、行为的变化。有无发热、皮疹、口唇疱疹、角膜疱疹、腮腺肿大等。

2. 神经系统检查　注意有无颈抵抗、脑膜刺激征阳性、前囟饱满或隆起、脑神经病变，检查是否伴失明、失聪、失语、肢体瘫痪、肌力下降。检查各种深浅反射、瞳孔大小与对光反射。轻症脑炎一般意识清楚，部分嗜睡；重症脑炎病儿意识模糊、谵妄，甚至昏迷。精神异常表现为烦躁、兴奋、胡言乱语、苦笑无常、自虐、幻听或幻视。

（三）辅助检查

1. 常规检查

（1）血常规：白细胞计数和中性粒细胞比例正常。

（2）脑脊液检查：蛋白质、糖正常，细胞数正常或稍增多，一般不超过 $200 \times 10^6/L$。脑脊液涂片、培养均无细菌发现。可进行脑脊液单纯疱疹病毒、柯萨奇病毒、风疹病毒、ECHO 病毒等 IgM 抗体测定，或应用免疫学方法检查病毒抗原，或应用分子生物学方法检查病毒核酸。

2. 其他检查：

（1）血清学检查：可进行柯萨奇病毒、风疹病毒、ECHO 病毒、EB 病毒等 IgM 抗体测定。

（2）脑电图表现为弥漫性 θ 波，重症脑炎出现弥散性不规则高幅 δ 波，也可表现有局灶性 θ、δ 波或为尖波、尖慢波、棘慢波，与临床的一侧偏瘫或抽搐一致。

（3）可进行头颅 CT 或 MRI 检查，以排除颅内血管性病变或占位性病变，也可显示早期脑水肿和恢复期的低密度改变。

（四）诊断标准

（1）轻者仅有头痛、呕吐表现而无阳性体征；重者可伴有发热、惊厥、昏迷、脑膜刺激征阳性、局限性神经系统体征。

（2）脑脊液检查：可见蛋白质、糖正常，细胞数正常或稍增多，一般不超过 $200 \times 10^6/L$，脑脊液涂片、培养均无细菌发现。脑脊液细胞学检查病初 1~2 日可有中性粒细胞，以后以淋巴细胞为主。

（3）排除经治性化脓性脑膜炎、结核性脑膜炎等中枢神经系统疾病。

（4）血清特异性病毒抗体 IgM 阳性或 IgG 恢复期时 4 倍增高。脑脊液中分离出病毒或检测到病毒特异性抗原或抗体，或检出病毒核酸。

（5）脑电图有明显弥漫性慢波改变。

具有上述第 1~3 项，伴或不伴第 5 项，可临床诊断为本病，如同时具有第 4 项可做病原学确诊。

（五）诊断步骤

诊断步骤见图 12-1。

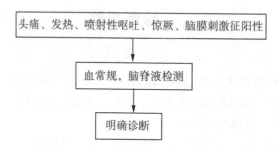

图 12-1 急性病毒性脑炎诊断流程

（六）鉴别诊断

1. 经治性化脓性脑膜炎 临床表现可轻可重，脑脊液常规可类似病毒性脑炎，但脑脊液细胞学中性粒细胞增多可资佐证，抗生素治疗有效。

2. 颅内肿瘤 小儿颅内肿瘤好发于脑中线部位及后颅窝。常引起脑脊液循环障碍，颅内压明显增高，但局限性神经系统损害症状较少见。脑脊液细胞学有时可见髓母细胞。头颅 CT 或 MRI 影像学检查有助诊断。

3. 猪囊尾蚴病 脑脊液细胞学检查可有嗜酸粒细胞出现，血清学寄生虫特异性抗原或抗体阳性有助明确诊断。

4. 其他 根据病毒性脑炎脑脊液特点，可与化脓性脑膜炎、结核性脑膜炎、真菌性脑膜炎区别。

三、治疗措施

（一）经典治疗

1. 一般治疗 充分营养供给，保持水电解质平衡，纠正酸碱代谢紊乱，昏迷患儿可鼻饲或静脉营养，要注意褥疮护理。保持呼吸道通畅，维持呼吸、循环功能；必要时气管插管、机械通气。并积极降低颅内压。不能排除细菌性脑膜炎时，应给予经验性抗生素治疗。

2. 药物治疗

（1）对症治疗：控制惊厥，发作时可予地西泮（安定），每次静脉推注 0.05~0.1mg/kg，总量不超过 4mg，维持量用苯巴比妥，每次 5mg/kg，每日 2~3 次，疗程控制在 1 周内。恢复期可用神经营养药物如脑活素、胞磷胆碱、弥可保、1，6-二磷酸果糖、ATP、辅酶 A、维生素 C、神经生长因子、神经节苷脂等。

（2）抗病毒治疗：一般病毒性脑膜炎和病毒性脑炎有自限性，不必特殊用药。肠道病毒所致中枢神经系统感染可用利巴韦林（病毒唑）静脉滴注，剂量宜用足，每日 15mg/kg。如有单纯性疱疹病毒、水痘-带状疱疹病毒感染证据，首选阿昔洛韦，每次 10mg/kg，每 8 小时静脉滴注一次，每次应在 1 小时内滴完，疗程 1~2 周。单纯性疱疹病毒、EB 病毒感染可用更昔洛韦每日 6~8mg/kg，分 2 次静脉滴注，疗程 2 周。巨细胞病毒感染可用更昔洛韦或膦甲酸钠，更昔洛韦每日 10mg/kg，分 2 次静脉滴注，用 14 天后改为每日 5mg/kg，每日 1 次静脉滴注，用 6 周。严重巨细胞病毒感染可用磷甲酸钠，每日 180mg/kg，分 3 次静脉滴注，用 14 天改为每日 90mg/kg，每日 1 次静脉滴注，用 6 周。其他抗病毒药可用干扰素、阿糖腺苷等。对严重患儿可同时应用免疫球蛋白，每日 400mg/kg，静脉滴注，用 3~5 天。

3. 恢复期治疗 对恢复期患儿或有后遗症者，可进行康复治疗。根据具体情况及时进行主动或被动功能锻炼、针灸、按摩、高压氧治疗等。

（二）治疗步骤

治疗步骤见图 12-2。

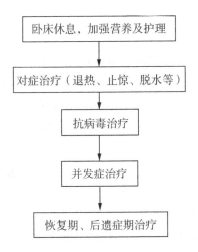

图 12-2 急性病毒性脑炎治疗流程

四、预后

病毒性脑炎轻重不一，大多数属轻型，康复后不遗留任何后遗症。少数单纯性疱疹病毒脑炎症状较重，预后差。重型有脑神经或运动神经永久损伤表现，少数有癫痫发作和智力减退。

五、预防

除注意体格锻炼外，注射各种减毒病毒疫苗（麻疹、流行性腮腺炎、风疹疫苗等）是预防病毒性脑炎的根本途径。

（汪忠鸿）

第三节 小儿癫痫

一、概述

癫痫为小儿最常见的神经系统疾病，全球约有 1 050 万活动性癫痫儿童及青少年，而在中国估计有超过 500 万的儿童及青少年患有癫痫。在过去十五年间，随着临床与脑电图诊断、病因诊断水平的不断提高，特别是随着影像学技术的不断发展，小儿癫痫的诊断和治疗水平不断提高。

据估计世界范围内 15 岁以下儿童占全球癫痫人群的 25%，热性惊厥占到了所有儿科疾病的 2%。每年新发癫痫病例 350 万，40% 为 15 岁以下，且 80% 在发展中国家。人口流行病学资料显示，发展中国家癫痫年发病率为 61/10 万人 ~124/10 万人，发达国家为 41/10 万人 ~50/10 万人，出生第一年发病率 150/10 万，至 9 岁以后发病率持续下降，直至 15 岁为止，累积有 1.0% ~1.7% 的儿童有过至少 1 次惊厥。0.8% 为反复惊厥发作。

在儿童，经历首次不明原因的全身性或部分性惊厥发作的患儿，经过 8 年的随访，其累积复发率为 42%，而其中 5 年后的复发率仅为 3%。多因素研究显示，复发的危险因素包括症状性原因、脑电图异常、清醒状态下发作、有热性惊厥史以及发作后瘫痪。抗癫痫治疗不能改变复发率，约 64% 有惊厥发作史的儿童在成人时可以自行缓解，在这些患者中，仅 16% 的患儿仍在继续服药。若除外特殊的癫痫综合征和病因，约 75% 的患者在服用抗癫痫药物之后可以得到缓解，控制 3 年后撤药后的复发率为 25%，且不同的癫痫综合征的复发率差异很大：颞部－中央区良性局灶性癫痫为 0%，儿童失神 12%，症状性局灶性癫痫 29%，青少年肌阵挛则为 80%。

二、诊断思路

(一) 病史要点

病史采集很重要，须根据年龄和神经系统状态进行综合采集，包括发育历程、用药史、患儿及家庭惊厥史；对大一些的患儿，直接对其询问将更能了解其主观症状。惊厥的描述应首先关注发作的起始表现，包括整个发作过程以及发作后的表现，发作的环境及其促发因素等。可让患儿家长模仿发作或用家庭摄像机记录发作，临床体检还须包括神经系统、皮肤、头围、视听觉检查等。

(二) 查体要点

1. 全身性癫痫　原发性全身性癫痫在小儿常见，常于婴儿期和青少年期起病，与遗传有关。神经影像检查正常，且不存在皮质形态学异常，由于不同原发性全身性发作之间相互重叠，所以各种表现都包含在内，且社会适应力正常，仅少数病例有行为或学习困难。

惊厥主要表现失神、肌阵挛、强直－阵挛，发作间期脑电图可出现两半球弥散对称同步发放 $3Hz/s$ 的棘慢波或多棘慢波。

儿童失神占到儿童癫痫的 12%，起病多在 5~7 岁，与遗传有一定关系。发作频繁（每天可上百次），持续 10 秒左右，伴有两半球弥散对称同步发放 $3Hz/s$ 的棘慢波或多棘慢波。90%，的儿童失神常于进入成年之前消失，并不伴其他发作类型。如果失神持续存在，则会出现全身性强直－阵挛性发作，早发和晚发（4 岁或 9 岁）、首选药物耐药、光敏感癫痫提示预后不佳。青少年失神于 10~12 岁起病，部分与青少年肌阵挛重叠，在清醒状态下发作，睡眠剥夺常促发全身强直－阵挛性发作（80%），光敏感性发作 20%，长期预后不清楚。

肌阵挛站立不能性癫痫，是指一类原发性全身性癫痫伴有显著地肌阵挛发作，这些患儿在发作前为健康儿童。肌阵挛发作占儿童癫痫的 20%，多在 2~6 岁起病，肌阵挛发作和失张力跌倒发作每日发作数次，并常出现非惊厥性持续状态和全身强直－阵挛发作。起初发作间期脑电图可正常，之后出现异常。预后不定。几个月或几年后可缓解，且不影响认知能力，即使是前期发作严重的病例，但有 30% 的儿童会发展成为癫痫性脑病，而留有长久的认知功能损害且发作不能控制。

一小部分肌阵挛站立不能癫痫有 SCNLA 和 GABRG2 基因的突变，父母有热性惊厥附加症，有全身性发作。但肌阵挛站立不能癫痫遗传性很复杂，没有临床对照性研究。

2. 部分性癫痫　原发性部分性癫痫为儿童期最常见的癫痫综合征，病程与年龄密切相关，并且家庭中其他成员也可发病，抗癫痫药物治疗效果好但不清楚是否能改变疾病预后。卡马西平和丙戊酸为首选。

中央区－颞中部棘波的良性儿童癫痫占儿童癫痫的 8% ~23%，多在 3~13 岁期间起病，预后很好，青少年时期达到缓解。典型发作为睡眠中一侧脸部收缩、口齿不清、流涎伴呼噜音，可不伴有意识丧失，有时累及同侧肢体抽搐，可并发继发性全身性发作，发作间期脑电图示典型的双相中央区－颞叶棘波，睡眠中可为双侧，发作频率不定，一些患儿常常可以避免药物治疗。有时脑电图不典型，常与伴发失张力发作或其他并发情况同时发生，如由卡马西平治疗脑电图加重等。儿童良性枕叶癫痫发作为原发性部分性癫痫，起病年龄在 6～17 岁之间，伴有视觉症状，发作后常有头痛，发作间期脑电图表现单侧或双侧枕叶棘慢波发放，闭眼时易诱发，这种发作类表现不到 1%，这一类型在儿童更多表现在 2～8 岁起病，很少与睡眠相关，眼强直伴头向一侧歪斜，呕吐以及半侧阵挛抽搐，须与急性症状性癫痫、急腹症以及枕叶癫痫相鉴别，大多数患儿不需特殊治疗。

症状性部分性癫痫占儿童癫痫的 40%，根据惊厥症状来确定起源部位，有时与多个脑叶有关，惊厥可表现单一症状，或多种症状表现，发作表现可与发作起源和泛化后波及的部位相关，初期的发作往往来自于癫痫起源病灶，意识改变是判断复杂部分性发作的要素，在简单部分性发作中无意识障碍，亦可为惊厥进一步泛化而无明确定位。发作后嗜睡为儿童癫痫发作后的常见表现，有利于鉴别诊断，头皮脑电图有时会误诊，当神经影像检查正常时，明确癫痫起源十分困难，除非有一系列特征性发作症状出现。

中颞叶癫痫最容易明确，大多数有症状的患儿均有海马硬化，并在 MRI 上有表现，40% 的患儿幼时有长程热性惊厥史。典型表现多为 5～10 岁起病或更早，有腹部上涌的感觉，伴有恐惧、口部自动症（咀嚼、吞咽、咂唇等），并有意识障碍如凝视、发作后混沌。当累及主大脑半球时，还可表现失语。在婴幼儿，动作减少可能是最突出的症状，可没有明显的自动症（运动减少性惊厥）。发作间期脑电图可以表现正常或单侧或双侧颞叶异常，药物耐受常见，前颞叶切除术或其他选择性切除术，在 80% 的患儿中治疗有很好的疗效。额叶癫痫在儿童中相对常见，惊厥持续时间短（数秒至数分钟），并与睡眠有关，同一患者发作形式单一，表现从梦中惊醒，继而睁眼，受惊吓样表情常为发作起始表现，不同程度的意识模糊但很快恢复。主观症状很难确定，在躯体不对称强直之后随即出现运动发作或运动亢进性自动症，许多患儿表现近端肢体的一系列动作（运动过度性惊厥）。癫痫样夜间胡言乱语可在睡眠醒来后持续 2～3 分钟，并可伴有尖叫或逃逸的动作。在清醒状态下，额叶癫痫发作可引起患儿剧烈的跌倒发作，发作间期及发作期脑电图常可正常，或表现单侧或局限性异常。

在儿童，枕叶癫痫起源难以诊断，因惊厥泛化而掩盖了起始症状，发作初起的幻视（有色团状物、闪光）与周围视野缺损（偏盲）为典型发作，眼球向一侧侧向运动时有发生，围生期缺氧缺血损伤和皮质发育畸形是常见病因，其他病因包括 Sturge－Weber 综合征、腹部疾病、Lafora 病以及线粒体病等。发作间期脑电图在闭眼时容易诱发。

3. 癫痫性脑病　癫痫性脑病是指由于惊厥或（和）癫痫样发作所导致的大脑功能的进行性减退。儿童常见的癫痫性脑病见表 12－1。出生后 3 岁之前的所有癫痫中癫痫性脑病约占 40%。癫痫性脑病的诊断有利于癫痫综合征的分类和诊断，一些癫痫综合征如婴儿痉挛、严重肌阵挛癫痫、睡眠持续棘慢波发放癫痫、Lennox－Gastaut 综合征等，无论病因如何或脑电图异常严重程度如何，常常表现为癫痫性脑病；而一些癫痫综合征则预后良好，如良性运动性癫痫，病情也可能发生进展，当出现睡眠严重的棘慢波发放时，则会出现如学习和语言功能障碍。同样，局灶性持续性棘慢波发放与相应部位大脑皮质功能障碍有关。肌阵挛－站立不能型癫痫很难预测其是发展为癫痫性脑病，抑或是很快缓解不伴有任何认知问题，不管其一开始时的临床和脑电图表现如何。目前还不清楚是哪些因素（包括临床和脑电图）与这类病例病情预后有关系。最后，儿童癫痫性脑病的一些特定情况，具有高致痫性癫痫活动扩散至远端皮质，导致这些区域的大脑皮质功能受损。

虽然对癫痫性脑病在早期即给予积极的治疗，大多数病例仍需要长期治疗，也主要根据经验选择药物，手术治疗只对选择的适合病例有效。仅仅对一些癫痫综合征在早期药物治疗有效时可以判断其长期预后。对大多数病例来说，潜在病因比单纯确定认知功能要重要得多。

（1）婴儿痉挛（West 综合征）：典型的婴儿痉挛通常在婴儿期起病，常常对传统抗癫痫药物耐药，并伴有发育迟滞或进行性减退，脑电图表现为高峰失律。在 West 综合征中，这些表现集于一身，而婴儿痉挛则不一定有典型脑电图表现或发育迟滞。在美国，累积发病率活产儿为 2.9/万，10 岁时年龄特异性患病率为 2.0/万。癫痫痉挛发作在较大年龄儿童中少见，婴儿痉挛表现为频繁而短暂（0.5～2 秒）的丛集性发作，以颈部屈曲或伸展伴上肢外展或内收，每天重复发作数次或成串发作，数次发作后伴疲倦、嗜睡。不对称性发作往往提示一侧大脑病损，单侧病损有时也可表现对称性发作。可伴有其他发作类型，70% 的患儿在发作前即有发育迟滞，环境适应和应人能下降，缺乏视觉跟踪，其病时常能观察到孤独性退缩表现。

表 12-1 儿童常见的癫痫性脑病

婴儿痉挛 West syndrome and Infantile spasms

大田原综合征 Ohtahara syndrome

婴儿严重肌阵挛癫痫 Dravet's syndrome

获得性癫痫性失语 Landau – Kleffner syndrome

Lennox gastaut 综合征

慢波睡眠持续性棘慢波癫痫综合征（CSWS）

半侧惊厥偏瘫癫痫综合征（H – H – E 综合征）

婴儿恶性迁移性局灶性惊厥 malignant migrating focal seizures in infancy

严重部分性发作 severe focal epilepsies

非进展性脑病肌阵挛状态 myoctonie status in non – progressive eneephalopathy

半侧巨脑回 hemimeg alencephaly

Surge – Weber 综合征（三叉神经脑面血管瘤病）

特殊的染色体异常综合征 specific chromosomal abnormality syndromes

吡哆醇依赖 pyridoxine dependency

在严重脑病变的患儿，脑电图中常缺乏典型的高峰失律表现，如结节性硬化、无脑回畸形。临床常误诊为肠痉挛、惊恐、拥抱反射或耸肩等，痉挛发作的延续时间差别很大，取决于治疗效果和缓解趋势以及演变为其他发作类型等因素，自发性缓解罕见，约 50% 患儿在 3 岁之前发作停止，90% 的患儿 5 岁之前发作停止。

原发性或隐原性痉挛可出现在看似正常的婴儿，症状性痉挛见于发育迟滞或有脑部病变的婴儿，特别是缺氧缺血脑病和大脑发育畸形。家族聚集性发作罕见。预后更多取决于病因而非治疗。预后不良因素包括：症状性、起病早（出生 3 个月内）、已有其他惊厥发作、脑电图为非对称性表现和治疗后复发。预示预后良好的因素包括：隐原性、头颅 MRI 正常、典型高峰失律、药物治疗很快控制、起病后无明显发育减退。约 80% 的患儿留有认知或行为障碍，而在隐原性婴儿痉挛病例中仅有 1/3。约 50% 伴有其他的发作类型。文献报道死亡率在 5% ~31%，累积死亡率或长期随访的患者死亡率更高。

婴儿痉挛需与一些早期发作预后不佳的少见疾病相鉴别：如早期婴儿癫痫性脑病、早期肌阵挛性脑病。

（2）Lennox – Gastaut 综合征：临床主要表现强直发作、失张力发作、不典型失神发作，脑电图显示广泛棘波和慢波发放。占所有儿童癫痫的 2.9%，发病高峰年龄在 3 ~5 岁，认知能力和精神障碍常见，30% 的病例起病前发育正常，多由神经移行性疾病和缺氧性脑损伤引起。约 40% 的患儿之前有婴儿痉挛发作，睡眠中强直性发作常见，清醒时可因强直发作和失张力发作而跌倒，不典型失神可呈非惊厥持续状态，认知能力进行性减退。80% 的患儿发作持续终身，为症状性，起病越早，预后越差。长期随访研究报道死亡率在 17% 以上。

（3）Dravet 综合征：也叫婴儿严重肌阵挛癫痫，占儿童癫痫的 1%，起病表现为发热情况下出现重复和长程单侧或全身性阵挛发作，生长发育可以正常，之后出现无热发作，并可表现不典型失神、肌阵挛发作或部分性发作。约 25% 的病例为光敏感性癫痫或自我诱发。认知能力进行性减退在起病后的第二至第三年出现，最终停滞。大多数患儿没有语言功能，并有注意力缺陷和多动。神经影像学可以正常，EEG 开始可以正常，之后表现全面或多灶性异常，死亡率在 16% 左右，猝死和意外为主要死因。惊厥可持续至成人，60% 的患儿有 SCNLA 基因突变。

（4）获得性癫痫性失语（landau – kleffner 综合征）：为少见但严重的致残性疾病，常隐匿起病或突然起病，丧失语言理解能力（听觉性认识不能），随后出现进行性或波动性语言表达能力，起病年龄在 3 ~7 岁之间，60% 的患儿以部分性发作作为首发症状，但有 25% 没有惊厥发作，在儿童期常被忽视，

EEG 主要表现在双侧或一侧颞顶部异常，EEG 异常放电干扰正常听觉诱发电位，提示癫痫导致听觉功能障碍，关于失语的预后尚不确定，5 岁之前起病、听觉区 EEG 持续异常则提示预后不良。患儿语言功能可恢复或遗留永久的轻到重度缺陷。尽管有少量病损报道，但确切病因尚不清楚。

（5）慢波睡眠持续性棘慢波癫痫综合征（CSWS）：对于慢波睡眠持续性棘慢波癫痫综合征，EEG表现睡眠相关的持续痫样放电，可持续数月至数年，认知能力进行性减退，可见于原先正常的患儿或生长发育迟滞的患儿，大脑病损，特别是多小脑回畸形和脑穿通畸形可见于 30%～50% 的病例。起病隐匿，3～5 岁始出现惊厥，表现夜间局限性发作，类似于运动性发作，数月后，持续性棘慢波发放伴有不典型失神或失张力失神。智能水平显著下降，伴有注意力缺陷和多动，有时可伴有语言障碍和孤独症表现。长期随访癫痫发作可以改善，但大多数患儿认知功能持续异常。长程的慢波睡眠持续棘慢波发放为预后不良的主要因素，良性不典型部分性癫痫综合征与该综合征表现相似。

4. 光敏感性癫痫　是由环境光刺激促发的惊厥，发病年龄高峰为 11 岁，光敏感性仅仅指利用光刺激诱发脑电图异常，在 4% 的健康儿童或青少年亦可发生，光诱导性失神发作、肌阵挛发作，以及全身强直－阵挛性发作，可见于原发性全身性癫痫和 Dravet 综合征，在打游戏机或看电视时（特别是 50Hz 屏幕时）发生单次或重复发作，可以没有既往发作病史。发作可呈全身强直－阵挛性发作或长时间的视觉症状和呕吐，有时可有自我感应，表现在光源前凝视或眨眼，或在对比度大的图像前出现发作，可以是失神发作或肌阵挛发作。

对视觉刺激过于敏感，是与视皮质不能通过正常的皮质放大控制来对高亮度或对比度大的信号传入进行处理所致的。对发作不频繁的患儿只需给予预防即可，在观看 50Hz 屏幕电视时，可通过调亮周围环境光线，并距离 2.5 米观看以降低其刺激，100Hz 屏幕电视较少促发。视频游戏应避免，若需治疗，可选用丙戊酸，偏光眼镜或屏幕滤光器对严重发作的患儿有帮助。

5. 热性惊厥　是指在急性发热情况下出现的惊厥，在 3 个月至 5 岁的发病率为 2%～4%，遗传方式涉及常染色体显性遗传和多基因遗传。大多数热性惊厥患儿伴有急性呼吸道感染。另外，在注射白喉－百日咳－破伤风三联疫苗后 24 小时以及接种麻疹、腮腺炎、风疹后 8～14 天，亦可出现惊厥。

当热性惊厥为单次全身性发作，惊厥持续时间 <15 分钟时，称为单纯性热性惊厥，若惊厥为部分性发作、反复发作、惊厥持续 15 分钟以上，则称为复杂性热性惊厥，常伴有神经系统异常，今后发生癫痫的危险性大，对脑膜刺激征阳性或 18 个月以下的婴幼儿应行腰穿检查，对发作后长时间无反应或有局限异常表现的患儿应做神经影像学检查，绝大多数热性惊厥发作时间短暂，对于发作持续时间较长的患儿，应给予地西泮（安定）肛栓止痉，热性惊厥复发率为 30%～40%，预防性治疗仅限于长程发作的病例，新发病例首先采用地西泮肛栓，继而给予丙戊酸或苯巴比妥。不提倡发热期的预防用药。约3%～6% 的热性惊厥会发展为癫痫，主要为原发性全身性癫痫。

6. 进行性肌阵挛性癫痫　是指一组癫痫综合征，包括：拉夫拉病、翁－伦病、肌阵挛癫痫伴破碎红纤维综合征、蜡样脂褐质沉积症及唾液酸沉积症。临床表现为多灶或全身性肌阵挛、全身强直－阵挛发作或阵挛－强直－阵挛发作，光敏感性、认知功能减退以及小脑或锥体外系体征。不同综合征的确定依据起病年龄、进展快慢而定，多数可发现基因异常。

7. 癫痫持续状态　为儿科急症，是指惊厥反复发作持续 30 分钟以上，发作间期中枢神经系统基本功能不能恢复。70% 的患儿以癫痫持续状态为首发，超过 27% 的患儿有 1 次以上发作。根据发作有无运动表现将癫痫持续状态进行分类（表 12－2），以利患病率和治疗选择的判断。惊厥性癫痫持续状态主要表现全身性或部分性惊厥状态，即使仅有局限性的抽搐或眼球的痉挛也较部分性发作严重。病因决定癫痫持续状态的预后，不同年龄病因有所不同，热性惊厥状态（20%～30% 的病例）常发生于婴儿和小年龄儿童，无惊厥史或中枢神经系统感染。原发性癫痫持续状态（16%～40% 的病例）发生在无任何病损的原发性癫痫患儿。症状性癫痫持续状态（14%～23% 的病例）常发生在儿童，伴有皮质发育不良或癫痫性脑病。急性症状性惊厥性癫痫持续状态（23%～50% 的病例）常伴发有急性中枢神经系统病变，占了 1 岁以下癫痫持续状态的 75% 和 3 岁以上的 28%。急性症状性癫痫持续状态死亡率可高达 20%，在发展中国家，小婴儿中枢神经系统感染引发的癫痫持续状态常被忽视，其次为外伤、缺氧缺血脑损害、代谢性疾病、电解质紊乱等。突然撤药也常诱发癫痫持续状态。同样，药物选择不当或异常反应亦可导致癫痫持续状态。部分性癫痫持续状态以部分性运动发作，发作不易控制，常常因脑部病变引发，如皮质发育不良。Rasmussen 综合征，一种慢性大脑半球炎症，表现进行性癫痫部分发作持续状态和半侧偏瘫伴张力障碍和认知功能减退，一侧大脑出现萎缩。

表 12 - 2 癫痫持续状态分类

惊厥性癫痫持续状态	非惊厥性癫痫持续状态
全身性	失神发作
强直	典型失神
强直 - 阵挛	不典型失神
阵挛	部分性发作状态
肌阵挛	伴发感觉症状
部分性	伴发精神症状
部分性发作	复杂部分性发作持续状态
部分性发作继发全身性发作	慢波睡眠持续棘慢波癫痫
部分性发作持续状态	

代谢或中毒所导致的惊厥性癫痫持续状态与神经系统损伤有关，特别是在海马 CA1 区和 CA3 区、杏仁核、小脑皮质、丘脑和大脑新皮质。

若癫痫持续状态不能通过临床病史明确原因，或表现局限性体征，则应做头颅 CT 检查。发热病例应考虑中枢神经系统感染，应做腰穿检查。对婴儿期原发性的耐药的癫痫持续状态应常规使用 100mg 吡哆醇。由于单侧大脑畸形所致的癫痫持续状态应予以手术治疗。

全身性非惊厥性癫痫持续状态主要表现完全的意识丧失或反应下降、流涎以及不能维持步态平衡（不典型失神状态），多见于癫痫性脑病，被认为是昏迷的原因之一，约占昏迷患者的 8%，临床无惊厥发作，在儿童，特别是发育障碍的患儿，常常不被认识，EEG 往往显示持续的、弥散性的棘慢波发放。部分性非惊厥性癫痫持续状态不常见，可以表现为意识改变伴精神症状，有时很难与全身性非惊厥性癫痫持续状态相鉴别。EEG 对诊断至关重要，在 Angelman 综合征和环状 20 号染色体综合征中，可以表现特殊的非惊厥性癫痫持续状态。非惊厥性癫痫持续状态虽然不常危及生命，但仍需在脑电图监护下给予迅速有效的治疗，并除外有可能危及生命的病因。

总的死亡率在 6%，而惊厥性癫痫持续状态为 16%，急性症状性癫痫持续状态以及持续状态合并进行性癫痫脑病为死亡的主要原因。在急性症状性癫痫持续状态后癫痫继续发作的危险性为 41%，特别是在以癫痫持续状态为首发症状或症状性的患儿，应给予维持治疗。

（三）辅助检查

1. 常规检查

（1）脑电图检查：脑电图可能提示发作性异常，脑电图有发作性的棘波或尖波、棘慢波或尖慢复合波、高幅波等，但应注意在 5% ~ 8% 的健康儿童中可以出现发作间期脑电图异常。睡眠脑电图可以将常规脑电图 60% 的阳性率提高至 90%。间歇性光刺激和过度换气试验在儿童脑电图检查中是必要的，视频脑电图配合实时肌电图、心电图和眼动电流图，对于鉴别各类临床复杂情况具有重要价值。长程动态脑电图对捕捉惊厥发作以及量化发作具有重要意义。当临床有明确发作史时，正常发作间期脑电图并不能排除癫痫诊断，因头皮电极仅能反映近头皮的浅表皮质的电活动，而不能描述颞中叶或深部皮质的电活动。

（2）影像学检查：CT 扫描可显示小的钙化、骨质和结构，急诊 CT 指征包括惊厥持续状态、了解头颅外伤等，虽然小儿单纯性热性惊厥和典型的原发性癫痫不需要 MRI 检查，但对于非原发性部分性癫痫是做 MRI 的指征。惊厥症状学和脑电图检查可指导影像学检查。

皮质发育异常是引起儿童症状性癫痫最常见的原因，在出生后前 6 个月里，需要做 T_2 加权像来明确有无皮质发育异常，而 T_1 加权像主要对发现大脑成熟度更有帮助，如了解髓鞘形成的情况。高 T_1 加权像强化反差显像以及水抑制反转显像，可在随访和判断预后方面有帮助。选择 1.5mm 3D 序列显像对海马结构和皮质发育区域有帮助。

功能性神经影像主要针对癫痫需手术的患儿，并以尽量减少创伤性检查为目的，特别是颅内脑电图检查和异戊巴比妥钠（wada）试验，气磁共振质子波谱能显示异常 N－乙酰天冬氨酸和肌酐比值或两者的值，可发现神经元功能不良和神经胶质增生。功能 MRI 可用于显示皮质功能区，并研究与癫痫起源病灶的关系，这一技术因需要良好的技术和配合，因此只能用于 7~8 岁以上的患儿。

2. 其他检查　正电子体层扫描（PET），通过 2－脱氧－2（^{18}F）荧光－D－葡萄糖测定大脑葡萄糖和氧代谢。局灶性低能量可能与癫痫起源病灶相一致，这在磁共振中不能看到，利用 PET 追踪氟奋乃静，后者能与 GABAA 亚单位受体结合，从而更为敏感且清晰地显示癫痫起源灶。

SPECT（单光子发射计算体层扫描），利用 ^{99m}Tc 测定局部脑血流，癫痫起源病灶在发作期显示血流增加而在非发作间期显示血流减低。

（四）诊断标准

1. 癫痫的诊断分为四个步骤　首先是判断临床发作是否为癫痫发作。许多非癫痫性的发作在临床上需与癫痫发作相鉴别（表 12－3）。

第二步是在诊断为癫痫发作的基础上根据临床发作和脑电图表现，对癫痫发作类型进行分类。在进行脑电图和影像学检查后，有 2/3 病例可在早期进行分类，余下 1/3，在起病 2 年内可以进行分类。

表 12－3　儿童常见的非癫痫性发作

躯体性	心理性
昏厥/猝倒	心理障碍
脑血管病（TIA，偏头痛）	情感性擦腿，屏气发作
阵发性内分泌障碍	发作性习惯性抽动，
睡眠障碍：夜惊，梦魇，梦游，遗尿	发怒，惊恐
睡病	癔症性发作
呼吸暂停	头痛，腹痛，过度换气
多发性抽动	精神病性发作
胃食管反流	非癫痫性强直发作

第三步是就患儿的临床发作、脑电图特征、神经影像学、年龄、预后等因素，对癫痫的病因进行分析，并对癫痫综合征、癫痫相关疾病以及癫痫性脑病等进行诊断；最后还应对患儿的全身发育和相关脏器功能以及心理、生长发育等进行检查和整体评估。国际抗癫痫联盟将诊断划为 5 个部分或 5 个诊断轴：描述发作期症状（轴 1）；描述癫痫发作的类型（轴 2）；癫痫综合征（轴 3）；与癫痫或癫痫综合征相关的常见疾病（轴 4）；WHO 国际功能、残障与健康分类标准对损伤状况进行评估（轴 5）。

2. 病因诊断　引起癫痫的病因很多，临床分为原发性、继发性和隐原性。

（1）原发性（特发性）癫痫：致病原因尚未发现或仅与遗传相关。

（2）继发性（症状性）癫痫：为具有特殊病因的癫痫，其癫痫发作为器质性脑损伤的症状之一。其中局部和脑部疾病包括：①先天性异常：如结节性硬化、脑三叉神经血管瘤病、神经纤维瘤病、脑发育缺陷（脑积水、脑膨出、小头畸形、巨脑畸形、脑穿通畸形）等，多在婴儿和儿童期起病。②外伤：产伤、新生儿颅内出血及任何年龄的颅脑外伤。③炎症：包括各种原因的宫内感染，颅内细菌、病毒、真菌、寄生虫感染。④母孕期疾病：母亲孕期用药、中毒、放射损害等。⑤颅内原发性或继发性肿瘤。⑥脑血管病：脑动脉瘤、脑动静脉畸形、脑动脉炎、脑梗死、脑出血等。⑦变性性疾病、胆红素脑病、各种原因引起的脑萎缩。全身或系统性疾病包括：①脑代谢障碍：低血糖、低血钙、苯丙酮尿症、甲状旁腺功能减退、半乳糖血症、脂质代谢病等，严重水电解质紊乱、尿毒症、肝性脑病、维生素缺乏和依赖。②各种全身感染所致的中毒性脑病、脑水肿、颅内压增高等。③中毒：金属中毒、药物中毒、食物中毒、一氧化碳中毒等。

（3）隐原性癫痫：指怀疑有病因，但通过现有的检测未能明确的。

（五）诊断步骤

诊断步骤见图 12 - 3。

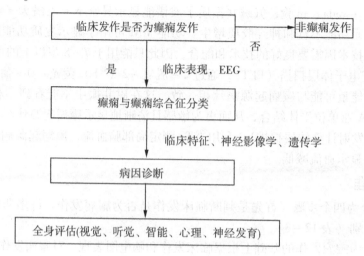

图 12 - 3 癫痫诊断流程

（六）鉴别诊断

1. 屏气发作 婴幼儿较多见，多发生在 6 ~ 18 个月，有自限性，4 ~ 5 岁自行缓解。发作必须有诱因，如发怒、哭闹、疼痛刺激、跌倒。本病有青紫型和苍白型两种发作形式。屏气发作时很像强直 - 阵挛发作，有的甚至可出现角弓反张、尿失禁，发作后一切正常，发作时脑电图也正常。

2. 昏厥 多发生在持久站立、排尿或咳嗽时，发作有短暂意识丧失及上肢短促阵挛，须与失神发作鉴别。昏厥发作前有自主神经系统功能不稳定的症状如出虚汗、苍白、头昏和黑蒙，脑电图正常。血管抑制性昏厥多发生在持久站立后，平卧后恢复。由平卧体位迅速转成直立体位可有一过性低血压变化而晕厥。

3. 睡眠障碍 夜惊多发生在 3 ~ 5 岁的儿童入睡后不久，眼球运动处于快动相时，外界的弱刺激可引起强反应，惊醒、突然坐起，呈恐怖相，次日不能回忆，有自限性，进入学龄期而自行缓解。

4. 习惯性阴部摩擦 小儿在无意中下肢交叉摩擦外生殖器引起快感，日后形成习惯，主动频繁摩擦，可出现两颊潮红，两眼凝视，额部微微出汗。多发生在单独玩耍时。女孩较男孩多见。脑电图正常，须与颞叶癫痫的早期相鉴别。

5. 低血糖发作 多发生于早晨空腹，面色苍白、多汗、恶心、饥饿感，严重者可抽搐。婴幼儿低血糖发作很少有典型表现，但肌张力低。口服糖水并平卧后恢复。空腹血糖低，脑电图正常。

6. 癔症性抽搐 发作与精神因素刺激有关，昏厥时慢慢倒下不受伤，四肢抽动杂乱无规律，虽然呼之不应但意识清楚，给予恶劣气味、针刺后可大声喊叫，无神经系统阳性体征，脑电图正常。

三、治疗措施

癫痫治疗的目的是控制或减少发作、消除病因，减少脑损伤，维持正常的神经精神功能。

（一）一般治疗

应尽量保证癫痫患儿的正常的日常生活，饮食与正常儿童相同，保证充足睡眠，允许入学并参加各种正常活动，对有智力低下或行为障碍的患儿应进行特殊安排和教育。对发作未完全控制的患儿，应限制爬高、骑车、游泳等，应避免各种诱发因素，如：饮食过量、睡眠不足、过度兴奋或劳累、情绪波动等。对婴幼儿癫痫患儿，一般可按时进行预防接种，但对发作频繁未能很好控制的，则需在医生指导下进行。

（二）药物治疗

对大多数抗癫痫药物来说，其临床作用谱已基本明确，但机制尚不完全清楚，中枢神经系统兴奋性神经传导递质为谷氨酸，通过三种受体发挥作用：N-甲基-天门冬氨酸、红藻氨酸盐/α-氨基羟甲基恶唑丙酸 AMPA、促代谢型受体。主要的抑制性神经递质有：γ-氨基丁酸，通过两种受体起作用：激活 GABA-A 受体可激活氯离子通道，产生膜电位超极化和快速抑制反应，GABA-A 受体对苯二氮䓬类和苯巴比妥敏感，可调节离子通道开放的频率和时间。GABA-B 受体兴奋则激活促代谢受体使钾离子通透性增加，从而减慢传导。动物实验已证实了抗癫痫药物 GABA 能强化作用以及谷氨酸能的致病作用，使得 GABA 能药物不断发展，但癫痫起源神经网络的神经解剖组织学还不清楚，这也许能解释为什么同一种药物对不同癫痫类型起相反作用。

应根据不同综合征选择抗癫痫药物。了解抗癫痫药物的主要的作用机制和作用谱，对癫痫综合征进行正确的诊断，才能正确指导选择药物。药物的疗效和安全性的研究提供了不同的证据，然而由临床试验所获得的结果难以解读，不同的癫痫综合征以及不同病因交织在一起，临床试验的设计很难做到，在对两种或多种药物的比较中发现药物作用差别不大，不能排除所有药物均无效的可能性，以及发作自行缓解或不断改善等结局。抗癫痫药物在儿童中的安全性缺乏足够的研究，常常在成人药物应用明确之后，因此在儿童中的应用常常滞后。对于分类不清的患儿，广谱而又价格低廉的药物如丙戊酸、卡马西平推荐作为首选。新的抗癫痫药物在安全性较好而疗效相当，需要进一步研究其安全性、药动学和药物监测等，并与传统药物相比较。

当开始单药治疗后出现药物耐药时，可更换另一种药物单药治疗或添加另一种抗癫痫药物，由单药治疗相互转换的过程中需要一定的药物调整期。

决定开始治疗需因人而异，许多患儿单次不明原因的惊厥、热性惊厥、良性部分性发作或青春期孤立发作等，并不增加之后发生惊厥的危险性，因此不必治疗。同样，患儿伴有明显的发育障碍，而癫痫发作轻微，对整个疾病病程无明显影响，而药物治疗增加了不良反应，则也不必抗癫痫治疗。惊厥性癫痫持续状态或症状性癫痫有发育畸形时，很容易再发，需积极治疗。由于严重癫痫发作所导致的死亡应该重视，特别是在神经系统受损时。在惊厥持续状态初期，静脉用劳拉西泮被认为是最佳选择，因为其作用时间长、安全且心肺抑制危险性小，很多常规提出即使是癫痫持续状态发作得以控制，也需要后续给予抗癫痫药物治疗，如静脉应用磷苯妥英，1.5mg 的磷苯妥英相当于 1mg 的苯妥英，如果惊厥持续 30~50 分钟，则应在 ICU 监护下给予全身麻醉。并进行 EEG 监护。咪达唑仑在治疗顽固性癫痫持续状态方面有优势。

当临床出现细小发作或临床下发作造成认知能力下降时，亦应积极治疗。对于对药物敏感的癫痫发作和耐药的复杂癫痫来说，治疗目的可能完全不同，对于药物敏感性癫痫来说，以达到惊厥控制并且无明显不良反应、单药治疗、所花费用最低为目标，药物选择差别不大。而对复杂且耐药的癫痫的治疗，其主要目的并非惊厥完全控制，否则将会出现多药联合治疗并大大增加不良反应，这种不良反应和对患儿造成的不良影响则远远大于惊厥本身。多药联合治疗也可能加剧惊厥发作的可能性。减少惊厥发作仅作为疗效的结果之一，更重要的是生活质量的改善，因此要平衡好药物不良反应与惊厥发作程度与频率之间的关系。

临床治疗随访主要观察药物镇静等不良反应，血药浓度监测并不作为常规随访监测内容，但有专家指出一些特定药物或特定情况下应进行血药浓度监测，特别是对于了解苯妥英钠（非线性代谢）、卡马西平（治疗指数窄），血药浓度监测同样可以评估并发症、临床怀疑药物中毒和药物之间相互作用。在儿童，若单药治疗临床无惊厥发作情况下，即使血药浓度水平在有效治疗范围以下，也不必调整药物剂量。相反，对难治病例，药物剂量有时可以调整到耐受范围以上，而不必考虑血药浓度。有时血药浓度对某些药物没有临床价值，并很难说明问题，特别是在药物相互作用、不同蛋白结合率、药物本身对代谢的诱导作用等。

通常，发生在儿童中的认知损害，原因之一可能与抗癫痫药物有关，大量与剂量相关的认知方面的影响，均来自与自身对照研究，儿童中很少进行对照研究，在对苯巴比妥治疗的儿童研究发现：认知影响大多表现在智商降低以及 P300 波潜伏期增加，电生理研究提示认知信息处理的速度减慢，但这些作用在停药后可以恢复，学习能力改善，提示治疗期用药并非影响后期的智能认知水平。

卡马西平并不影响智商，但对儿童的记忆有轻微影响，苯妥英钠可轻度影响智商，但对学习的影响尚不清楚。丙戊酸对记忆的影响较苯妥英和卡马西平轻微，但还需深入研究。在儿童，尚无很好的针对新型抗癫痫药物对神经心理方面影响的研究。在一项对照研究中，丙戊酸可以改善脾气暴躁和情绪不稳。拉莫三嗪、加巴喷丁、左依拉西坦有促使攻击行为发生的危险性，特别是对于有认知障碍的患儿，但还需要做有效的前瞻性对照研究。

对临床症状缓解的病例进行撤药，其最佳时机很难确立，随机对照临床试验的结果表明，治疗持续至惊厥控制至少需要 2 年以上，而对于特殊的癫痫综合征，因其缓解率低，另外部分性发作的患儿脑电图异常或减量后脑电图又出现异常，将增加复发的危险性。目前，尚无足够的证据来确定全身性发作患儿的撤药时机。对于容易发生撤药癫痫复发的药物，如苯二氮䓬类、苯巴比妥，减量过程至少需要 3～12 个月以上。

（三）酮源饮食治疗

在两项有关酮源饮食治疗儿童癫痫的开放性前瞻性研究表明，酮源饮食对于难治性癫痫有效，但尚无对照研究的资料。没有对特殊癫痫综合征治疗有效的证据，需要对其疗效和安全性进行进一步评价。酮源饮食治疗的机制尚不清楚，富含脂肪、长期维持酮症、维持高的酮体水平与惊厥的控制有关。由于饮食严格限制，因此会导致腹泻、维生素缺乏、肾结石等不良反应，严重者可引起致死性心肌病。

（四）手术治疗

一些对药物耐药的难治性癫痫应用手术治疗可能有效，手术治疗包括切除治疗和迷走神经刺激术。目前主张早期手术评估和干预。切除手术旨在切除癫痫起源病灶，而姑息性或功能性手术则主要为了预防或局限惊厥活动的扩散而非控制发作。

手术治疗必须确定药物治疗无效，而且是在合理选择和应用的基础上，根据每个患儿的临床资料，惊厥相关的病变必须进行完整的评估，一旦明确，即应尽快进行术前评估。

1. 切除性手术　手术切除的范围和程度应根据癫痫起源病灶，包括癫痫发作期病灶（如神经电生理获得的惊厥起始皮质），但这不一定与癫痫起源病灶相符，切除致癫痫源性病灶，可以使大部分患儿惊厥控制，描记并切除整个致癫痫区，或至少切除发作期起源灶。会提高病灶切除的疗效，当 MRI 摄片显示正常时，只有在欲切除区域以外无独立的致癫痫区，或不导致其他神经系统损害时方能进行手术。通过临床表现、视频脑电图监测、神经心理评估、高分辨率 MRI 可以对癫痫起源进行定位。在选择病例中，MRI 光谱、EEG 实时功能磁共振显像、发作期和发作间期 SPECT 检查、PET 检查，可为手术方案制定提供有利依据。发作间期脑电图描记在定位有疑问或决定切除范围时有帮助。植入深部电极或硬膜下网格电极可以在术前进行癫痫起源和扩散的评估。

儿童癫痫手术效果取决于合适病例的选择和疗效的评判指标和方法。许多癫痫中心仅仅采用简单的惊厥改善评分。而儿童手术疗效的判断应包括：运动发育状况、认知能力、行为等诸多方面，以及术后需要用药的情况。虽然近期有关于大脑半球切除术后认知水平和行为能力的研究报道，但没有疗效方面的统一标准和最佳指标。在小儿，颞叶切除后惊厥控制无发作占 78%，而颞叶外或多病灶切除的术后惊厥控制率仅 54%，儿童肿瘤切除后癫痫无发作率在 82%，皮质发育异常的术后无发作率在 52%，对于术前资料有限、无明确病灶的儿童，手术预后不佳，对继发性获得性病灶，半侧大脑半球切除术后惊厥控制可达 82%，而进展性疾病仅 50% 惊厥能得以控制，发育畸形仅为 31%，有报道手术可部分改善认知和行为能力。对一些术前已有偏瘫和视觉障碍的患儿，虽然绝大多数患儿最终无法改善，甚至加剧，但一些患儿中偏瘫症状仍能得到不同程度的改善。

2. 姑息性手术　胼胝体切除术为大脑中线切断，主要为了抑制由于大脑半球间的惊厥传播所导致的双侧大脑半球同步电发放，为了避免断开综合征，常常只切断胼胝体的前 2/3，只有在前部胼胝体切除无效时才考虑完全切除术。术后可发生部分性发作，但跌倒发作可以减少。

多处软脑膜下横切术已成功应用于位于大脑皮质重要区域的局灶惊厥，特别是当癫痫电活动扩散导致邻近或远端皮质区功能障碍时，如若癫痫活动扩散至水平纤维，正常皮质功能通过垂直神经元柱起作用，则经多处软脑膜下横切术后，使水平纤维切断，从而保证垂直柱结构的完整性。

迷走神经刺激术作为联合治疗药物难治性癫痫，刺激电极放置于皮下，并置于左侧迷走神经，对于儿童来说，严重癫痫且没有手术指征的患儿可以应用，但对癫痫综合征的疗效较好，不良反应包括声嘶、咳嗽和疼痛，一般可以忍受。

（五）心理治疗

癫痫除了注意其体格健康，更应注意其心理健康，包括精神活动和情绪反应，对患儿采取不歧视、不溺爱，不应让其产生自卑心理，并作好长期治疗的准备。同时对治疗过程之中出现的心理问题应予以高度关注，及时诊治。

四、预后

绝大部分癫痫儿童的预后可分为四类：

1. 良性癫痫　如良性运动性癫痫（占 20%～30%），这类患儿在几年后常可自行缓解，甚至不需要药物治疗。

2. 药物敏感性癫痫　绝大多数儿童为失神癫痫（占 30%），这类患儿药物控制容易，几年后可自行缓解。

3. 药物依赖性癫痫　如青少年肌阵挛以及许多症状性部分性癫痫（占 20%），这类患儿药物治疗可以达到发作控制，但撤药后易复发，需要终身治疗。

4. 药物耐药性癫痫　为难治性癫痫，预后不佳（占 13%～17%），药物耐药可通过对选择合理的首选药物耐药而早期预测。

虽然良性癫痫和绝大多数药物敏感性癫痫在起病早期即可确定，但对于许多部分性症状性癫痫或怀疑为症状性癫痫的患儿，以及一些原发性全身性癫痫而言，药物敏感或耐药的确立常常是回顾性的。药物应用初期 3 个月，发作达到 75%～100% 控制，可以作为提示预后良好的预测指标。另外，原发性或隐原性癫痫的缓解率是症状性癫痫的 3 倍。

（汪忠鸿）

第十三章

儿童营养障碍性疾病

第一节 蛋白质－能量营养不良

蛋白质－能量营养不良（protein－energy malnutrition）简称营养不良，是指由于各种原因引起蛋白质和（或）热能摄入不足或消耗增多引起的营养缺乏病，多见于3岁以下的婴幼儿。根据发病年龄，可分为胎儿期营养不良、新生儿营养不良、婴儿营养不良及3岁以上小儿营养不良。根据临床表现，可分为热能营养不良（营养不良性消瘦或消瘦型营养不良）、蛋白质营养不良（营养不良性水肿或水肿型营养不良）和混合型营养不良（消瘦－水肿型营养不良）。根据病因可分为原发性营养不良与继发性营养不良。我国以热能营养不良多见，混合型营养不良次之，蛋白质营养不良罕见。近年来抽样调查，5岁以下儿童营养不良患病率有下降趋势，重度营养不良已很少见，主要为轻、中度营养不良。

一、病因

根据引起蛋白质和能量缺乏的发病原因分为原发性和继发性两种。

（一）原发性蛋白质－能量营养不良

原发性蛋白质－能量营养不良是因食物中蛋白质和（或）能量的摄入量不能满足身体的生理需要而发生的。其主要原因为饮食不当和摄入不足，如婴儿期母乳不足，而未及时和正确地采用混合喂养；如奶粉配制过于稀释；未按时和适当添加辅食；骤然断奶，婴儿不能适应或拒绝新的食品。较大小儿常见饮食习惯不良，偏食或素食，多食糖果，厌食奶类、肉类、蛋类，长期食用淀粉样食品（如奶糕、粥），饮食中长期食物成分搭配不当，热能不够或蛋白质太少。以上原因均可造成摄入不够致热能－蛋白质不足。

（二）继发性蛋白质－能量营养不良

继发性蛋白质－能量营养不良多与疾病有关。主要由于食欲减低、吸收不良、分解代谢亢进、消耗增加、合成代谢障碍所致。多见于消化道感染（如迁延性腹泻、慢性痢疾、严重寄生虫感染等）、肠吸收不良综合征、消化道先天性畸形（如唇裂、腭裂、先天性肥厚性幽门狭窄等）、慢性消耗性疾病（如结核、肝炎、长期发热、恶性肿瘤等）等。

二、病理生理

由于热能和蛋白质供应不足，机体首先动用贮存的糖原，继而动用脂肪，出现脂肪减少。最后致使蛋白质氧化供能，使机体蛋白质消耗，形成负氮平衡。随着全身脂肪大量消耗和血浆蛋白低下，全身总液体量相对增多，使细胞外液呈低渗性。如有呕吐、腹泻，易出现低渗性脱水和酸中毒，出现低钠、低钾、低镁及低钙血症。重度营养不良对消化系统、心肾功能以及中枢神经系统均有影响。

（一）消化系统

胃肠黏膜变薄甚至萎缩，上皮细胞变形，小肠绒毛失去正常形态。胃酸减低，双糖酶减少。胰腺缩

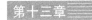

小，胰腺的分泌酶活性降低。肠蠕动减慢，消化吸收功能下降，菌群失调，易引起腹泻。

（二）心脏功能

严重病例引起心排血量减少，心率减慢，循环时间延长，外周血流量减少，心电图常常无特异性改变，X 线示心脏缩小。

（三）肾功能

严重者肾小管细胞浑浊肿胀，脂肪浸润。肾小球滤过率和肾血流量减少，浓缩功能降低，尿比重下降。

（四）中枢神经系统

营养不良对大脑和智力发育有很大影响。营养不良如发生在脑发育的高峰期，将影响脑的体积和化学组成，使脑的重量减轻、磷脂减少。表现为想象力、知觉、语言和动作能力落后于正常儿，智商低下。

三、临床表现

临床上根据体重，皮下脂肪减少的程度和全身症状的轻重将婴幼儿营养不良分为轻度、中度和重度。重度营养不良在临床上又分为消瘦型（marasmus）、水肿型（kwashiorkor）及消瘦 – 水肿型（mar-asmus – kwashiorkor）。

Marasmus 是以消瘦为主要特征。儿童体重明显下降，骨瘦如柴，生长发育迟缓，皮下脂肪减少，皮肤干燥松弛，多皱纹，失去弹性和光泽，头发稀松，失去固有光泽，面若猴腮，体弱无力，缓脉，低血压，低体温，易哭闹。

Kwashiorkor 是以周身水肿为主要特征。轻者见于下肢、足背，重者见于腰背部，外生殖器及面部也见水肿。儿童身高可正常，体内脂肪未见减少，肌肉松弛，似满月脸，眼睑水肿，可出现易剥落的漆皮状皮肤病，指甲脆弱有横沟，表情淡漠，易激惹和任性，常发生脂肪肝。

四、诊断

（一）病史要点

1. 现病史　对于母乳喂养的婴儿，要看是否有母乳不足并未及时添加其他乳品，或婴儿仅吃母乳而拒吃其他乳品与辅食，或突然断奶后拒吃其他乳品与辅食。对于人工喂养的婴儿，要看有无长期以淀粉类食品（粥、米粉、奶糕、麦乳精）为主食，或奶粉配制过稀。对于幼儿及年长儿，要看有无长期食欲不振、偏食、挑食、吃零食多或早餐过于简单，或有无精神性厌食、再发性呕吐的表现。

2. 过去史　有无慢性腹泻、反复呕吐、长期发热史，是否曾患麻疹、伤寒、肝炎、结核病、肠道寄生虫病、糖尿病、甲状腺功能亢进、恶性肿瘤等。对于婴儿，要看是否有患宫内感染。

3. 个人史　对于婴儿，是否是双胎或多胎之一，或早产儿。

4. 家族史　有无肝炎、结核病、血吸虫病等慢性传染病病史。

（二）查体要点

（1）准确测量体重与腹壁皮褶厚度，测量身高。注意有无脉搏细弱、体温低、心音低钝、肌张力低下、皮肤干燥、弹性差及毛发干枯。注意有无水肿，精神反应如何。5 岁以上小儿测量血压，可测定基础代谢率，可见基础代谢率降低。

（2）注意有无唇裂、腭裂，有无肝炎、结核病、血吸虫病、甲状腺功能亢进、恶性肿瘤等病的体征。

（三）辅助检查

1. 常规检查　可有血红蛋白、红细胞减少。人血白蛋白、前白蛋白、转铁蛋白、必需氨基酸、淀粉酶、脂肪酶、转氨酶、碱性磷酸酶、三酰甘油、胆固醇、血糖降低。

2. 其他检查　维生素 A 结合蛋白、甲状腺结合前白蛋白、胰岛素样生长因子、尿羟脯氨酸降低。

（四）鉴别诊断

1. 糖尿病　糖尿病有消瘦的表现，但还有多食、多饮、多尿的表现，血糖升高。

2. 其他慢性消耗性疾病　如肝炎、结核病、肠道寄生虫病、甲状腺功能亢进、恶性肿瘤等均可伴有营养不良，为继发性营养不良，有原发病的表现。

五、治疗

1. 一般治疗

（1）去除病因、治疗原发病：及早纠正先天畸形，控制感染性疾病，根治各种消耗性疾病等。

（2）合理喂养、加强护理：大力提倡母乳喂养，及时添加辅食，保证优质蛋白质的摄入量。合理安排生活制度，保证充足的睡眠时间，培养良好的饮食和卫生习惯。改进喂养方法，增进食欲，防治并发症。

（3）调整饮食、补充营养

1）轻度营养不良：热量从每日 502kJ（120kcal）/kg、蛋白质从每日 3g/kg 开始，逐渐增至每日热量 628kJ（150kcal）/kg、蛋白质 3.5～4.5g/kg。体重接近正常后，再恢复至热量 460～502kJ（100～120kcal）/kg、蛋白质 3.5g/kg，同时补充多种维生素。

2）中度和重度营养不良：热量从每日 167～251kJ（40～60kcal）/kg、蛋白质从每日 2g/kg、脂肪从每日 1g/kg 开始，逐渐增至热量 502～628kJ（120～150kcal）/kg、蛋白质 3.5g/kg、脂肪 3.5g/kg，体重接近正常后，再恢复到正常生理需要量。同时还要补充各种维生素、微量元素等。热量、蛋白质、脂肪调整速度按具体情况而定，不宜过快，以免引起消化不良。

2. 基本药物治疗

（1）给予各种消化酶（胃蛋白酶、胰酶等）以助消化。

（2）口服各种维生素及微量元素，必要时肌内注射或静脉滴注补充。

（3）血锌降低者口服 1% 硫酸锌糖浆，从每日 0.5mL/kg 开始逐渐增至每日 2mL/kg，补充锌剂可促进食欲、改善代谢。

（4）必要时可肌内注射蛋白质同化类固醇制剂，如苯丙酸诺龙，每次 10～25mg，每周 1～2 次，连续 2～3 周，以促进机体对蛋白质的合成、增进食欲。

（5）对进食极少或拒绝进食者，可应用普通胰岛素 2～3U/次，肌内注射，每日 1 次，在肌内注射前须先服 20～30g 葡萄糖或静脉注射 25% 葡萄糖溶液 40～60mL，以防发生低血糖，每 1～2 周为一疗程，有促进食欲作用。

3. 其他治疗

（1）针灸、推拿、捏脊等疗法可起一定促进食欲作用。健脾补气等中药可以帮助消化，促进吸收。

（2）病情严重者，可给予要素饮食或进行胃肠道外全营养。酌情选用葡萄糖、氨基酸、脂肪乳剂、白蛋白静脉滴注。

（3）进行对症治疗：脱水、酸中毒、电解质紊乱、休克、肾衰竭和自发性低血糖常为患儿致死原因，如出现应予紧急抢救，并处理随之出现的并发症，如维生素 A 缺乏所引起的眼部损害和感染等。贫血严重者可少量多次输血，或输注血浆；有低蛋白血症者可静脉输注白蛋白；不能进食者应静脉滴注高价营养液。

六、预防

近年来，反复呼吸道感染所致的慢性消耗、食欲不振已成为婴幼儿营养不良的重要原因。反复呼吸道感染有多种原因，如免疫功能缺陷、锌缺乏、维生素 A 缺乏、腺样体肥大、先天性心脏病、佝偻病、缺铁性贫血、支气管异物、鼻后滴流综合征、胃食管反流、慢性铅中毒等，应注意寻找原因并积极治疗。

（汪忠鸿）

第二节　维生素 A 缺乏症

维生素 A 缺乏症（vitamin A deficiency）是由于摄入不足或吸收不良等原因导致维生素 A 缺乏所引起的营养障碍性疾病。本病多见于婴幼儿。我国严重的维生素 A 缺乏症已少见，但亚临床状态维生素 A 缺乏症仍非常普遍，发病率 11.7%。

一、发病机制及病因

（一）摄入不足

初生时维生素 A 在肝脏中的贮存量很少。出生后维生素 A 的主要来源是食物。母乳中的维生素 A 含量丰富，一般母乳喂养的小儿不会发生维生素 A 缺乏症。故婴儿时期，应提倡母乳喂养，人工喂养时，须给含脂肪的牛乳，婴儿如果单靠炼乳、脱脂牛乳、豆浆、米粉等食品喂养，容易发生维生素 A 缺乏。早产儿肝脏内维生素 A 的贮存量更少，且脂肪吸收能力也有限，生长发育的速度又较快，故更容易发生维生素 A 缺乏症。如在疾病状态下，长期静脉补液未补充维生素 A；或因饮食受到限制，也将导致维生素 A 缺乏。

（二）吸收减少

维生素 A 缺乏可见于多种临床情况，如吸收障碍综合征、慢性腹泻、慢性痢疾、慢性肝炎、胆道梗阻、胆囊纤维化、钩虫病、肠道感染等均可影响维生素 A 的吸收。

（三）锌摄入不足

当锌缺乏时，维生素 A 结合蛋白、前清蛋白、维生素 A 还原酶都降低，使维生素 A 不能利用而排出体外，造成维生素 A 缺乏。Rahman 等证实锌的缺乏限制了维生素 A 的生物利用率，锌和维生素 A 的缺乏经常同时存在于营养不良的小儿，同时给予维生素 A 和锌的补充可以改善维生素 A 的缺乏。近来有报道指出，铁的不足对维生素 A 的利用也有影响。

（四）消耗增加

当小儿患结核、麻疹、水痘、肺炎以及高热时，维生素 A 的消耗增加，如此时未予及时补充，则造成维生素 A 的血浆浓度降低。

（五）利用障碍

如小儿患有肝脏、肾脏、甲状腺疾病、胰腺囊性纤维变性及蛋白－能量营养不良时，将导致血浆中视黄醇结合蛋白（RBP）代谢异常，导致维生素 A 缺乏。

二、临床表现

由于维生素 A 和维生素 A 原缺乏所引起的营养缺乏病，临床上首先出现暗适应能力下降，小婴儿此症状不明显，如不仔细观察，容易被忽视。首先由母亲发现，患儿在暗环境下安静，视物不清，行走、定向困难。数周及数月后出现结膜干燥症，结膜干燥，失去光泽，主要是由于结膜和附近腺体组织增生，分泌减少，继而发生干燥。在眼球巩膜近角膜缘外侧，由脱落的角膜上皮形成三角形白色泡沫状斑块称结膜干燥斑（Bitot 斑）。如果维生素 A 持续缺乏，将发生角膜干燥症，伴有畏光，随后发生视物变形。睑板腺肿大，并且沿着睑缘出现一串特征性的水泡，表面上皮的连续性遭到破坏，伴有非炎症性的溃疡形成和基质浸润，引起角膜软化、变性、溃疡甚至穿孔等损害，晶状体、虹膜脱出，造成整个眼睛的损害，通常为双侧性的，单侧发病少见。

维生素A缺乏也可引起皮肤的改变，开始时皮肤较正常干燥，以后由于毛囊上皮角化，发生角化过度的毛囊性丘疹，主要分布在大腿前外侧、上臂后侧，后逐渐扩展到上下肢伸侧、肩和下腹部，很少累及胸、背和臀。丘疹坚实而干燥，色暗棕，多为毛囊性，针头大至米粒大，圆锥形。丘疹的中央有棘刺状角质栓，触之坚硬，去除后留下坑状凹陷，无炎症。无主观症状，丘疹密集犹似蟾蜍皮，称蟾蜍皮病（phrynoderma）。皮疹发生在面部，可有许多黑头。患者毛发干燥，缺少光泽，易脱落，呈弥散稀疏，指甲变脆，表面有纵横沟纹或点状凹陷。

维生素A缺乏对骨骼（特别是长骨）的伸长也有明显影响，使骨变得又短又厚。Hu W等人通过色层分析法测定维生素A浓度，证明维生素A浓度和体重以及BMI有明显的统计学意义，提示维生素A对儿童的生长发育有明显的影响。

维生素A缺乏时，对呼吸系统也有不同程度的影响，使气管及支气管的上皮细胞中间层的细胞增殖，变成鳞状、角化，并使上皮细胞的纤毛脱落，失去上皮组织的正常保护功能，容易发生呼吸系统的感染。

维生素A缺乏可使小儿的免疫力低下，容易反复出现感染；容易有精神障碍，甚至出现脑积水。

三、诊断

（一）查体要点

1. 眼部　角膜是否有光泽，有无混浊、溃疡、穿孔，角膜旁边是否有泡沫状小白斑即毕脱斑（Bitot spot）。

2. 皮肤　是否干燥、粗糙、脱屑，或出现鱼鳞样角化、"鸡皮状"外观，在肩、臀、四肢的伸侧容易起皱。毛发是否干枯、易脱落。指（趾）甲是否无光泽、多纹、易折断。是否有牙釉质发育不良。

（二）辅助检查

1. 常规检查　血浆维生素A水平减少，视黄醇结合蛋白减少。可进行血浆维生素A耐量试验、相对量反应试验。尿沉渣检查上皮细胞增多或见角化上皮。

2. 其他检查　眼科检查暗适应时间延长，生理盲点扩大。视网膜电流图检查电流阈值改变，b波变小。

（三）鉴别诊断

本病应与感染性结膜炎区别，该病为眼感染性疾病，无夜盲等表现。

四、治疗

1. 一般治疗　去除病因，给予富含维生素A和胡萝卜素的饮食。

2. 药物治疗

（1）亚临床状态：每日口服维生素A 450～600μg（1 500～2 000U），至血浆维生素A测定正常。

（2）轻症：口服维生素A，婴幼儿每日1 500μg/kg（5 000U/kg），分2～3次口服，至血浆维生素A测定正常。

（3）重症：每日口服维生素A 3 000μg/kg（10 000U/kg），口服4～5d后改为每日7 500μg（25 000U），同时服用维生素E每日10mg。有腹泻者深部肌内注射维生素AD制剂0.5～1mL，每0.5mL含维生素A 7 500μg，3～5日症状好转后改口服，至血浆维生素A测定正常。

3. 其他治疗　消毒鱼肝油与0.5%红霉素软膏交替点眼。有角膜软化症、角膜溃疡者加用1%阿托品点眼。

五、预防

维生素A缺乏可严重影响人群尤其是儿童的身体健康，必须采取相应的措施加以防治。首先，要合理饮食，膳食中适当增加富含维生素A的食物，如动物肝脏、蛋黄、海产鱼类等。其次，在食物中强化维生素 A 也是一种直接、低廉、有效的方法，很多食品可以作为强化维生素 A 的载体，如食糖、面粉、牛奶、大米、植物油等。另外，定期适量补充维生素 A 制剂也是快速改善维生素 A 缺乏状况的有效方法。

（汪忠鸿）

第三节　维生素 D 缺乏性佝偻病

维生素 D 缺乏性佝偻病（rickets of vitamin D deficiency）是由于体内维生素 D 不足所致的一种慢性营养缺乏病。本病主要见于 2 岁以内的婴幼儿。我国北方冬季较长，日照时间短，佝偻病患病率高于南方。近年来发病率逐渐减少，但轻、中度佝偻病发病率仍较高。

一、病因

1. 日光照射不足　1, 25（OH）$_2$ 维生素 D$_3$ 可由皮肤经日照产生，如日照不足，尤其在冬季，需定期通过膳食补充。此外，空气污染也可阻碍日光中的紫外线，人们日常所穿的衣服、住在高楼林立的地区、生活在室内、使用人工合成的太阳屏阻碍紫外线、居住在日光不足的地区等都影响皮肤生物合成足够量的维生素 D。对于婴儿及儿童来说，日光浴是使机体合成维生素 D$_3$ 的重要途径。

2. 维生素 D 摄入不足　动物性食品是天然维生素 D 的主要来源，海水鱼（如鲱鱼、沙丁鱼）、动物肝脏、鱼肝油等都是维生素 D$_3$ 的良好来源。从鸡蛋、牛肉、黄油和植物油中也可获得少量的维生素 D$_3$，而植物性食物中含维生素 D 较少。天然食物中所含的维生素 D 不能满足婴幼儿对它的需要，需多晒太阳，同时补充鱼肝油。

3. 钙、磷含量过低或比例不当　食物中钙、磷含量不足以及比例不当均可影响钙、磷的吸收。人乳中钙、磷含量虽低，但比例（2∶1）适宜，容易被吸收，而牛乳钙、磷含量较高，但钙磷比例（1.2∶1）不当，钙的吸收率较低。

4. 钙、磷、维生素 D 需要量增多　早产儿因生长速度快和体内储钙不足而易患佝偻病；婴儿生长发育快，对维生素 D 和钙的需要量增多，故易引起佝偻病；2 岁后因生长速度减慢，且户外活动增多，佝偻病的发病率逐渐减少。

5. 疾病　肝、肾疾病及胃肠道疾病影响维生素 D、钙、磷的吸收和利用。小儿胆汁淤积、胆总管扩张、先天性胆道狭窄或闭锁、脂肪泻、胰腺炎、难治性腹泻等疾病均可影响维生素 D、钙、磷的吸收而患佝偻病。

6. 药物　长期使用苯妥英钠、苯巴比妥等药物，可加速维生素 D 的分解和代谢而引起佝偻病。

二、发病机制

维生素 D 缺乏时，钙、磷经肠道吸收减少，低血钙刺激甲状旁腺激素分泌增多，甲状旁腺激素促进骨质吸收、骨盐溶解，同时甲状旁腺激素促进肾脏形成 1, 25（OH）$_2$ 维生素 D$_3$，促进小肠对钙的吸收。因甲状旁腺激素抑制肾小管对磷的重吸收，相对促进钙的吸收，而使尿磷大量排出，尿钙趋于正常或稍偏低。但最终使骨样组织钙化过程发生障碍，甚至骨质溶解。成骨细胞代偿性增生，局部骨样组织堆积，碱性磷酸酶分泌增多，临床上产生一系列的骨骼改变和生化改变。

三、病理

佝偻病的主要病理改变是骨样组织增生、骨基质钙化不良。维生素 D 缺乏时，钙、磷沉积于骨受阻，成骨作用发生障碍，长骨干骺端的骨骺软骨中成熟软骨细胞及成骨细胞不能钙化而继续增殖，形成骨骺端骨样组织堆积，临时钙化带增厚，骨骺膨大，形成临床上常见的肋骨串珠、手镯、脚镯征等，使骨的生长发育停滞不前。长骨骨干因骨质脱钙，骨皮质为不坚硬的骨样组织代替，故骨干容易弯曲畸形，甚至发生病理性骨折。颅骨骨化障碍表现为颅骨软化，颅骨骨样组织堆积造成方颅和骨骼畸形。

四、临床表现

维生素 D 缺乏性佝偻病是婴幼儿中常见的营养缺乏症，多发生于 3 个月～2 岁的小儿，主要为骨骼的改变、肌肉松弛以及非特异性的精神神经症状。重症佝偻病患者可影响消化系统、呼吸系统、循环系统及免疫系统，同时对小儿的智力发育也有影响。

维生素 D 缺乏性佝偻病在临床上分为初期、激期、恢复期和后遗症期。初期和激期统称为活动期。

1. 初期 多数从 3 个月左右开始发病，此期以精神神经症状为主，患儿有睡眠不安、好哭、易出汗等现象，出汗后头皮痒而在枕头上摇头摩擦，出现枕部秃发。

2. 激期 除初期症状外，患儿以骨骼改变和运动功能发育迟缓为主。用手指按在 3～6 个月患儿的枕骨及顶骨部位，感觉颅骨内陷，随手放松而弹回，称乒乓球征。8～9 个月以上的患儿头颅常呈方形，前囟大及闭合延迟，严重者 18 个月时前囟尚未闭合。两例肋骨与肋软骨交界处膨大如珠子，称肋串珠。胸骨中部向前突出形似"鸡胸"，或下陷成"漏斗胸"，胸廓下缘向外翻起为"肋缘外翻"。会站、走的小儿由于体重压在不稳固的两下肢长骨上。两腿会形成向内或向外弯曲畸形，即"O"型或"X"型腿。

患儿的肌肉韧带松弛无力，因腹部肌肉软弱而使腹部膨大，平卧时呈"蛙状腹"，因四肢肌肉无力，学会坐、站、走的年龄都较晚，因两腿无力容易跌跤。出牙较迟，牙齿不整齐，容易发生龋齿。大脑皮层功能异常，条件反射形成缓慢，患儿表情淡漠，语言发育迟缓，免疫力低下，易并发感染、贫血。

3. 恢复期 经过一定的治疗后，各种临床表现均消失，肌张力恢复，血液生化改变和 X 线表现也恢复正常。

4. 后遗症期 多见于 3 岁以后小儿，经治疗或自然恢复后临床症状消失，仅重度佝偻病遗留下不同部位、不同程度的骨骼畸形。

五、诊断

（一）查体要点

（1）对于 6 个月内的婴儿，注意有无枕秃。对 3～6 个月的婴儿注意有无枕骨乒乓球样感觉。

（2）对于 6～8 个月以上的婴幼儿，注意有无方颅、赫氏沟、手镯、足镯、肌无力。对于 1 岁以上的幼儿，注意有无肋串珠、漏斗胸、鸡胸、"O"形腿、"X"形腿、脊柱后凸畸形、牙齿发育异常。>10 个月未出牙、>1.5 岁前囟未闭有诊断意义。

（3）根据体征判定病情，轻度者可见颅骨软化，囟门增大，轻度方颅、肋串珠、赫氏沟；中度者有典型的肋串珠、手镯、赫氏沟、囟门晚闭、轻中度漏斗胸、鸡胸、"O"形腿、"X"形腿等；重度者有严重的赫氏沟、手镯、足镯、漏斗胸、鸡胸、"O"形腿、"X"形腿、脊柱后凸畸形、病理性骨折等。

（二）辅助检查

1. 常规检查 初期血钙正常或稍低，血磷降低，碱性磷酸酶正常或稍高。激期血钙稍低，血磷降低，碱性磷酸酶升高。

2. 其他检查 X 线腕骨平片可见桡骨远端呈杯口状、毛刷状改变，骨骺端钙化带消失，骨骺软骨增宽，骨质疏松，骨龄正常。长骨片可见骨质疏松、骨皮质变薄、骨干弯曲。

（三）鉴别诊断

1. 低血磷性抗维生素 D 佝偻病 多在 1 岁以后发病，2～3 岁后仍有活动性佝偻病表现，血钙多正常，尿磷增加，血磷明显减低。采用常规剂量的维生素 D 治疗无效。

2. 远端肾小管酸中毒 尿中大量钠、钾、钙丢失，尿液不能酸化，患儿有骨痛、骨折、严重佝偻病表现，畸形严重，身材矮小，有代谢性酸中毒、多尿、碱性尿（尿 pH 正常 5～7），血钙、血磷、血钾均减低，血氯增高。

3. 维生素 D 依赖性佝偻病　Ⅰ型为肾脏 1 - 羟化酶缺陷，使 25（OH）D_3 转变成 1，25（OH）$_2D_3$ 发生障碍，血中 25（OH）D_3 浓度正常；Ⅱ型为靶器官 1，25（OH）$_2D_3$ 受体缺陷，血中 1，25（OH）$_2D_3$ 浓度增高。本病除血钙、血磷减低，碱性磷酸酶增高外，可有高氨基酸尿、脱发。

4. 肾性佝偻病　有先天或后天原因所致慢性肾功能不全病史，血中 1，25（OH）$_2D_3$ 减少，钙磷代谢紊乱，血钙低，血磷高，继发性甲状旁腺功能亢进，骨质脱钙，多在幼儿后期症状逐渐明显，形成侏儒。

5. 先天性甲状腺功能减低症　也可有出牙迟、前囟大而闭合晚，但有智能低下与骨龄落后，此点与佝偻病不同，必要时可查血清甲状腺素等区别。

六、治疗

1. 一般治疗　提倡母乳喂养或应用加入维生素 D 的婴儿配方奶粉，婴儿及时添加蛋黄、肝泥等，多晒太阳。早产儿、人工喂养儿或冬天出生婴儿，每日补充维生素 D 400～800U。

2. 药物治疗　激期根据病情轻重，口服维生素 D 胶丸每日 1 000～6 000U，或 1，25 -（OH）$_2D_3$ 每日 0.5～2.0μg，连用 2～4 周后根据临床与 X 线表现改为预防量（每日 400～800U），重度佝偻病患者或不能坚持口服者可一次肌内注射维生素 D 20 万～30 万 U，2～3 个月后口服预防量。同时每日口服元素钙 200～500mg。治疗 1 个月后复查效果，如临床表现、血生化与 X 线片。

3. 其他治疗　应加强体格锻炼，对骨骼畸形者可采用主动或被动运动方法矫正。胸部畸形，可采用俯卧位抬头、展胸运动。下肢畸形可做肌肉按摩，增加肌张力，以助纠正。严重者须手术矫治。

七、预防

营养性维生素 D 缺乏性佝偻病是一自限性疾病，有研究证实日光照射和生理剂量的维生素 D（400U）可治疗佝偻病。因此，现认为确保儿童每日获得维生素 D 400U 是预防和治疗的关键。

（汪忠鸿）

第四节　维生素 D 缺乏性手足搐搦症

维生素 D 缺乏性手足搐搦症（tetany of vitamin D deficiency）又称佝偻病性手足搐搦症或佝偻病性低钙惊厥，是由于缺乏维生素 D、甲状腺旁腺代偿不足引起血中钙离子减低而导致的全身惊厥。本病多见于小于 6 个月的婴儿。

一、病因病理

发病原因与佝偻病相同，但临床表现和血液生化改变不同。本病虽多伴有轻度佝偻病，但骨骼变化不严重，血钙低而血磷大都正常，碱性磷酸酶增高。

血清钙离子降低是本症的直接原因，在正常情况下，血清弥散钙约占总钙量的 60% 左右，若血清总钙量降至 1.75～1.88mmol/L（7～7.5mg/dl），或钙离子降至 1mmol/L（4mg/dl）以下时，即可出现抽搐症状。在血钙低落的情况下，甲状旁腺受刺激而显示继发性功能亢进，分泌较多的甲状旁腺素，使尿内磷的排泄增加，并使骨骼脱钙而补充血钙的不足。在甲状旁腺代偿功能不全时，血钙即不能维持正常水平。

促进血钙降低的因素有：①季节：春季发病率最高，在北京所见的病例中以 3～5 月份发病数最高。因为入冬后婴儿很少直接接触日光，维生素 D 缺乏至此时已达顶点，春季开始接触日光，体内维生素 D 骤增，血磷上升，钙磷乘积达到 40，大量钙沉着于骨，血钙暂时下降而促使发病。②年龄：发病年龄多在 6 个月以下。北京儿童医院 1950—1955 年所见的 1 297 例中，年龄在 3 个月以下的占 41.3%，4～6 个月 25.0%，7～12 个月 20.4%，1～3 岁 10.7%，3～14 岁 2.6%。6 个月以内婴儿生长发育最快，需要钙质较多，若饮食中供应不足，加以维生素 D 缺乏即易发病。发病年龄早的多与母亲妊娠时缺乏维生素 D 有关，一般婴儿体内储存的维生素 D，足够 3 个月内的应用。③未成熟儿与人工喂养儿容易发病。④长期腹泻或梗阻性黄疸能使维生素 D 与钙的吸收减少，以致血钙降低。

二、临床表现

1. 典型症状

（1）惊厥：一般为无热惊厥，突然发作，表现为肢体抽动，双眼上翻，面肌痉挛，意识暂时丧失，大小便失禁等。发作停止后多入睡，醒后活泼如常。每日发作次数不定，每次持续数秒至数分或更长。轻者仅有惊跳或短暂的眼球上窜，而意识清楚。多见于婴儿期。新生儿可只有屏气，面肌抽动或双眼凝视等。

（2）手足搐搦：以幼儿及儿童多见。表现为双手腕屈曲，手指伸直，拇指内收贴近掌心，足踝关节伸直，足趾强直下曲，足底呈弓状。

（3）喉痉挛：主要见于婴儿。声门及喉部肌肉突发痉挛引起吸气性呼吸困难和喉鸣，严重者可发生窒息死亡。6 个月以内的小儿有时可表现为无热阵发性青紫，应高度警惕。

2. 隐性体征

（1）面神经征（Chvostek 征）：用指尖或叩诊锤叩颧弓和口角间的面颊部，出现眼睑及口角抽动为阳性。正常新生儿可呈假阳性。

（2）腓反射：用叩诊锤叩击膝部下外侧腓骨小头处的腓神经，阳性者足部向外侧收缩。

（3）陶瑟征（Trousseau 征）：用血压计袖带如测血压样绕上臂，打气使血压维持在收缩压与舒张压之间，阳性者于 5 分钟内被试侧的手出现痉挛症状。

三、诊断

（一）查体要点

1. 不发作时检查

（1）面神经征（chvostek 征）阳性。

（2）腓反射阳性。

（3）人工手痉挛征（trousseau 征）阳性。

2. 发作时检查　惊厥时四肢及手足节律性抽动、面肌抽搐、眼球上翻、尿便失禁。手足搐搦时手指伸直，腕部屈曲，拇指内收，足趾跖弯呈弓状，踝关节伸直。喉痉挛时突然呼吸困难、窒息、发绀。发作后可入睡，醒后清醒。

（二）辅助检查

1. 常规检查　总血钙和（或）离子钙降低，血清碱性磷酸酶升高。血磷正常或降低，早产儿可升高。血甲状旁腺素（PTH）无升高。尿钙定性试验阴性。

2. 其他检查　X 线检查可见临时钙化带模糊。

（三）鉴别诊断

1. 低血糖症　常发生于清晨空腹时，有进食不足或腹泻史，血糖 <2.2mmol/L，血钙正常。

2. 低镁血症　有触觉过敏、肌肉颤动、惊厥，血镁 <0.58mmol/L，常合并低钙血症，但补钙无效。

3. 甲状旁腺功能减退　表现为间歇性惊厥，血钙 <1.75mmol/L，血磷 >3.23mmol/L，碱性磷酸酶正常或稍低，血 PTH 低于正常值 [25ng/L（正常值）]。

4. 中枢神经系统感染　脑膜炎、脑炎等常有发热和感染中毒症状，脑脊液检查可以鉴别。

5. 急性喉炎　有声音嘶哑、犬吠样咳嗽及吸气困难，钙剂治疗无效。

6. 婴儿痉挛症　发作时点头，躯干与上肢屈曲、手握拳、下肢弯曲至腹部，伴智力异常，脑电图有高幅异常节律。

7. 碱中毒　有长期呕吐或反复洗胃，或有静脉应用大剂量碳酸氢钠等，离子钙降低。

四、治疗

1. 一般治疗　急救处理后有诱发疾病者治疗诱发疾病，如感染、长期腹泻等。提倡母乳喂养或应用加入维生素 D、钙的婴儿配方奶粉，婴儿及时添加蛋黄、肝泥等，多晒太阳。早产儿、人工喂养儿或冬天出生婴儿，每日补充维生素 D 400 ~ 800U。在大剂量维生素 D 治疗前，应先补充钙剂 3 天。

2. 药物治疗

(1) 急救处理：迅速控制惊厥，可用苯巴比妥，每次 8mg/kg 肌内注射，或应用 10% 水合氯醛，每次 0.5mL/kg 灌肠，或应用地西泮（安定），每次 0.1 ~ 0.3mg/kg 缓慢静脉推注。同时吸氧，喉痉挛者应立刻将舌头拉出口外，进行口对口呼吸或加压给氧，必要时气管插管。

(2) 钙剂：10% 葡萄糖酸钙 5 ~ 10mL 加 10% 葡萄糖液 10 ~ 2mL 缓慢静脉推注（10 分钟以上），反复惊厥时可每日静脉滴注 1 ~ 2 次，每日元素钙 50mg/kg，无惊厥后可口服钙剂，每日元素钙 200 ~ 500mg。

(3) 维生素 D：应用钙剂后可同时应用维生素 D。

（汪忠鸿）

第五节　锌缺乏症

锌缺乏症（zinc deficiency）是由于锌摄入不足、吸收障碍、丢失过多等导致体内锌含量不足，从而影响人体的各种生理功能所致的营养障碍性疾病。动物性食物含锌高，且吸收率高，植物性食物含锌量低，且吸收率低。每日膳食的锌推荐供给量为：小于 6 个月为 3mg，7 ~ 12 个月为 5mg，1 ~ 10 岁为 10mg，大于 10 岁为 15mg，孕妇及哺乳期母亲 20mg。本病多见于 6 岁以下儿童。小于 6 岁儿童锌缺乏症患病率为 28% 左右，大于 6 岁儿童患病率 10% 左右。

一、病因

1. 摄入不足　食物中含锌不足为锌缺乏的主要原因，母乳中锌的生物利用率比牛乳或大豆蛋白高，推测这与母乳中一种低分子量成分有关。母乳中的蛋白质与锌结合，被认为比牛乳（蛋白质主要为酪蛋白）更容易消化吸收。人工喂养的小儿容易发生锌缺乏。较大的小儿，应及时添加辅食，添加含锌丰富的动物性蛋白质。如小儿生长速度较快，易发生锌的相对摄入不足。如给予患儿不含锌的完全肠外营养支持（TPN），也可导致锌缺乏。

2. 肠道吸收不良　如患有消化系统疾病，如慢性腹泻、慢性痢疾、胆囊纤维化、肠道感染等疾病，均可减少锌的吸收。谷类食物中含植酸盐或纤维素，可造成锌的吸收不良。当食物中其他二价离子过多，也可影响锌的吸收。

3. 丢失过多　钩虫病、疟疾可造成反复失血、溶血，引起锌的丢失。外伤、烧伤和手术时，因血锌动员到创伤组织处利用，造成血锌降低。大量出汗也会造成锌的丢失过多。

4. 疾病　长期感染、发热时的锌需要量增加，同时食欲减退，如不及时补充，则导致锌缺乏。此外，遗传性的吸收障碍性疾病，肠病性肢端皮炎也可引起锌吸收不良。

5. 药物影响　一些药物如长期使用金属螯合剂（如青霉胺、四环素、EDTA 等），可降低锌的吸收率及生物活性，这些金属螯合剂与锌结合从肠道排出体外，造成锌的缺乏。

二、临床表现

正常人体含锌 2 ~ 2.5g，缺锌可影响机体各项生理功能。

1. 食欲减退　缺锌影响味蕾细胞更新和唾液磷酸酶的活性，使舌黏膜增生、角化不全，以致味觉敏感度下降，发生食欲不振、厌食和异嗜癖。

2. 生长发育落后　　当组织内锌浓度无明显降低时，首先出现的症状是生长缓慢。缺锌可妨碍生长激素轴功能以及性腺轴的成熟，表现为生长发育迟缓、体格矮小、性发育延迟和性腺功能减退。

3. 免疫功能降低　　锌可能通过影响 T 淋巴细胞功能、自然杀伤细胞的活性、胸腺刺激素的结构或活性、γ－干扰素、细胞因子以及免疫调节因子的分泌或合成等多种环节引起机体的免疫功能降低。因此，缺锌患儿易发生感染。

4. 智能发育延迟　　缺锌可使脑 DNA 和蛋白质合成障碍，脑内谷氨酸浓度降低，从而引起智能延迟。

5. 其他　　如脱发、皮肤粗糙、皮炎、地图舌、反复口腔溃疡、伤口愈合延迟、视黄醛结合蛋白减少而出现夜盲、贫血等。

三、诊断

1. 病史要点

（1）现病史：是否有食欲不振、异食癖、体重不增、智力或认知能力落后、反复呼吸道或消化道感染、性发育落后、反复皮疹或口腔溃疡等。

（2）过去史：是否曾患肠病性肢端皮炎、长期多汗、出血或溶血性疾病、肝肾疾病、慢性腹泻、胃灼热、反复呼吸道或消化道感染、营养不良、反复皮疹或口腔溃疡。是否曾应用青霉胺或长期静脉滴注谷氨酸盐、应用全胃肠道外营养。

（3）个人史：出生时体重多少，是否为早产儿、双胎儿、足月小样儿，是否有先天性畸形、胎儿发育不良。婴儿是否为人工喂养。幼儿、学龄儿童是否偏食（不吃动物性食物），青春期是否性发育落后，是否有创伤不易愈合。

（4）家族史：母亲在怀孕时是否妊娠反应加重，有无早产、流产、宫缩乏力、出血过多。

2. 查体要点

（1）体重与身长常低于正常，青少年第二性征发育延迟，可检查阴毛、腋毛，阴茎与睾丸大小，乳房发育等。

（2）严重者可有皮肤干燥、皮疹、脱发或毛发稀黄、口腔溃疡。可伴有维生素 A 缺乏症表现。

3. 辅助检查

（1）常规检查

1）一般检查：血清碱性磷酸酶减少，白细胞碱性磷酸酶、DNA 或 RNA 聚合酶活性下降。金属硫蛋白、维生素结合蛋白减少。血清睾酮、雌激素水平降低，胰岛素样生长因子降低。细胞免疫功能偏低。

2）锌检查：①空腹血清锌浓度降低，白细胞锌、红细胞锌、尿锌降低，发锌测定仅为参考。②血清锌浓度反应试验（PZCR）异常。测空腹血清锌浓度（A_0）作为基础水平，然后给予标准饮食（总数量按全天20％计算，其中蛋白质为10％～15％，脂肪为30％～35％，糖类50％～60％），2 小时后复查血清锌（A_2），并按照公式计算：$PZCR = (A_0 - A_2) / A_0 \times 100\%$。

（2）其他检查：放射性核素法测定锌代谢池异常。

4. 鉴别诊断

（1）家族性体格矮小：有家族史，其血清锌浓度显著高于锌缺乏症患儿。

（2）生长激素缺乏症：生长激素（GH）激发实验显示 GH 完全或部分缺乏，用 GH 治疗后生长发育有明显改善。

（3）甲状腺功能减低症：表现为生长发育落后，智力低下，少吃、多睡、排便困难且量少，皮肤粗糙等，血清甲状腺素（T_3、T_4）降低，促甲状腺素（TSH）升高，甲状腺素制剂治疗后症状改善。

（4）慢性疾病引起生长发育障碍：如慢性感染、慢性肝病、先天性心脏病、慢性肾脏疾病、营养不良等，有各自相应的特征。

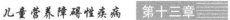

四、治疗

1. 一般治疗　鼓励母乳喂养。合理膳食，补充含锌丰富的动物类食物。纠正不良的饮食习惯。去除缺锌的各种病因。

2. 药物治疗

（1）口服补锌：常用葡萄糖酸锌、硫酸锌、醋酸锌等，每日剂量为元素锌 0.5 ~ 1mg/kg，相当于每日葡萄糖酸锌 3.5 ~ 7mg/kg，硫酸锌 1.5 ~ 3mg/kg，醋酸锌 1.5 ~ 3mg/kg。疗程为 2 ~ 3 个月。其他尚有甘草酸锌、乙酰羟脯氨酸锌等。有肠病性肢端皮炎者须终身补锌。

（2）静脉用药：用于不能口服或口服吸收不良者，静脉滴注硫酸锌。按元素锌计算，早产儿每日 0.3mg/kg，足月儿至 5 岁以内每日 0.1mg/kg，5 岁以上每日 2.5 ~ 4mg，最大量不超过 4mg。

五、预防

长期过量补锌可抑制铜的吸收而造成贫血、生长延迟、肝细胞中色素氧化酶活力降低等中毒表现。因此，仅对可能发生缺锌的儿童如早产儿、人工喂养、营养不良、长期腹泻、手术后恢复期或生长发育过快等适当补允锌。

（汪忠鸿）

参考文献

[1] 丁媛慧，孙中厚．维生素A缺乏与儿童感染性疾病．中国儿童保健杂志，2016，24（1）．

[2] 杜文冉，王平，崔立华，等．儿童佝偻病与微量元素的关系．中国妇幼保健，2012，27（2）．

[3] 邵肖梅，叶鸿瑁，丘小汕．实用新生儿学（第4版）．北京：人民卫生出版社，2011．

[4] 中华医学会儿科学分会呼吸学组，《中华儿科杂志》编辑委员会．儿童社区获得性肺炎管理指南（2013修订）．中华儿科杂志，2013，51（10）/51（11）．

[5] 申昆玲，沈叙庄．儿科学新进展．北京：人民卫生出版社，2010．

[6] 苏林雁．儿童神经医学．长沙：湖南科技出版社，2014．

[7] 江载芳．实用小儿呼吸病学．北京：人民卫生出版社，2010．

[8] 吴希如，林庆．小儿神经系统疾病基础与临床（第2版）．北京：人民卫生出版社，2009．

[9] 叶鸿瑁，虞人杰．主译．新生儿窒息复苏教材（第6版）．北京：人民卫生出版社，2011．

[10] 许尤佳，罗笑容．儿科专病中医临床诊治．北京：人民卫生出版社，2013．

[11] 杨思源，陈树宝．小儿心脏病学（第4版）．北京：人民卫生出版社，2012．

[12] 洪庆成，王薇．实用儿科新诊疗．上海：上海交通大学出版社，2011．

[13] 中华医学会儿科学分会．儿科心血管系统疾病诊疗规范．北京：人民卫生出版社，2015．

[14] 中华医学会肠外肠内营养学分会儿科协作组．中国儿科肠内肠外营养支持临床应用指南．中华儿科杂志，2010，48（6）．

[15] 封志纯．高危新生儿的转运．中国儿童保健杂志，2008，16．

[16] 中华医学会儿科学分会．儿科呼吸系统疾病诊疗规范．北京：人民卫生出版社，2015．

[17] 申昆玲．儿科临床操作技能．北京：人民卫生出版社，2016．

[18] 赵祥文．儿科急诊医学（第4版）．北京：人民卫生出版社，2015．

[19] 陈洁，许春娣，黄志华．儿童胃肠肝胆胰疾病．北京：中国医药科技出版社，2006．